Judyth Reichenberg-Ullman / Robert Ullman

# Ritalin

Judyth Reichenberg-Ullman / Robert Ullman

# Ritalin

übersetzt aus dem amerikanischen
Jennifer Buhl

Michaels Verlag

**Judyth Reichenberg-Ullman / Robert Ullman**

**Ritalin**

ISBN 3-89539-071-2
3. Auflage August 2002

Ammergauerstr.80
86971 Peiting
Tel.: 08861-59018 Fax: 08861-67091
www.michaelsverlag.de e mail: mvv@michaelsverlag
Printed by Ipoly Druck, Komárno – Slowakei
Übersetzt aus dem amerikanischen von Jennifer Buhl
Titelgestaltung: Petra Friebel

# Inhaltsverzeichnis

## TEIL ZWEI
## Homöopathie: Auf das ganze Kind eingehen



## TEIL DREI
## Erfolgreiche homöopathische Behandlungen von ADHS

## TEIL VIER
## Die homöopathische Behandlung von Lernschwächen, Autismus und anderen geistigen und seelischen Störungen



## TEIL FÜNF
## Wie Sie Ihr Wissen über die Klassische Homöopathie erweitern können

# DIESES BUCH WIDMEN WIR

*Unseren Eltern, die uns mit Liebe, Unterstützung und Führung aufzogen und uns das Selbstvertrauen gaben, unseren Träumen und Zielen nachzustreben.*

*Den vielen Kindern, die wir als Patienten gerne behandelt haben; von einigen erzählen wir in diesem Buch.*

*Ihren Eltern, die Offenheit und Vertrauen in die Homöopathie entgegengebracht haben.*

*Anderen Kindern, die an körperlichen, seelischen, Verhaltens- oder Lernprobleme leiden – die Homöopathie soll euch und euren Eltern neue Hoffnung geben.*

# Vorwort

Als Judyth Reichenberg-Ullman und Robert Ullman mir dieses Buch schickten, fiel mir als erstes auf, wie schwer es mir fallen würde, ihre Namen richtig zu buchstabieren. Wie könnte ich ein Vorwort für ein Buch schreiben, wenn ich nicht einmal die Namen der Autoren richtig schreiben konnte? Ich erinnerte mich aber an meinen Vorsatz, Unbekanntes nicht gleich aus dem Weg zu gehen: Ich packte die Namen an und kann sie nun (hoffentlich!) richtig schreiben.

Als zweites fiel mir das Wort "Ritalin" im Titel auf. Meistens greifen solche Bücher den Gebrauch von Ritalin und anderen Anregungsmitteln an. Da ich als Experte in der Behandlung von ADHD (Aufmerksamkeitsdefizitsyndrom mit Hyperaktivität) gelte und manchen Patienten Anregungsmittel verschreibe, kam es mir seltsam vor, daß die Autoren mich darum baten, eine Empfehlung für ein Buch zu schreiben, das meine Vorgehensweise sicher angreife. Aber ich erinnerte mich wieder an meinen Vorsatz und las das Buch.

Ich freue mich, daß ich es gelesen habe.

Dieses Buch hat mir viel beigebracht. Bevor ich es las, wußte ich so gut wie nichts von Homöopathie. Mir wurden durch dieses Buch die Augen geöffnet. Jetzt kenne ich einige Grundprinzipien und möchte noch mehr lernen. Ich überlege sogar, ob ich einen homöopathischen Arzt suchen sollte, der in meine Praxis einsteigen könnte.

Ich werde weiterhin Anregungsmittel bei der Behandlung von ADHD bevorzugen. Diese Medikamente haben sich positive bewiesen. Ritalin und ähnliche Medikamente wie Adderal und Dexedrine haben das Leben von Millionen von Kindern und Erwachsenen dramatisch verbessert. Ich kann dies durch meine langjährige Erfahrung bestätigen. Ich weiß, daß diese Medikamente wirken und daß sie gut wirken. Ich weiß auch, daß sie ungefährlich sind, solange sie unter ärztlicher Beaufsichtigung verabreicht werden.

Diese Medikamente sind jedoch nicht für alle Patienten geeignet. Etwa 20 bis 30 Prozent der Kinder und Erwachsenen mit ADHD sprechen nicht auf Anregungsmittel an und brauchen somit eine Alternative. Es gibt auch Patienten die, ob aus guten oder nicht so guten Gründen, Anregungsmittel schlichtweg ablehnen, weil sie so viel Negatives darüber gehört haben. Diese Menschen brauchen auch eine Alternative.

"Ritalin Free Kids" bietet eine solche Alternative an. Dieses Buch zeigt die Möglichkeiten der Homöopathie auf, nicht nur zur Behandlung von ADHD, sondern auch für andere seelische und kognitive Probleme, sowie Verhaltensprobleme wie Wutanfälle und Bettnässen.

Dies ist kein Hokus-Pokus. Homöopathen haben beachtliche wissenschaftliche Literatur hervorgebracht, die mehr öffentliche Aufmerksamkeit verdient. Ich hoffe, daß dieses Buch dazu beitragen wird, daß dieser medizinische Bereich mehr Aufmerksamkeit erntet.

Darüber hinaus hoffe ich, daß dieses Buch dazu beiträgt, daß mehr Menschen sich für die Möglichkeiten einer homöopathischen Behandlung öffnen.

Die Doktoren Reichenberg-Ullman und Ullman haben ein klares, ausgeglichenes und überzeugendes Buch geschrieben. Sie sind keine Polemiker und wollen die Schulmedizin und Schulmediziner nicht schlechtmachen. Sie möchten einfach ihre Erfahrung darstellen und auf die Forschung in ihrem medizinischen Bereich hinweisen.

Sie haben ausgezeichnete Arbeit geleistet.

Edward Hallowell, M.D.
Co-autor von "Driven to Distraction" ("Angetrieben zur Ablenkung") und Autor von "Worry and Connect"

# 2. Vorwort

In manchen Schulen nehmen bis zu 30 Prozent der Schüler Ritalin ein. Ist diese Epidemie von Aufmerksamkeitsdefizitsyndrom mit Hyperaktivität (ADHS) etwas Neues? Diagnostizieren wir nur besser? Werden die verborgenen Schwächen des menschlichen Nervensystems von der Geschwindigkeit und Komplexität des Lebens im Informationszeitalter überwältigt? Niemand hat genug Zeit. Wir werden mit Video- und Audiobits überflutet. Es gibt mehr zu tun, als man Zeit dafür hat. Kinder haben weder Zeit noch Raum um Kinder zu sein. Die Erwartungen sind enorm hoch. Jeder von uns spürt wie unser Nervensystem von dieser Umwelt gestreßt wird. Obwohl es Ähnlichkeiten in unseren Streßbekämpfungsstrategien gibt, hat jeder von uns doch schließlich seine eigene Art, sich der heutigen Zeit anzupassen.

Menschen mit ADHS zeigen unterschiedliche Symptome, je nach individueller Konstitution. Viele werden aufgedreht, abgelenkt und ruhelos. Andere werden übertrieben penibel, verschlossen und zwanghaft. Wieder andere spielen sich auf, stören oder werden aggressiv. Alle haben Probleme mit ihrem Selbstwertgefühl in ihrem Kampf ums "Funktionieren". Alle oben genannten Verhaltensmuster könnten als Erscheinungsformen von ADHS bezeichnet werden. Trotz der Symptomenvielfalt wird das Problem herkömmlich auf eine einzige Diagnose reduziert, die dann mit bestimmten Medikamenten behandelt wird. Solange die Medikamente eingesetzt werden, werden die Symptome etwas gelindert, zur Freude der Kinder oder des Erwachsenen, der LehrerInnen und der Eltern. Nur wenige Patienten erreichen einen Punkt, wo sie diese Medikamente nicht mehr benötigen. Viele brechen die Therapie ab wegen Nebenwirkungen, ausbleibender Wirkung oder um ein anderes Heilverfahren auszuprobieren.

Bevor Sie Ihrem Kind Stimulanzien verabreichen, lesen Sie dieses Buch! "Ritalin Free Kids" beschreibt eine andere Vorgehensweise - eine die die Vielfalt von Menschen und ihren Symptomen in den Vordergrund rückt und den Menschen als Individuum behandelt. Die Klassische Homöopathie stellt den einzelnen Menschen mit seinen eigenen Symptomen in den Mittelpunkt und kann Patienten auf ihrem Heilungsweg weit begleiten. Die Fallbeispiele in diesem Buch zeigen, dass homöopathische Mittel, ob alleine eingesetzt oder zusammen mit herkömmlichen Medikamenten, die Symptome von ADHS-Patienten so weit verbessern, dass die herkömmlichen Medikamente oft nicht mehr notwendig sind.

Die Autoren beschreiben ihre Erfahrung in der Behandlung von mehr als 1500 Kindern und Erwachsenen mit Verhaltens- und Lernproblemen. Die Worte der Patienten sprechen für sich. Positive Beweise von klinischen Studien häufen sich, die die Klassische Homöopathie bekräftigen. Es wird aber noch mehr gründliche Forschung benötigt, bevor die Homöopathie eine breitere Akzeptanz gewinnen kann. Die beschriebene klinische Erfahrung in diesem Buch wird sicherlich einige interessieren, die Zugriff auf Mittel für wissenschaftliche Forschung haben. Das Ziel der medizinischen Forschung ist sichere und wirkungsvolle Therapiemöglichkeiten an die Öffentlichkeit zu bringen. Die Beweise von diesen zwei Therapeuten, die Pionierarbeit leisten wird den Dialog zwischen Schul- und Alternativmedizinern sicher anregen, was beiden Seiten zugute kommt.

Wer die Forschungsjahre nicht abwarten will, sondern jetzt Hilfe mit seinen ADHS-Problemen braucht, kann auf 200 Jahre zurückschauen und versichert sein, dass homöopathische Mittel ungefährlich sind. Sie können selbst von den Fallbeispielen beurteilen. Ihr Schulmediziner mag skeptisch sein, falls sie sich an die Homöopathie wenden. Lassen Sie sich nicht davon abhalten, und seien Sie offen mit Ihrem Schulmediziner. Er oder sie bekommt dann auch die Gelegenheit, etwas daraus zu lernen. Aber folgen Sie dem Rat der Autoren und suchen Sie einen qualifizierten Homöopathen aus, der bereit ist, mit Ihnen und Ihren Ärzten zusammen zu arbeiten. Somit können alle davon profitieren.

Edward H. Chapman, M.D., D.Ht.
Past President, American Institute of Homeopathy
Clinical Instructor, Harvard University School of Medicine

## Danksagung

Wir danken Edward Hallowell, M.D., dass er sich die Zeit nahm, um das unterhaltsame und ermutigende Vorwort zu unserer überarbeiteten Auflage zu schreiben; Ted Chapman, M.D. für sein klar ausgedrücktes Vorwort; Shane McCamey und Miranda Castro für ihre herzliche Ermutigung, dieses Buch zu schreiben; Leslie Howle, die Prima auf uns aufmerksam machte; und Susan Silva und Tara Mead, die die redaktionelle Arbeit relativ angenehm und schmerzlos gemacht haben. Wir danken auch Jennifer Jacobs, M.D., M.P.H., Richard Solomon, M.D. und Dana Ullman, M.P.H. für ihre großzügige Hilfe bei der Überprüfung dieses Buchs. Wir sind Rajan Sankaran, Divya Chhabra Jayesh Shah, Nandita Shah, Sujit Chatterjee, Sunil Anand und Sudhir Baldhota besonders dankbar, weil sie unsere Praxis und Verständnis von Homöopathie beleben, was uns ermöglicht, vielen Patienten mit dieser wunderbaren Heilkunst zu helfen.

# Einleitung

Aufmerksamkeitsdefizitsyndrom mit Hyperaktivität (ADHS), die verbreiteste Verhaltensstörung bei Kindern wird in nahezu epidemischen Proportionen diagnostiziert. Fünfundsechsig bis 75 Prozent solcher Kinder bekommen Stimulanzien (Anregungsmedikamente).[1] Als wir 1996 die erste Auflage von "Ritalin Free Kids" schrieben, nahmen mindestens 2 Millionen Kinder in den USA Stimulanzien (vorwiegend Ritalin, Dextroamfetamin und Pemolin) gegen ADHS-Symptome. Das sind mehr als eins von 30 Kindern im Alter von 5 bis 18 Jahren. 1988 bekamen 500.000 Kinder Stimulanzien gegen ADHS. Die Zahl vervierfachte sich in nur 8 Jahren. Ärzte in diesem Land verschreiben fünf Mal soviel Stimulanzien für Kinder wie alle anderen Länder der Welt zusammen. Diese Arzneimittel werden vom Drug Enforcement Agency (DEA) reguliert.[2] Ein UNO Bericht von 1996 brachte zum Vorschein, daß 3 bis 5 Prozent aller Schulkinder in den USA Ritalin einnahmen.[3] 1990 gab es 750.000 ADHS-diagnostizierte Kinder. Bis 1996 war die Zahl fast 4 Millionen. Die DEA dokumentierte, daß die Ritalin- Produktion von 1991 bis 1996 um 500 Prozent anstieg und von weniger als 2.000 Kilo im Jahr 1986 auf 9.000 Kilo im Jahr 1995.[4] Neunzig Prozent des Ritalin, das in den USA hergestellt wird, wird in den USA verwendet[5] und 90 Prozent der ADHS-Kinder in den USA, die medikamentös behandelt werden, nehmen Ritalin ein.[6] Die Zahl von Kindern, die mit ADHS diagnostiziert wurden, stieg von 1990 bis 1995 um das 2-1/2-fache.[7] Die Diagnose von Erwachsenen mit ADHS stieg um das siebenfache von 1985 bis 1994.[8]

Ritalin ist auch als Straßendroge bekannt. Die Daten des Drug Abuse Warning Network (Rauschgiftmißbrauchsnetzwerk) über Krankenhausnotaufnahmen zeigte von 1990 bis 1995 einen sechsfachen Anstieg von Patienten, die zugaben, Ritalin mißbraucht zu haben.[9] Die DEA bekommt Berichte über Diebstahl, Straßenhandel, Drogenringe, illegale Einführung in die USA vom Ausland und illegalen Handel durch Mediziner, sowie Diebstahl von Schulvorräten von Ritalin.[10]

Noch alarmierender ist die offiziell unerlaubte Verabreichung von Stimulanzien und Antidepressiva an Kinder unter 6 Jahren. Es gibt nicht nur unzureichende Forschung über die Wirkung solcher Medikamente bei kleinen Kindern, sondern auch keine Daten über die Langzeitwirkungen von Psychopharmaka auf die Gehirnentwicklung. Dr. Joseph Coyle, Vorsitzender der Psychiatrieabteilung der Harvard Medizinschule warnt: "Die ersten 4 Lebensjahre bringen gewaltige Veränderungen in der Gehirnreife mit sich...Wir müssen sehr vorsichtig sein."[11]

Stellen Sie sich folgendes Szenario vor: Ihr 8-jähriger Sohn Jesse hat gerade die zweite Klasse angefangen. Nach drei Wochen bekommen Sie eine Nachricht von seiner Lehrerin. Sie beobachtet, daß Jesse viel zuviel auf seinem Stuhl herumzappele und sich schwer tue, die Kinder um ihn herum in Ruhe zu lassen. Sie finde seine wiederholten Fragen ärgerlich und störend. Jesse wirke oft abwesend im Unterricht und wenn man die Hausaufgaben aufschreiben muß, sei er geistig woanders. Seine Schrift sei eine Katastrophe. Sie rufen die Lehrerin an und versichern ihr, daß Jesse einfach Zeit braucht, um sich der neuen Situation anzupassen. Sie wissen, daß er ein lebhaftes Kind ist, aber er wird es schon schaffen.

Binnen zwei Monate ruft Sie die Lehrerin zu sich in die Schule. Sie betreten das Klassenzimmer mit einem flauen Gefühl im Magen und warten auf die schlechte Nachricht. Falls Jesse tatsächlich zu auffällig ist und die Schulbehörden besonders streng sind, kann es sein, daß der Schulberater, der Rektor und die Schulpsychologin auch zu diesem Treff zugerufen wurden. "Kennen Sie ADHS?" fragen sie. "Haben Sie es in Betracht gezogen, Ihr Kind mit Ritalin zu behandeln?" Es kann vorkommen, daß einem Kind wie Jesse der Unterricht verweigert wird, falls kein Ritalin eingesetzt wird. Sie schleichen aus dem Zimmer, verwirrt oder sogar wütend, daß Sie in diese Lage gebracht wurden, oder Sie sind wütend auf Jesse oder auf sich selbst, weil Sie ihn offensichtlich schlecht erziehen.

Ist es legal, daß eine Lehrkraft Ihnen sagt, Ihr Kind hat ADHS? Wahrscheinlich nicht, da sie keine Ärztin ist. Hat sie das Recht, ihm den Unterricht in ihrer Klasse zu verweigern, es sei denn, das Kind nimmt Medikamente ein? Wahrscheinlich nicht. Aber aus unserer Erfahrung wissen wir, daß viele Eltern jeden Tag so etwas erleben. Viele landen mit ihren Kindern beim Hausarzt, beim Psychologen oder beim Psychiater und verlangen Rezepte für Stimulanzien für ihre Kinder. Andere Eltern lehnen Medikamente zunächst ab, dann ändern sie ihre Meinung aus Angst, sie werden die normale Entwicklung ihrer Kinder verhindern. Wenn Kinder wie Jesse mit Stimulanzien anfangen, müssen sie diese oft 5 bis 10 Jahre lang einnehmen, manchmal das ganze Leben lang. Es gibt einen anderen Weg, den einige Tausend Eltern gegangen sind, dank dem Interesse an "Ritalin Free Kids", das bis jetzt in die Hände von über 50.000 Lesern gekommen ist. Dieser Weg ist die klassische Homöopathie. Diese Eltern (und erwachsene Patienten) landen in der Praxis eines Homöopathen statt beim Psychiater.

Wir bieten Ihnen eine Alternative zu Ritalin und anderen Stimulanzien. Falls Sie oder Ihr Kind mit ADHS diagnostiziert wurde und Sie nach Alternativen suchen, LESEN SIE DIESES BUCH BEVOR SIE DAS STIMULANZIENREZEPT EINLÖSEN! Homöopathische Medizin ist eine ungefährliche, wirkungsvolle und natürliche Behandlung für ADHS und mag für Sie und Ihre Familie etwas ganz Neues sein (siehe Kapitel 7). Wenn Sie von diesem Buch inspiriert werden, was wir auch hoffen, suchen Sie bitte einen erfahrenen Homöopathen für Ihr Kind aus. BENUTZEN SIE DIESES BUCH NICHT, UM IHR KIND SELBST ZU BEHANDELN! Das homöopathische Verschreiben ist sowohl eine Kunst als auch eine Wissenschaft. Der Erfolg und die andauernden positiven Entwicklungen, wovon Sie in diesem Buch lesen, sind nur bei einem qualifizierten Homöopathen möglich.

Vor 13 Jahren fingen wir an, Kinder mit ADHS zu behandeln. Wir staunen darüber, wie dramatisch die Homöopathie das Leben vieler dieser Kinder zum Positiven gewandelt hat. Jimmy war einer unserer ersten Patienten mit ADHS. Hier ist seine Geschichte:

Jimmy war ein 9-jähriger Junge mit ADHS. Seine Eltern, beide in ihren Fünfzigern, hatten mehrere Alkoholentzungstherapien durchgemacht. Jimmy und seine jüngere Schwester wurden von einer Pflegefamilie in die nächste geschoben. Beide Kinder waren öfters geschlagen und ernsthaft vernachlässigt worden. Jimmy hatte sogar Angst, auf die Toilette zu gehen, weil seine Mutter ihn immer dort geprügelt hatte. Als Jimmy zur Pflegemutter kam, die ihn zu uns brachte, war er vollkommen dreckig. Seine Haare waren seit einem Jahr nicht geschnitten worden. Seine Schuhe waren 3-1/2 Nummern zu klein.

Jimmys Verhalten war extrem. Er war ständig aktiv und beschäftigt. Weil er seine Schulklasse mit seinem Verhalten störte, kam er in eine Förderklasse. Er sprang ständig auf und ab, störte die anderen Kinder und frustrierte seine Lehrerin dermaßen, daß sie auf die Anwesenheit der Pflegemutter bestand; ansonsten dürfte er nicht mehr in die Schule. Die Pflegemutter wollte das Beste für Jimmy und begleitete ihn in die Schule.

Dieses Kind summte, zappelte, sang und redete unaufhörlich. Er schüttelte Rasseln, quetschte Quietschtiere und schnappte nach allem, was er finden konnte, um sich zu beschäftigen. Mindestens ein Teil von Jimmys Körper war ständig in Bewegung. Er zappelte mit den Händen und schaukelte seine Beine hin und her. Abends sprang Jimmy vom Bett und quasselte auf seine Pflegeschwester los, auch wenn sie schon eingeschlafen war. Wenn Jimmy endlich einschlief, wälzte er sich die ganze Nacht im Schlaf.

Jimmy war ungeduldig und impulsiv; wenn er mit seiner Pflegemutter unterwegs war, lief er oft weg. Trotz seiner unbeherrschbaren Ruhelosigkeit war Jimmy liebenswürdig, rücksichtsvoll und wäre der erste, der seine Schokolade mit einem anderen Kind teilen würde.

Wir verschrieben Jimmy das homöopathische Mittel *Veratrum album* (weiße Nieswurz). Nur zwei Tage nach Mittelgabe hatte seine Hyperaktivität sich dramatisch verbessert. Jimmys Lehrerin rief bei der Pflegemutter an, um sich danach zu erkundigen, was man mit ihm getan hatte. Die Pflegemutter konnte jetzt mit ihm einkaufen gehen, ohne zu befürchten, daß er wieder weglaufen würde. Er hörte mit dem ständigen Summen und Reden auf und redete nicht mehr mit seiner Schwester, nachdem sie eingeschlafen war. Wir konnten Jimmys Entwicklung noch zwei Jahre mitverfolgen und er machte weiterhin Fortschritte.

Weil wir von den Ergebnissen bei Jimmy und vielen anderen Patienten beeindruckt waren, fingen wir an, die klassische Homöopathie bei noch mehr Kindern mit ADHS und anderen Verhaltens- und Lernstörungen anzuwenden. Als wir Artikel über unsere Ergebnisse veröffentlichten, bekamen wir Anrufe von Eltern überall in den USA und im Ausland, die uns darum baten, ihre Kinder zu behandeln. Wir haben inzwischen an die 2.000 Kinder mit ADHS und anderen Verhaltens- und Lernproblemen behandelt, sowie eine Anzahl von Erwachsenen. Wir haben viele Fälle in unserem Buch einbezogen, damit Sie sehen können, wie wirkungsvoll die Homöopathie für diese Kinder ist. Wir schätzen unsere Erfolgsquote auf 70 Prozent, wenn die Patienten mindestens ein Jahr in homöopathischer Behandlung bleiben. Manche Kinder mit ADHS zählen zu unseren Lieblingspatienten. Sie können lebhaft, gewinnend, intelligent, unterhaltsam und witzig sein. Ihre extreme Verhaltensmuster und Neigungen können sie jedoch in Schwierigkeiten bringen. Diese Kinder, und oft ihre Eltern oder Geschwister zu behandeln, bereitet uns sehr viel Freude in unserer Praxis. In vielen Fällen konnte die Homöopathie das Leben des Patienten verwandeln.

Dieses Buch mag Ihre erste Begegnung mit der klassischen Homöopathie sein. Wenn Sie weiter lesen, werden Sie feststellen, daß das Verschreiben homöopathischer Mittel für ADHS ein komplexer, aber dennoch wirkungsvoller und lohnender Vorgang ist. Wenn Sie nach einer Alternative zu Stimulanzien suchen, haben Sie sie womöglich in diesem Buch gefunden. Ob die Homöopathie Ihnen zusagt oder nicht, hoffen wir herzlich das Beste, daß Sie und Ihre Kinder Glück und Gesundheit finden.

1 Linda Robison, David Sclar, Tracy Skaer, and Richard Galin, "National Trends in the Prevalence of Attention-Deficit/Hyperactivity Disorder and the Prescribing of Methylphenidate Among School-age Children: 1990-1995." *Clinical Pediatrics* 38: 216 (1999).
[2] The Merrow Report, *A Dubious Diagnosis*, Pulic Broadcasting System. October 20, 1994.
[3] "Misuse of Ritalin by Schoolchildren Prompts Warning," *Seattle Times*, March 27, 1996.
[4] Larry Goldman, Myron Genel, Rebecca Bezman, and Alan, "Diagnosis and Treatment of Attention-Deficit/Hyperactivity Disorder in Children and Adolescents." *Journal of the American Medical Association* 279 (14): 1104 (1988).
[5] Ibid., 1104.
[6] Ibid., 1106.
[7] Robison *et al.*, 209.
[8] Edmund Higgins, "A Comparative Analysis of Antidepressants and Stimulants for the Treatment of Adults with Attention-deficit Hyperactivity Disorder." *The Journal of Family Practice* 48(1): 15-20 (1999).

[9] Goldman *et al.*, 1104.
[10] Goldman *et al.*, 1104.
[11] Claudia Kalb, "Drugged-out Toddlers." *Newsweek,* March 6, 2000, 53.

# TEIL EINS

# Die konventionelle Ansicht über ADHS

# 1

# Abschweifend, aufgedreht und waghalsig
## Die typischen Merkmale von ADHS

### "Raumschiff an Erde... Hören Sie mich?"

ADHS ist eigentlich mehr eine Sammlung von gemeinsamen Merkmalen als eine bestimmte Gruppe von Symptomen, die in jedem ADHS-verdächtigen Kind (oder Erwachsenen) vorhanden sein müssen. Was ADHS-Betroffene alle gemeinsam haben ist, daß ihre Probleme mit Aufmerksamkeit, Hyperaktivität und Impulsivität ihr Leben zu Hause, in der Schule oder am Arbeitsplatz wesentlich beeinträchtigen. Kinder mit ADHS verhalten sich unterschiedlich. Manche sind verträumt und abgeschweift aber nicht hyperaktiv. Sie scheinen über den Wolken zu schweben, nicht mehr richtig auf der Erde zu sein und nehmen ihre Umwelt kaum wahr. Andere Kinder sind ständig in Bewegung, als wären sie motorisiert und prallen schier von den Wänden ab in ihrer Unruhe. Wieder andere können nichts erwarten, unterbrechen ständig, wollen immer der Erste sein und suchen immer nach etwas Neuem oder Reizvollem. Dieses Verlangen wird oft genug befriedigt in unserer Multimedia-dominierten Gesellschaft.

Kinder mit ADHS tun sich schwer, sich zu konzentrieren und aufzupassen, besonders in Situationen, in denen sie gezwungen werden, still zu sitzen wie in der Schule oder am Arbeitsplatz. Wenn sie eine Aktivität jedoch selbst herausgesucht haben, können sie stundenlang am Nintendo sitzen und Pokémon spielen oder die neuesten Abenteuer von Harry Potter verschlingen. Wenn sie sich aber die Zähne putzen, die Hausaufgaben erledigen, den Müll hinaustragen oder sich für die Schule anziehen müssen, fällt es ihnen womöglich schwer, sich für mehr als einige Sekunden oder Minuten auf die Aufgabe zu konzentrieren, weil sie so viele andere, interessantere Reize wahrnehmen.

Aufgaben zu Hause und in der Schule werden oft hastig, schlampig und sorglos erledigt und zeigen viele Fehler auf. Ein Kind oder ein Jugendlicher mit ADHS empfindet es als Herausforderung, Anweisungen zuzuhören oder aufzuschreiben, ein Projekt anzufangen ohne abgelenkt zu werden und ohne zu zögern und das Projekt durchzuziehen bis es erledigt ist. Es ist nicht so, daß das Kind nichts fertig bringen *will*. Es kommt einfach irgendwie nicht dazu. Auch wenn eine Schülerin eine Aufgabe tatsächlich erledigt, kann es sein, daß sie den Zeitrahmen überschritten hat. Diese Tendenz verschlimmert sich mit zunehmendem Alter. Viele Aufgaben werden angefangen, aber nur wenige fertiggestellt.

## Wo habe ich die Hausaufgaben bloß hingelegt?

Der Arbeitsplatz oder das Schlafzimmer eines Kindes mit ADHS kann wie ein Katastrophengebiet aussehen. Die Überbleibsel von zahllosen unfertigen Projekten, Papierstapel und verschiedene Gegenstände sind völlig durcheinander. Kinder mit Aufmerksamkeitsproblemen verlegen Bücher, Hausaufgaben, Jacken, Schuhe oder ihr Taschengeld; Erwachsene suchen nach Autoschlüsseln, Scheckheften, Geldbeuteln oder den Formularen, die sie schon vor drei Wochen ans Finanzamt hätten schicken sollen. Sie sind sich sicher, die gesuchten Gegenstände sind “in dem Haufen”, “irgendwo hier” oder “unter dem Pizzakarton drüben”. Trotz bester Absichten sind sie oft unvorsichtig, tolpatschig und einfach vom Pech verfolgt.

In der Gesellschaft kann es vorkommen, daß Menschen mit ADHS die Gesichtsausdrücke, Tonlagen und Körpersprache anderer Menschen nicht wahrnehmen, was oft zu Mißverständnissen führen kann. Die Aufmerksamkeit von Menschen mit ADHS kann so begrenzt sein, daß sie völlig abschweifen und verpassen, was ihr Gegenüber gerade sagt; oder sie sind geistig nur hin und wieder dabei und bekommen nur einen Bruchteil vom Gespräch mit. ADHS kann Menschen daran hindern, Freundschaften zu schließen und zu pflegen. Mit zunehmendem Alter vergessen betroffene Menschen Termine, Verabredungen und Geburtstage, oder sie kommen zu spät und haben eine schlechte Ausrede, was zur Enttäuschung derjenigen führt, die auf sie warteten oder auf sie zählten.

## Total aufgedreht

Wenn Hyperaktivität im Vordergrund steht, was öfter bei Kindern als bei Erwachsenen der Fall ist, ist das Kind "aufgedreht". Solche Kinder verbrennen ihre überschüssige Energie, indem sie auf und ab oder in Kreisen laufen, oder auf Möbelstücke, Bäume, sogar Wände hinaufklettern. Sie probieren regelmäßig waghalsige Kunststücke, die ihre Eltern erschrecken, z.B. auf dem Fahrradlenker fahren, unsichere Bauten erklettern oder in eine vielbefahrene Straße laufen, ohne auf den Verkehr zu achten. Manche laufen einfach weg; die Eltern oder sogar die Polizei dürfen verzweifelt nach ihnen suchen. Alle Kinder tun *manche* von diesen Sachen *manchmal*, aber das Kind mit ADHS neigt dazu, ständig solche Aktivitäten zu bevorzugen. Dies erfordert elterliche Wachsamkeit rund um die Uhr und kann die Eltern zu Tränen, Erschöpfung und Verzweiflung treiben. Wir hören oft: "Sie ist immer in Bewegung, morgens, mittags und abends" oder "Man kann sie einschalten aber nicht mehr ausschalten!" Ruhelos zu zappeln, mit Gegenständen herumzuspielen, mit Fingern und Füßen zu trommeln und auf und ab zu gehen sind alle unbewußte Marotten für ein Kind mit ADHS, Zeit zu vertreiben und aufgestaute Energie aufzubrauchen.

## Erst tun, später nachdenken

Impulsivität ist noch ein hervorstehendes Merkmal des ADHS-Bildes. Geduld ist keine verbreitete Tugend bei diesen Kindern. Sie weigern sich zu warten, bis sie an der Reihe sind, laufen bis vorne in der Reihe und schlagen alle Warnungen in den Wind. Sie agieren zuerst und denken erst später darüber nach, meistens nachdem etwas kaputt ging, jemand verletzt wurde oder die Chance, die richtige Entscheidung zu treffen, schon verflogen ist. Sie betrachten Anweisungen eventuell als irrelevant oder hören nur halbherzig zu. Kinder mit ADHS können oft unangenehm aufdringlich sein und unterbrechen andere, um ihre unangebrachte Äußerungen oder ihre Bedürfnisse gleich zum Ausdruck zu bringen. Kinder, die ins impulsive ADHS-Bild hineinpassen werden oft als laut, albern, unreif und unaufhörlich gesprächig beschrieben. Auch wenn sie wiederholt zurechtgewiesen werden, tun sie sich schwer, ihr Verhalten dem sozialen Umfeld anzupassen. Sie drängen und schieben, um das zu erreichen, was sie wollen; sie schnappen Sachen von Eltern und ihresgleichen weg und peilen sich auf ein gewünschtes Objekt oder Ziel an, ohne Rücksicht auf ihre Umgebung.

**Intelligente Kinder, deren Leistungen hinter den Erwartungen zurückbleiben**

Alle oben genannten Eigenschaften, je nach Alter, Zusammenhang und Intensität können wesentliche Probleme verursachen. In der Schule werden diese Kinder als Quertreiber, Clowns, Anstifter, Träumer und Faulpelze bezeichnet, die nie auf die erwartete Leistung hin arbeiten. Kinder mit ADHS können recht intelligent sein, sogar begabt. Sie tun sich aber schwer mit Aufgaben, bei denen sie ruhig sitzen und aufmerksam sein sollen, oder sich auf eine Aufgabe zu konzentrieren, die sie nicht interessiert. Sie verlieren Hausaufgaben, fallen bei Arbeiten durch und vergessen, was sie in die Schule mitbringen sollen oder mit nach Hause nehmen sollen. Ihre Noten widerspiegeln fast nie ihre wahren Fähigkeiten. Kinder mit ADHS tun sich leichter in kleinen Gruppen oder im Einzelunterricht. Diese Kinder brauchen äußerliche Struktur, weil sie nicht in der Lage sind, ihre Zeit und Tätigkeiten zu organisieren. Zu strenge Disziplin macht sie aber ärgerlich. Sie sind immer auf der Suche nach etwas Neuem, weil ihnen schnell langweilig wird, und sie können sehr phantasievoll und erfinderisch sein. Einige Kinder mit Aufmerksamkeitsproblemen haben aber leichte bis gravierende Lernbehinderungen, die ihre unterdurschnittlichen Schulleistungen noch mehr herunterziehen können.

**"Räum dein Zimmer auf! Wie oft muss ich es dir noch sagen?"**

Zu Hause beklagen sich Eltern, daß sie Anweisungen ständig wiederholen müssen. Kinder können die einfachsten Aufgaben nicht durchführen, weil sie so leicht abgelenkt werden, daß sie vollkommen vergessen, was sie eigentlich tun sollten. Sie brauchen fast eine Ewigkeit, sich anzuziehen oder zu essen. Diese Kinder laufen von einer unerledigten Aufgabe weg, oder sie versuchen, drei Aufgaben gleichzeitig zu erledigen, was ihnen auch nicht gelingt. Sie brauchen viel Beaufsichtigung, um Tätigkeiten fertig zu bringen. Wenn sie bestraft oder zurechtgewiesen werden, brechen sie zusammen oder hören nur kurz darauf. Konsequenzen und vergangene Erfahrungen werden entweder übertrieben bewertet oder vergessen. Wutanfälle werden von manchen Kindern mit ADHS benutzt, um unbeliebten Aufgaben zu entkommen. Die Kinder wollen oft doch aufmerksam sein oder gute Arbeit leisten; sie können es einfach nicht.

## Die positive Seite von ADHS

Auf der positiven Seite sind manche Kinder mit ADHS aufgeweckt und eifrig. Sie sind oft charmant, spontan und lustig und können das Leben augenblicklich genießen. Man findet sie eher unterhaltsam als lästig, wenn man eine begrenzte Zeit mit ihnen verbringt. Kinder und Erwachsene mit ADHS sind meistens hoch kreativ und haben mehr Ideen, als sie effektiv durchführen können. Sie können auch künstlerisch begabt und sensibel sein. Diese Kinder suchen nach neuen und interessanten Herausforderungen im Leben und können ihren Eltern weit voraus sein im IQ, innovativem Denken und Originalität, ganz zu schweigen vom Umgang mit dem Computer. Menschen mit ADHS sind oft risikobereit; wenn sie ungeschoren davon kommen, können sie Durchbrüche erreichen, die für andere undenkbar sind. Oder sie sind womöglich Träumer, deren Visionen eine befriedigende und lukrative Wirklichkeit werden, wenn sie sich mit mehr “geerdeten” Kollegen zusammentun. Menschen mit ADHS können ein interessantes, erfülltes Leben führen, wenn sie in einer offenen, flexiblen Umgebung aufwachsen mit genug Struktur und Ermunterung. Manche können ihr Leben selbst meistern; andere brauchen etwas Hilfe, um im Alltag zurecht zu finden.

# 2

# Das Leben im Schnellgang
# Mit ADHS aufwachsen

## Kleine Racker Unterwegs

Unserer Erfahrung nach weisen manche Kinder im Säuglingsalter oder sogar noch im Mutterleib frühe Zeichen von ADHS auf. Wir haben festgestellt, daß man wachsam sein sollte, wenn Kleinkinder folgende Symptome häufiger oder intensiver als durchschnittlich zeigen.

**Ruhelosigkeit** Säuglinge winden sich, treten um sich und bewegen sich ständig. Sie verlangen, getragen, hingelegt und wieder hochgenommen zu werden. Sie rollen hin und her im Kinderbett, suchen nach Fluchtmöglichkeiten und krabbeln energisch, sobald sie können.

**Wenig Augenkontakt** Die Augen flitzen hin und her und können sich nicht lang auf einen Gegenstand fixieren. Säuglinge geben eventuell wenig Acht auf Gesichtsausdrücke und scheinen, in ihrer eigenen Welt zu leben.

**Schlaflosigkeit** ADHS-Säuglinge schlafen nicht leicht ein und wachen eventuell ungewöhnlich häufig auf, was ihre müden, geplagten Eltern nicht gerade freut. Diese Säuglinge scheinen überladen zu sein; sie haben einen Überfluß an Energie, die sich nicht abbauen läßt.

**Häufiges Quengeln** Diese Kinder sind nicht leicht zu befriedigen und sind ausgesprochen quengelig. Sie verlangen ständige Aufmerksamkeit und Unterhaltung, während andere Kinder leichter zu beruhigen sind. Ob sie zanken oder zahnen - sie sind heftig dabei. Sie lehnen ab, was ihnen angeboten wird; man kann es ihnen selten recht machen.

## "Motorisierte" Kleinkinder

Experten behaupten, daß man 60 bis 70 Prozent der Kinder mit ADHS schon im Alter von zwei bis drei Jahren identifizieren kann.[1]

**Kleinkinder unterwegs** Diese Kinder sind berüchtigt für ihre Sprünge auf Schränke, Tische und andere Möbelstücke. Sie verstecken sich auch gern in Sträuchern oder Kleiderschränken bis ihre Eltern schier verzweifeln. Sie haben mehr Energie als der "Energizer"-Hase aus der Werbung und wackeln auf ihren kleinen Füßen schneller als das schnellste Spielzeugauto.

**Bedürfnis nach ständiger Anregung** Man muß diesen Kindern immer mindestens einen Schritt voraus sein, um sie zu beschäftigen. Sei es ein nagelneues Disney-Video, ein Ausflug in den Erlebnispark oder ihr Lieblingsessen - sie warten immer auf das nächste Abenteuer oder Befriedigung.

**Waghalsig, impulsiv und ungeschickt** Jungen mit ADHS zeigen diese Eigenschaften öfter als Mädchen. Ein 3-jähriger Junge krabbelte aufs Hausdach durch ein offenes Schlafzimmerfenster. Zum Glück konnte seine verzweifelte Mutter ihn erreichen, bevor er herunterfiel. Ein anderer Patient von uns war so waghalsig, daß er zweimal am gleichen Tag ins Krankenhaus mußte, um Platzwunden am Kopf nähen zu lassen.

**Wutanfälle** Alle Kinder bekommen hin und wieder Wutanfälle, aber viele unserer Patienten toben mehrmals am Tag. Sie treten, beißen, schlagen, schreien und schlagen den Kopf auf den Boden oder an die Wand. Eltern empfinden diese Vorfälle als ermüdend, peinlich und entmutigend.

**Benötigen tagsüber kaum Schlaf und wollen abends nicht ins Bett** Eltern haben Aussicht auf Erholung, wenn ihr Kind nachmittags schläft und abends ins Bett geht. Leider zeigen diese Kinder wenig Interesse am Schlaf. Es gibt so viel Interessantes zu sehen, tun und erleben. Es geht schließlich darum, wer zuerst erschöpft wird - meistens ein ungleicher Kampf.

**Tiere verletzen** Tiere können auch Opfer der überschüssigen Energie dieser Kinder werden. Dies ist normalerweise keine absichtliche Grausamkeit, sondern die Folge von Impulsivität, Mißachtung und Mangel an Urteilsvermögen. Je kleiner das Tier, desto größer die Chance, daß das Kind es verletzen wird, manchmal mit tödlichem Ausgang.

## Nervtötende Kindergärtner

Im Alter von 3 bis 5 Jahren haben die ADHS-Samen gekeimt und fangen jetzt an zu sprießen. Achten Sie auf folgende Verhaltensmuster zu Hause, im Kindergarten, bei dem Babysitter und bei Familienfesten und anderen gesellschaftlichen Ereignissen.

**Trotz und Wutanfälle** Alle Kinder sagen mal "nein" und spielen sich in der Öffentlichkeit auf. Bei Kindern mit ADHS jedoch kann dieses Verhalten jedoch extrem und unerbittlich sein. Eltern überlegen sich jede Fahrt zum Supermarkt, weil sie wieder einen harten Kampf um Süßigkeiten oder Spielsachen befürchten müssen.

**Schwierigkeiten, mit Gleichaltrigen auszukommen** Kinder mit ADHS können auf dem sozialen Gebiet hinterher hinken, weil sie die Körpersprache anderer Kinder kaum wahrnehmen. Während andere Kinder lernen, zusammen zu spielen und zu teilen, können Kinder mit ADHS Gleichaltrige ungewollt befremden mit ihrem lästigen, dominierenden und egoistischen Verhalten, was diese Kinder und ihre Eltern gleichermaßen traurig stimmt.

**Gewalt und Zerstörung** Kinder reagieren ihre Frust und Wut ab, indem sie ihre eigenen Spielsachen oder die von anderen kaputt machen. Sie beschädigen auch Räume, wertvolle Gegenstände oder was ihnen sonst in die Quere kommt. Einige Kinder beißen, treten, schlagen und kratzen wenn sie ihre intensiven Gefühle freien Lauf lassen.

**Schwierigkeiten, aufzupassen und Anweisungen zu folgen** Diese Kinder scheinen in einer anderen Welt zu leben. Alles scheint ihnen reizvoller als die vorliegende Aufgabe: den Hund streicheln, den Fernseher einschalten, ein Geschwisterkind necken, ein geliebtes

Spielzeug in die Hand nehmen, einen Gummibären essen. Jeder Augenblick bietet endlose Möglichkeiten zur Ablenkung. Strümpfe anzuziehen kann einen ganzen Morgen dauern, geschweige denn etwas Komplizertes wie das Frühstücken.

**Beschwerden von Erzieherinnen** Jetzt kommen allmählich Beschwerden von Erzieherinnen und Tagesmüttern, daß das Kind blödelt, nicht aufhört zu reden, Anweisungen nicht folgt, Ruhezeiten nicht einhält, der Erzieherin widerspricht und sich mit anderen Kindern prügelt. Erzieherinnen klagen eventuell auch, diese Kinder seien entweder "eingeschaltet" (voller Kraft voraus) oder "ausgeschaltet" (im Stillstand).

**Gemein zu Tieren und anderen Kindern** Hamster, Hunde, Katzen und andere kleine Tiere flüchten panikartig vor manchen dieser Kinder; ein solches Kind hat keine Ahnung, warum Bello ihm nicht näher kommen will. Wir haben von vielen armseligen Hamstern gehört, die Opfer eines kleinen Pflegers waren, der das Gravitationsgesetz nicht verstand. Brüder, Schwestern und kleine Spielkameraden sind nicht viel besser dran. Sie werden geschlagen, getreten oder zum Stolpern gebracht, oft einfach weil sie in der Nähe von diesen Rabauken sind.

**Unfug** Kinder mit ADHS sind oft Anstifter, Clowns, Schlingel. Ihr Unfug ist ansteckend. Sie pieksen, verstecken sich, spielen Streiche, klettern auf den Lehrerpult, krabbeln unter die Tische, klauen Pausenbrote und sind einfach lästig - alles um Aufmerksamkeit auf sich zu lenken, wenn auch von der negativen Sorte.

## Wesentliche Probleme fangen in der Schule an

Wenn ein Kind mit AHDS in die Grundschule kommt, werden viele Symptome noch offensichtlicher, besonders im Klassenzimmer. Das Kind wird die Schule strenger und anspruchsvoller finden, als das was es bis jetzt erlebt hat. Probleme zu Hause werden auch vermehrt auftreten, weil das Kind immer mehr Verantwortung für häusliche Aufgaben und Hausaufgaben tragen muß.

**Schwierigkeiten beim Lesen, Schreiben und Klassenarbeiten - schlechte Noten** Ausreichende Lesefähigkeit, Textverständnis und leserliche Schrift scheinen manchmal unerreichbar für ein Kind mit ADHS. Weil das Kind Schwierigkeiten mit Aufmerksamkeit und Gedächtnis hat, tut es sich eventuell schwer, sich schriftlich und mündlich auszudrücken. Ablenkung, Impulsivität und Ruhelosigkeit sind keine nützlichen Eigenschaften bei einer Klassenarbeit. Auch wenn ein Kind am Anfang gute Noten bekommt, lassen die Leistungen bei immer komplexer werdenden Lernstoff nach.

**Probleme, Anweisungen zu folgen und Aufgaben durchzuführen** Da diese Kinder leicht abgelenkt, verträumt und schlecht im Durchführen sind, bekommen sie Probleme, wenn eine Aufgabe ihr Interesse nicht weckt. Sie fangen dann an, nach etwas Reizvollerem zu suchen. Dabei vergessen sie oft, was sie eigentlich hätten tun sollen.

**Hausaufgaben vergessen - Sachen verlieren** Auch wenn ein Kind seine Hausaufgaben fertig hat, kann es dann vergessen, sie abzugeben. Diese Kinder neigen auch dazu, andere wichtigen Sachen zu verlegen, entweder vorübergehend oder auf immer und ewig - Kleidungsstücke, Schlüssel, Bücher, Zeugnisse, Pausenbrote, Geld.

**Irgendwo im Weltraum** "Erde an Kevin" möchten Eltern am liebsten sagen, wenn sie versuchen, Kontakt mit ihrem Kind aufzunehmen. Das Kind schwebt geistig gerade irgendwo über den Wolken. Diese Verträumtheit und Unaufmerksamkeit führen dazu, daß das Kind wichtige Informationen, soziale Interaktionen und sogar Gefahrenzeichen in der Umgebung verpasst. Diese sind Kennzeichen von Kindern mit ADHS, ob mit oder ohne Hyperaktivität.

**Lästiges, wiederkehrendes oder albernes Verhalten** Herumzappeln, wiederholte Bewegungen, wiederholtes Fragen und Herumtrommeln sind meistens unbewußte Verhaltensmuster bei einem Kind mit ADHS. Solche Angewohnheiten, sowie Verhaltensmuster bei denen das Kind bewußt auf Aufmerksamkeit zielt, wirken meistens abstoßend auf andere Kinder und Erwachsene, was zu Ermahnung und Kritik führt.

**Unterbrechen und ausrufen** Kinder mit ADHS haben oft die lästige Angewohnheit, daß sie jedes Gespräch zu jeder Zeit unterbrechen. Diese Kinder bekommen dadurch Probleme zu Hause und in der Schule.

**Körpersprache mißverstehen, Mangel an Freundschaften, Isolation** Ein großes Problem für Kinder mit ADHS ist, daß sie wenige Freunde haben. Sie tun sich schwerer in sozialen Situationen und werden oft als unausstehlich, lästig oder überwältigend betrachtet. Andere Kinder machen sich lustig über sie, schließen sie von Gruppen und Spielen aus und laden sie nur selten zu Geburtstagsfeiern. Folglich erlebt das Kind mit ADHS Isolation und Ablehnungsgefühle, die es ein Leben lang mit sich trägt, falls es keine Möglichkeit erhält, sich mit diesen Gefühlen auseinanderzusetzen und sie durch Psychotherapie zu bewältigen.

**Körperlich ungeschickt und tolpatschig** Man muß aufmerksam sein können und eine gute Körperbeherrschung haben, um für Mannschaften gewählt zu werden und gut im Sportunterricht zu sein. Kindern mit ADHS fehlen oft diese Fähigkeiten. Mit ihrer Energie können sie ihre fehlende Koordination manchmal ausgleichen, aber sie geben oft frustriert und verzweifelt auf.

**Beschwerden von LehrerInnen** Eltern bekommen häufig Berichte oder Anrufe von der Schule über ihre Kinder mit ADHS. Diese Kinder verursachen viele Probleme für LehrerInnen, die eine konzentrierte Atmosphäre in der Klasse beibehalten wollen. Kinder mit ADHS brauchen mehr Beaufsichtigung und Aufmerksamkeit als der Durchschnitt. LehrerInnen beklagen sich meistens, daß solche Kinder störend, unaufmerksam und schwer erziehbar sind, und daß ihre Leistungen hinter den Erwartungen zurückbleiben.

**Trotz** Fast die Hälfte aller Kinder mit ADHS zeigen widerspenstiges, trotziges Verhalten. Dies kann reichen von "Grenzen" vorsichtig testen bis zu beharrlicher, unverschämter und gewalttätiger Weigerung zu folgen. Dieses Trotzverhalten verursacht bald Probleme in der Schule sowie zu Hause. Es wird manchmal von Lügen, Stehlen und körperlicher Gewalt begleitet.

## Enervierende Jugendliche

ADHS kann während der Pubertät die größte Wirkung auf schulische Leistungen zeigen. In dieser Zeit bereitet man sich allmählich auf ein Studium oder einen Beruf vor. Man geht aus, man erwirbt den Führerschein und man wird mit Drogen, Alkohol und Sex konfrontiert.

Obwohl jeder Jugendliche diesen Herausforderungen begegnet, sind sie besonders schwer zu bewältigen für Jugendliche mit ADHS wegen ihres Mangels an Urteilsvermögen, Impulsivität, übertriebenem Aufmerksamkeitsbedürfnis und sozialer Unreife.

**Schlechte Noten, Durchfallen bei Klassenarbeiten und Klassen, Desinteresse an der Schule - Schuleschwänzen** Versagen an der Schule führt zu Desinteresse und Vermeidung, Schwänzen und schließlich Ausweisung, oder der Schüler verlässt die Schule ohne einen Abschluß zu erreichen. Viele Jugendliche haben die Nase voll von der Schule und denken an ein selbständiges Leben, aber der Jugendliche mit ADHS, der noch nicht viel in der Schule gelernt hat, ist besonders schlecht vorbereitet auf die Herausforderungen, die ihn erwarten.

**Depression wegen Mangel an Selbstwertgefühl** Es ist schwer, ein positives Selbstwertgefühl beizubehalten, wenn man verwirrt ist, in der Schule versagt und kaum Freunde hat - gerade in einer Zeit, in der Erfolg und Image besonders wichtig erscheinen. Jugendliche neigen dazu, sich zurückzuziehen und ihre Gefühle und Selbstzweifel vor ihren Eltern geheim zu halten, was eine ernsthafte Depression verbergen kann.

**Vermehrte Trotz, Wut und Widerspenstigkeit** Der ausbleibende Erfolg in der Schule und mit Schulkameraden kann dazu führen, daß Eltern oder LehrerInnen strengere Vorschriften aufstellen. Dies kann eine wütende, widerspenstige Reaktion hervorrufen. Impulsive Widerstandstaten geben dem Jugendlichen mit ADHS das Gefühl, etwas in seinem Leben selbst bestimmen zu können, obwohl er den Forderungen an Leistungen und Selbstbeherrschung kaum entsprechen kann.

**Zerstörerisches Verhalten** Frustration und Wut können diese Jugendlichen dazu führen, auf Gegenstände und Menschen loszugehen. Zerstörungswut, Autounfälle und Mißhandlung von oder Gewalt gegen Freunde und Familie können ernsthafte Konsequenzen mit sich bringen.

**Drogen- und Alkoholmißbrauch** Jugendliche mißbrauchen Drogen oder Alkohol als Versuch, ihre seelischen Schmerzen zu betäuben und sich aufzulockern. Alkohol, Halluzinogene, Opiate, Barbiturate und sogar Amfetamine, selbst Ritalin, werden benutzt zur Anregung oder um die seelischen Schmerzen, die das Heranwachsen so oft begleiten, zu lindern. Einige werden ein Leben lang von Alkohol und Medikamenten abhängig.

**Schwierigkeiten oder Versagen bei der Arbeit** Die Unfähigkeiten, sich zu konzentrieren, Aufgaben effektiv durchzuführen, Anweisungen zu folgen und klar zu denken können zum Versagen in der Arbeitswelt führen, gerade wenn positive Rückmeldungen und Erfolg außerordentlich wichtig wären. Bei diesem Punkt wird es offensichtlich, wie einschränkend und schädlich ADHS für einen Jugendlichen sein kann.

**Bedürfnis nach ständiger Anregung** Dem Jugendlichen mit ADHS wird es schnell langweilig; er sucht ständig nach Anregung und Abenteuer, sei es laute Musik, schnelle Autos, Ladendiebstahl oder Drogen- und Alkoholmißbrauch. Ruhelosigkeit und Impulsivität zeigen sich nun weniger in Form von Herumzappeln und mehr in Form von abenteuerlichen und risikoreichen Aktivitäten.

**Isolation und begrenzte soziale Fähigkeiten** Die sozialen Probleme von Jugendlichen mit ADHS werden von Gruppenzwang und erwachender Sexualität verschlimmert. Wenn Körpersprache recht subtil ist und man fühlt sich leicht veräppelt und ausgeschlossen, findet sich der Jugendliche mit ADHS oft außerhalb des Kreises, ohne Freund oder Freundinnen. Diese Jugendlichen wissen einfach nicht, was sie tun können, um sich einzufügen und angenommen zu werden.

## Besondere Herausforderungen für Erwachsene mit ADHS

**Schwere Zeiten bei Arbeit und Karriere** Der Arbeitsplatz birgt viele Herausforderungen: man muß Termine einhalten, pünktlich anfangen, Aufgaben durchführen, sich konzentrieren können und angemessen reden und entscheiden. Damit können sich manche Erwachsene mit ADHS schwer tun, was dazu führt, daß sie öfters ermahnt und schließlich entlassen werden. Der Lebenslauf von vielen Erwachsenen mit ADHS zeigt mehrere Arbeitsstellen von kurzer Dauer.

**Wenig Selbstachtung** Nach Jahren von Aufmerksamkeitsproblemen, schwachen Leistungen und Hyperaktivität können die daraus entstehenden Gefühle von Versagen, Ablehnung und Mißbilligung vernichtend sein. Wenn man intellektuell nicht mithalten kann, steht es schlecht um die eigenen Ziele, Moral und Berufspotential.

**Begrenzte soziale Fähigkeiten** Weil sie sozial unreif sind und dazu neigen, sich unpassend zu verhalten, tun sich manche Erwachsene mit ADHS in Beziehungen schwer, egal wie sehr sie sich bemühen. Die Folgen für diese Menschen sind Frustration, Depression, Sorgen und niedrige Selbstwertgefühle, obwohl sie hoch intelligent sein mögen und mit guten Absichten vorgehen.

**Schwierigkeiten mit Lesen, Begreifen, Konzentration und Gedächtnis** Mit den wachsenden Forderungen des erwachsenen Lebens werden die Fähigkeiten zu lesen, schreiben, sich konzentrieren, begreifen, und Aufgaben bewältigen immer wichtiger. Diese Fähigkeiten fallen Erwachsenen oft schwerer, und sie müssen trotzdem versuchen, auf dem Arbeitsmarkt mitzuhalten.

**Sachen verlieren - alltägliche Aufgaben nicht erledigen** Wie in ihrer Kindheit, verlieren Erwachsene mit ADHS Gegenstände und vergessen, Aufgaben zu erledigen, was zu Enttäuschung mit sich selbst und Mißbilligung von anderen führt. Sie vergessen öfters Schlüssel, Scheckhefte, wichtige Post, Kreditkarten und Termine.

**Zerstreutheit und Verträumtheit** Jahre oder Jahrzehnte später heißt es immer noch "Erde an Kevin". Erwachsene mit ADHS können weiter abgeschweift, verträumt und zerstreut sein und empfinden den trotteligen Alltag eher als Störung ihrer Phantasien.

**Nach ständiger Anregung, Abwechslung und Befriedigung suchen** Man wechselt die Arbeitsstelle, den Partner oder die Wohnung um gegen Langeweile anzukämpfen. Weil es ihnen schnell langweilig wird, erwarten diese Menschen oft sofortige Befriedigung; sonst ziehen sie weiter.

**Unerfülltes Potential** Erwachsene mit ADHS tun sich oft schwer mit Kommunikation, Lebenszielen und effektivem Einsatz ihrer Begabungen. Weil sie nicht so genau wissen, was sie wollen, werden sie frustriert und mutlos.

# 3

## Epidemie oder Massendiagnose?
## Haben alle diese Kinder wirklich ADHS?

Wenige Diagnosen sind so umstritten wie ADHS. Einige Psychiater und Psychologen, mitunter Thomas Armstrong, Ph.D., Autor von "The Myth of the ADHD Child" (Der Mythos des ADHS-Kindes) betrachten das Störungsbild ADHS als Mittel, um Kinder zu einem bestimmten, eng definierten Verhalten zu zwingen.[2] Peter Breggin, M.D., Autor von "Talking Back to Ritalin" und "Toxic Psychiatry"[3] ist ähnlicher Meinung. Dr. Breggin, ein radikaler Psychiater, lehnt die Diagnose vollkommen ab und natürlich auch den Einsatz von Ritalin.[4]

Eine zweite Gruppe von Medizinern bekennt, daß manche Kinder Symptome zeigen, die zum ADHS-Bild passen. Sie behaupten jedoch, daß der Zustand entweder überdiagnostiziert ist oder eine Anpassungsreaktion auf unsere hektische Gesellschaft darstellt. Dr. Stanley Greenspan, Autor von "The Challenging Child", behauptet, daß viele Aufmerksamkeitsschwächen, die von visuellen, auditiven und kinästhetischen Wahrnehmungsstörungen herrühren, als ADHS mißdiagnostiziert werden.[5] In "Attention Deficit Disorder: a Different Perception" und "ADD Success Stories" betrachtet Autor Thom Hartmann ADHS als kreative, angepaßte Reaktion von Jäger-Nachkommen, die in einer Bauern-Welt leben müssen.[6] Richard DeGrandpre, in "Ritalin Nation: Rapid-Fire Culture" und "The Transformation of Human Consciousness", sieht ADHS als Folge einer reizgesättigten Kultur.[7]

Wir stimmen eher mit dieser zweiten Gruppe überein. Wir gestehen ein, daß viele Kinder ADHS-Symptome zeigen, daß manche unzureichend diagnostiziert werden und daß die steigende Zahl von Kindern mit ADHS alarmierend ist. Wir haben Kinder erlebt, die in strengen Schulklassen oder Familien zurecht kommen mußten. Wir haben aber auch Kinder mit ADHS gesehen, die in einer entspannteren

Atmosphäre groß wurden. Auf alle Fälle haben wir viel zu viele Kinder in unserer Praxis gehabt, die buchstäblich nicht still sitzen konnten oder die ihre Hände überall hatten, um die Existenz von ADHS zu verleugnen. Wir haben aber auch viele ADHS-diagnostizierte Kinder kennengelernt, die nach unserer Meinung eher mit Lernschwächen oder Ängsten zu kämpfen hatten, als mit ADHS.

**Ein Löffel Serotonin?**

Die meisten Psychiater, Psychologen und Seelsorgeberater führen ADHS, Depression, Zwangsneurosen und andere Geisteskrankheiten auf eine Unausgeglichenheit der Neurotransmitter im Gehirn, meistens Serotonin oder Dopamin. Diese Substanzen ermöglichen es Nervenzellen, Informationen chemisch weiterzuleiten. Viele Studien haben versucht, ADHS mit bestimmten Neurotransmitterauffälligkeiten in Verbindung zu bringen. Eine Forschungsgruppe der Universität Georgia prüfte diese neuroanatomischen, neurochemischen und neurophysiologischen Theorien und Studien.[8] Sie kamen zu dem Schluß, daß obwohl es Hinweise auf neurologische Unterschiede bei Kindern mit ADHS gibt, die Tragweite und der genaue Mechanismus nicht bekannt ist. Die Forscher empfahlen eine differenziertere Diagnose von ADHS, Lernstörungen und Störungen des sozialen Verhaltens. Sie legten nahe, daß man das Syndrom genauer als eine Sammlung von Verhaltensstörungen betrachten sollte - Aufmerksamkeitsschwäche, Hyperaktivität, Impulsivität - die alle auf Psychostimulantien ansprechen.

Auch wenn ein bestimmter Neurotransmitter definitiv in Verbindung mit ADHS gebracht werden könnte, würden wir als Homöopathen diese chemische Unausgeglichenheit als das Grundproblem betrachten. Ob die Diagnose ADHS, Angina oder Asthma lautet, sehen wir das zugrundeliegende Problem darin, daß der Patient aus dem energetischen Gleichgewicht geraten ist. Wird jemand wieder ins Gleichgewicht gebracht, wird eine Besserung *aller* Symptome stattfinden, ohne daß man auf mehrere Medikamente für verschiedene Symptome zurückgreifen muß.

**Wie die Eltern, so das Kind**

Wir sehen viele Kinder, die ihren Eltern zum Verwechseln ähnlich sind. Die Mütter oder Väter hatten vielleicht auch Lese- oder

Konzentrationsschwierigkeiten, wurden aber nie offiziell diagnostiziert. Jungen zeigen eventuell die gleiche cholerische Veranlagung und Mangel an Geduld wie ihre Väter. Manche Eltern, die wir kennen, haben zwei, drei oder mehrere schwierige Kinder. Wir erinnern uns an einen Jungen, dessen Hauptproblem Zerstreutheit war, trotz seines brillianten Intellekts. Er verschlang Bücher über Atome und Quarks und dachte gern über die Unendlichkeit des Universums nach. Sein Vater war auch so: ein bemerkenswerter Visionär, der selten daran dachte, seine Socken zu wechseln. Der Großvater, ein national bekannter Physiker, war in mehrere Autounfälle verwickelt, weil er immer wieder vergaß, mit seinem Auto auf der Straße zu bleiben.

Viele Experten stellen eine genetische Rolle bei ADHS fest - 50 bis 80 Prozent, je nach Studie oder Meinung.[9] Forscher an der Universität Kalifornien in Irvine berichteten, das erste abnormale ADHS-verbundene Gen gefunden zu haben. Das Gen steuert Dopaminrezeptoren im Gehirn. Kinder mit einer ausgeprägten Form von ADHS zeigen eine Abnormalität bei diesem Gen auf, was eine verminderte Empfindlichkeit auf Dopamin, ein Neurotransmitter, verursacht. Ritalin regt die Dopaminausschüttung an, was die Wirkung von diesem Medikament erklären könnte.[10]

Es gibt noch keine radiologische, biochemische, neurophysiologische oder neuropsychologische Untersuchung, um die ADHS Verbreitung bei Eltern und Kindern festzustellen.[11] Folglich weiß man immer noch nicht, welche ADHS-Eigenschaften vererbt sind und welche durch Erziehung und Umwelt dazu kommen. Nicht alle Kinder jedoch sind holographische Abbildungen ihrer Eltern. Es gibt Fälle, in denen wilde, wütende Kinder die ruhigsten Eltern haben. Die Kinder zeigen diese extremen Verhaltensmuster trotz einer liebevollen Erziehung und wenig Berührung mit Fernsehen, Waffen, Gewaltfilmen, Computerspielen und Zucker. Wer wird daraus schlau?

## ADHS: "Akutes Digitales High-Tech Syndrom"

Für uns gibt es keine Zweifel, daß das verrückte Tempo unserer Bit-pro-Minute Gesellschaft zur dramatischen Zunahme von Kindern mit ADHS beigetragen hat. Wir sind Mitglieder der überstimuliertesten Gesellschaft auf der Erde. Die meisten Kinder heutzutage rasen von der Schule nach Hause, um Nintendo zu spielen anstatt Bahnen zu rennen oder zu schwimmen, was ihre aufgestaute Energie besser abbauen würde. Viele Kinder kleben schier am Fernseher. Filme, sogar Vorschauen sind schnell, beängstigend und gefüllt mit hochtechnisierten Gewaltdarstellungen. Wir essen schnell, spielen schnell und können nicht bald genug irgendwo ankommen. Unsere Verabredungen finden oft in Fast-Food Restaurants statt, die mit knalligen Farben eingerichtet sind, um Kunden zu ermutigen, sich bald wieder auf den Weg zu machen, damit die nächste Staffel Platz findet. Wir kippen Koffein, Doppelespressos und Aufputschmittel hinunter, um bei dem rasenden Tempo mitzuhalten. Auch diejenigen von uns, die keinen Kaffee mehr anrühren, benutzen oft stark anregende Kräuter wie z.B. Ma Huang und Guarana, die Ephedra beinhalten oder bis zu siebenmal soviel Koffein wie Kaffee. Unsere Gesellschaft legt herzlich wenig Wert auf Friedlichkeit, Stille, Ruhe und die einfache Freude an der Natur.

## Ist ADHS ein Ernährungsproblem?

Eltern erzählen uns oft, daß ihre Kinder sich wesentlich schlechter am Morgen nach Halloween oder anderen Zuckerorgien benehmen. Die Beobachtungen dieser Eltern bekamen neulich Unterstützung von Forschern an der Yale Universität. Die Forscher stellten fest, daß Kinder innerhalb wenigen Stunden nach vermehrtem Zuckerkonsum große Mengen von Adrenalin ausschütten. Dies verursacht Zittern, Ängste, Aufregung und Konzentrationsprobleme. Die Gehirnwellen der Kinder zeigten auch eine verminderte Reaktionsfähigkeit.[12] Als Naturmediziner mit Ausbildung in Ernährungswissenschaft sind wir entsetzt, daß Amerikaner jährlich mehr als 60 Kilo Zucker pro Kopf konsumieren. Kinder stopfen sich leider besonders voll mit Fast-Food und Kohlehydraten. Uns ist bekannt, daß viele Eltern die Verhaltens- und Lernprobleme ihrer Kinder auf Lebensmittel- und Umweltallergien, Salicylate, Farbstoffe, Aromastoffe, Zusatzstoffe und Konservierungsstoffe zurückführen. Wenn man aber die Literatur über die Feingold-Diät - die diese Substanzen streng vermeidet - überprüft, stellt man fest, daß sie nur einem kleinen Prozentsatz von Kindern mit ADHS helfen konnte.[13] Für einige Kinder ist eine Allergie-Diät oder die Feingold-Diät (die alle Salicylaten sowie Farbstoffe und Zusatzstoffe eliminiert) sehr wirkungsvoll. Ihre Eltern brauchen keine Homöopathie. Wir glauben, daß obwohl Ernährungsfaktoren eine vorher existierende Veranlagung zu Verhaltens- oder Lernproblemen *verschlimmern* können, diese Faktoren nicht die *Ursache* sind.

Aus mehreren Gründen bevorzugen wir es, uns auf die Homöopathie statt Ernährungsumstellungen zu verlassen als Hauptansatz in der Behandlung von ADHS. Wir befürworten auf alle Fälle eine vollwertige, naturbelassene Ernährung. Nichtsdestotrotz haben wir viele Kinder mit Verhaltens- und Lernproblemen, die keine wesentliche Besserung nach einer allergenfreien Diät zeigten. Zweitens haben es Eltern von Kindern mit ADHS schwer genug, sie zum Zähneputzen oder zum Anziehen zu bewegen. Solche Kinder beim Essen radikal einzuschränken wäre eine große zusätzliche Belastung für die Eltern. Drittens fühlen sich viele dieser Kinder schon wegen ihrer sozialen Ungeschicktheit, Lernschwierigkeiten und störenden Verhalten stigmatisiert. Wenn sie auch anders essen müssen als andere Kinder, kommen sie sich womöglich noch mehr wie Außenseiter vor. Viertens, weil Homöopathie das ganze Kind behandelt, werden Allergien und andere Empfindlichkeiten nach einer homöopathischen Behandlung oft von alleine weniger problematisch. Schließlich ist das Maß von Verwandlungen in Aufmerksamkeit, Verhalten, sozialen Fähigkeiten, Leistungen, Gesundheit und Zufriedenheit, das wir durch die Homöopathie erlebt haben, viel größer als das, was eine Ernährungsumstellung in unseren Augen jemals erreichen könnte.

## Wie steht es mit dem Thema "soziale Kontrolle"?

Wie berechtigt ist die Kritik, daß die Überdiagnose von ADHS als Mittel dient, um widerspenstige, lebhafte Kinder in der Schulklasse unter Kontrolle zu bringen? Nach vier Jahren und fast 2.000 Patienten seit unserer ersten Auflage von "Ritalin Free Kids" wünschten wir, wir könnten mehr Positives über Lehrer berichten, die ihre Grenzen überschreiten. Als wir zum ersten Mal von Eltern hörten, daß ihren Kindern die Unterrichtsverweigerung drohte, falls sie Ritalin nicht einnahmen, konnten wir unseren Ohren nicht trauen. Wie, fragten wir uns, war dies zulässig? Sicher würde ein Lehrer nur selten so viel Druck auf schon geplagte Eltern von ADHS-Kindern ausüben. Aber wir hören immer wieder die gleiche Geschichte. In den extremsten Fällen werden die Eltern von der Lehrerin zum Gespräch eingeladen; sie treten ins Klassenzimmer und finden nicht nur die Lehrerin, sondern auch den Rektor, die Schulpsychologin, die Förderlehrerin, die Ergotherapeutin. Bei solchen Szenarien bekommt man von allen die gleiche Aussage: "Ihr Kind ist unbeherrschbar und braucht Ritalin."

Ergotherapeutin. Bei solchen Szenarien bekommt man von allen die gleiche Aussage: "Ihr Kind ist unbeherrschbar und braucht Ritalin."

Wir haben Mitgefühl für die Lehrer, die meistens überarbeitet und unterbezahlt sind und die überwältigende, oft undankbare Aufgabe haben, schwierige Kinder in überfüllten Klassenzimmern zu unterrichten. Immer neue Ideen herzuzaubern, wie man mit ein paar störenden, trotzigen, aufgedrehten Kindern bei einer Klassenzahl von 30 umgehen kann ist sicher kein Zuckerschlecken. Wir stimmen der Lösung jedoch nicht zu, daß man die Eltern unter Druck setzt, ihre Kinder mit Medikamenten zu behandeln. Es gibt viele andere Alternativen, u.a. IEPs (individuelle Erziehungspläne), Einzelunterricht, Familientherapie und Behandlungen ohne Medikamente wie z.B. Homöopathie oder Bioresonanz. Lehrer sind keine Ärzte und dürften keine ADHS-Diagnose stellen, geschweige denn eine medikamentöse Behandlung vorschlagen. ADHS ist ein Problem mit vielen Facetten, das die Zusammenarbeit von Eltern, Lehrern, Medizinern und vor allem den Kindern erfordert.

**Begabt oder Hyperaktiv?**

Manche wundern sich, daß hochbegabte Kinder auch oft als ADHS-betroffen behandelt werden und im Förderunterricht landen. Fragen Sie sich selbst: wenn Sie ein IQ von 150 und ein photographisches Gedächtnis hätten, wie würde es Ihnen in einer normalen vierten Klasse gefallen? Sie wären wahrscheinlich zu Tode gelangweilt, es sei denn, die Lehrerin würde auf Ihre ungewöhnlichen Fähigkeiten eingehen. Sie würden sonst mit dem Stift auf den Tisch trommeln, Wolkenkratzer aus Papier basteln oder sich in eine Phantasiewelt von Dinosauriern zurückziehen.

James Webb und Diane Latimer schreiben zu diesem Dilemma: "Der Grund, warum ein hochbegabtes Kind eine Aufgabe im Klassenzimmer nicht durchführt, könnte mit Langeweile, mit dem Lernstoff, mit dem Aufnahmestil oder anderen Umweltfaktoren zu tun haben. Hochbegabte Kinder verbringen ein Viertel bis die Hälfte ihrer Zeit im Klassenzimmer damit, daß sie auf die anderen warten - sogar mehr Zeit, wenn die Klasse sehr heterogen ist."[14] Weil ein hochbegabtes Kind eventuell nur unter bestimmten Bedingungen ADHS-Verhaltensmuster zeigt, wird die eine Lehrerin das Kind als ADHS-

Kind bezeichnen, eine andere Lehrerin nicht. Die Autoren empfehlen eine individuelle Beurteilung, gefolgt von angemessenen Unterrichtsänderungen, die auf fortgeschrittenes Wissen, verschiedene Lernstile und verschiedene Arten von Intelligenz eingehen. Eine solche individuelle Beurteilung kann die Homöopathie anbieten.

## Eine Sache von Veranlagung

Abgesehen davon, daß jemand mit ADHS eine Veranlagung haben muß, sei sie erblich oder umweltbedingt, kann man nicht alle ADHS-Fälle auf eine Ursache zurückführen. Auch wenn beide Eltern eines Kindes selbst ADHS-betroffen sind und das Kind sich den ganzen Tag mit Videospielen beschäftigt und Süßigkeiten ißt, muß das Kind nicht zwangsläufig ADHS entwickeln. Wie ist dies möglich? Homöopathen glauben, daß der Grund, warum manche Kinder und Erwachsenen an ADHS leiden - und andere nicht - mit Anfälligkeit oder Veranlagung zu tun hat. Wenn Sie die Mutter eines Kindes mit ADHS fragen, ab wann sie ein auffälliges Verhalten bei ihrem Kind bemerkte, wird sie wahrscheinlich antworten, es war irgendwann in den ersten drei Lebensjahren. Das Kind war vielleicht schon als Säugling schreckhaft und nachts oft wach, war quengelig und nicht leicht befriedigt, rannte sobald es zu laufen lernte und kletterte überall hinauf. Diese ADHS-Veranlagung zeigt sich oft in sehr frühem Alter. Homöopathen beobachten häufig, daß diese Neigung von der Konstitution des Menschen abhängt, schon von der Geburt an. Ein Kind kann auch vom Zustand der Eltern vor der Zeugung und vom Zustand der Mutter während der Schwangerschaft beeinflußt werden.

Am wichtigsten für einen Homöopathen sind die einzigartigen Eigenschaften oder Veranlagungen eines Kindes oder Erwachsenen, ohne Rücksicht darauf, was die Anfälligkeit auslöst. Das Anfälligkeitsphänomen ist individuell verschieden und kann nicht verallgemeinert werden. Ein Homöopath hört sorgfältig auf alles, was der Patient von sich gibt und versucht, den Patienten gründlich zu verstehen. Nach einem solchen Gespräch wird ein homöopathisches Mittel herausgesucht, das auf diese individuelle Anfälligkeit ansprechen und Gleichgewicht und Heilung herbeiführen soll.

# 4

# Der ADHS Dampfkochtopf

## Kinder, Lehrer, Eltern und Ärzte spüren die Hitze

### Setzen Sie sich in ihre Lage

Was uns am meisten bei der Behandlung von Kindern mit Verhaltens- und Lernproblemen - überwiegend schon mit ADHS diagnostiziert - beeindruckt, ist ihre Intensität. Uns fällt auch auf, wie sich diese Intensität - von Anspannung und Druck begleitet - auf andere überträgt, einschließlich auf uns. Eltern verwenden häufig das Wort "verzweifelt". Dieses Gefühl, diese "Bringen-Sie-dieses-Kind-schnell-in-Ordnung" Mentalität haben Eltern, Lehrer und Erzieherinnen oft gemeinsam. Obwohl ADHS an sich nicht lebensbedrohlich ist und nur lebensgefährlich wird, wenn von Drogenabhängigkeit oder Mord- oder Selbstmordimpulsen begleitet, wird der Zustand trotzdem von einem Dringlichkeitsgefühl durchdrungen.

Die ADHS-Verhaltensmuster sind, besonders wenn das ADHS recht ausgeprägt ist, für niemanden leicht zu ertragen, vor allem für den Betroffenen. Ein Kind, das sich in seiner Haut nicht wohl fühlt, löst eine Art Kettenreaktion aus. Es kann seine Impulse, Worte und Handlungen nicht beherrschen und als Folge reizt, stört, ärgert oder macht es andere rasend, je nachdem, wie die *anderen* gerade drauf sind. Das Opfer kann eine Lehrerin sein, die schon genug um die Ohren mit dreißig anderen kleinen Rackern oder trotzigen Jugendlichen hat; eine Betreuerin, die innerlich gegen die Versuchung kämpfen muß, ihren kleinen Schützlingen einen Klaps zu geben; oder ein Arzt, der gedrängt wird, einem Kind Medikamente zu verordnen, die er nicht angebracht findet.

Unter dem Strich: Kinder mit ADHS haben es nicht leicht. Sie wissen, daß sie andere auf die Palme bringen, aber sie finden keinen

Weg, “normal” zu sein und akzeptiert zu werden. Die Lehrer möchten am liebsten einen Schrei loslassen und reagieren mit Strafe, aus ihrem eigenen Leistungsdruck und ihren Sorgen heraus. Die Eltern wollen einfach etwas Frieden und wollen auch das Beste für ihr Kind. Die Betreuerin will den Kindern auch ihr Bestes geben, soweit es ihre Geduld ermöglicht. Die Ärzte fühlen sich eventuell gezwungen, Medikamente ohne ausreichende Information und Überzeugung zu verschreiben. Willkommen im ADHS-Dampfkochtopf!

**Nick: das Kind mit ADHS** Ich heiße Nick und ich besuche die zweite Klasse. Ich bemühe mich, meine Hausaufgaben richtig zu machen, gute Arbeiten zu schreiben und gute Berichte von meiner Lehrerin zu bekommen. Ich möchte meine Eltern erfreuen, damit sie stolz auf mich sind und mir erlauben, meine Lieblingssendungen anzuschauen, Videospiele zu spielen und meine Freunde einzuladen.

Aber meine Eltern sind irgendwie nicht so glücklich mit mir. Sie sagen mir tausend Mal, daß ich etwas tun soll und dann schreien sie mich an, wenn ich es wieder vergesse. Sie sagen, daß ich abwesend wirke, nicht zuhöre, nicht das tue, was sie von mir wollen. Ich versuche es, aber es bringt irgendwie nichts. Ich *will* sie nicht ärgern, aber das, was sie mir sagen, bleibt nicht in meinem Kopf hängen. Und sie sagen mir zuviel auf einmal. Wie kann man sich fünf verschiedene Sachen merken? Ich habe meine neue Jacke nicht absichtlich in der Schule verloren, mein Hausaufgabenheft vergessen und den Traubensaft auf das neue beigefarbene Sofa verschüttet. Solche Dinge *passieren* mir einfach.

Dann sind da meine ältere Schwester Sasha und meinen kleinen Bruder Sky. Ich *will* sie nicht belästigen und ihnen auf die Nerven gehen. Ich klopfe nicht *absichtlich* mit meinen Füßen und laufe herum und stelle zu viele Fragen. Ich mache ihre Lieblingsspielsachen kaputt und gehe unerlaubt in ihre Schlafzimmer - aber nicht mit Absicht. Es ist nicht meine Schuld, daß Mama und Papa so viel Zeit brauchen, um mir bei den Hausaufgaben zu helfen, daß wenig Zeit für meine Geschwister übrig bleibt. Warum haben sie eine Wut auf mich und warum gibt mir Sasha das Gefühl, ihr wäre es lieber, wenn es mich nicht gäbe?

Mit Freunden sieht's nicht viel besser aus. Niemand mag mich und ich werde nie zu Geburtstagsfeiern eingeladen. Ich esse und spiele allein in der großen Pause. Die anderen Kinder machen sich über mich lustig und wählen mich nie für ihre Mannschaften.

Und dann der Unterricht. Ich glaube nicht, daß Mrs Claremont mich mag. Wenn sie mich aufruft, bin ich gerade irgendwo anders mit dem Kopf und ich weiß die Antwort nicht. Oder ich bekomme Ärger, wenn ich einfach aus Langeweile mit meinem Stift oder meinen Füßen klopfe. Mrs Claremont schimpft immer mit mir für etwas, was ich tue aber nicht tun sollte - oder etwas, was ich nicht tue und eigentlich tun sollte. Ich *wollte* meine Hausaufgaben nicht verlieren; ich *wollte* meine Arbeiten rechtzeitig fertig schreiben. Und sie hat nie etwas Positives in den Briefen zu berichten, die sie mit nach Hause schickt. Darauf bekomme ich meistens Hausarrest oder mein Taschengeld wird für die Woche gestrichen.

Ich mag mich selbst nicht viel mehr als die anderen mich mögen. Egal wie sehr ich mich bemühe, ich fühle mich wie ein Verlierer.

**Mrs Claremont: Lehrerin der zweiten Klasse** Ich bin in meinem elften Berufsjahr und diese ist bis jetzt die schwierigste Klasse! Ich habe dreißig Kinder und in diesem Jahr nur eine Helferin. Sie ist neu und kann mir nicht viel helfen. Man erwartet, daß ich eine tolle Leistung bringe, und ich möchte den Kindern helfen. Darum habe ich mich damals für diesen Beruf entschlossen. Aber er wird mit jedem Jahr schwerer!

Früher hatte ich ein schwieriges Kind in einer Klasse; dieses Jahr habe ich vier davon. Zwei bekommen teilweise Einzelunterricht und werden immer wieder aus der Klasse herausgenommen; mindestens zwei andere Kinder sollten auch Einzelunterricht bekommen. Die Kinder werden immer schwerer zu beherrschen. Sie bleiben nicht sitzen oder sie haben keine Lust zu lernen oder sie sind einfach ständig in Bewegung. Die drei Kinder mit ADHS werden so leicht abgelenkt, daß sie andere am Lernen hindern. Ich weiß nicht, wie ich sie dazu bringen kann, ruhig zu sitzen. Als ich mich für den Lehrerberuf entschloß, sagte mir niemand, daß ich auch Polizistin spielen müßte, um zu versichern, daß die Kinder keine Waffen mit in die Schule bringen. Ich hätte auch nicht gedacht, daß ich die Hälfte meiner Zeit damit verbringen würde, die Kinder zu ermahnen.

Ich weiß nicht, was ich mit Nick tun soll. Er ist ein netter Junge, aber er treibt mich zum Wahnsinn. Er ist nicht in der Lage, ruhig zu sitzen, und er ruft Antworten in den Raum, bevor andere sich melden können. Der Junge nimmt sein Hausaufgabenheft nie mit nach Hause; darum hat er die Hausaufgaben am nächsten Tag nur selten dabei. Ich weiß nicht, wie er versetzt werden soll, wenn er sich nicht ändert. Ich habe einfach nicht genug Zeit, um auf ihn einzugehen. Ein Monat ist seit dem Schulanfang vergangen und er kommt immer noch nicht mit. Ich glaube, er hat ADHS. Seine Eltern müssen ihm Ritalin geben. Und wenn sie das ablehnen und er sich weiterhin so verhält, kann ich ihn nicht in meiner Klasse behalten.

**Betty und Jim, Nicks Eltern** Wir lieben Nick und wollen das Beste für ihn. Wir wissen, daß er ein guter Junge ist, aber wir machen uns Sorgen um ihn. Er ist zerstreut, verliert alles und kann kaum etwas durchführen. Wir verstehen nicht, warum er sich nicht konzentrieren kann. Dieses Problem hatten wir nicht, als wir zur Schule gingen. Nick kann sich nur bei Nintendo und Pokémon konzentrieren. Andere Kinder hänseln ihn. Sein Selbstwertgefühl ist gleich null.

Wir haben über ADHS gelesen und finden, daß die Beschriebung auf ihn paßt, aber wir können uns nicht dafür begeistern, ihm deswegen Stimulanzien zu geben. Er ist schon dünn und wir befürchten, er könnte noch mehr abnehmen. Und er tut sich jetzt schon schwer mit dem Schlaf. Aber was sollen wir tun? Tun wir ihm unrecht, wenn wir ihm keine Stimulanzien geben? Entziehen wir ihm dann seine Erfolgschancen?

Man liest so viel heutzutage über ADHS - wie übermäßig diagnostiziert es ist und wie man Kindern Medikamente dafür verabreicht, die bis jetzt nur bei Erwachsenen geprüft wurden. Und über den riesigen Sprung in der Ritalinproduktion - das meiste wird in den USA verbraucht. Wir wissen, daß die Schule uns drängen wird, Nick mit ADHS diagnostizieren zu lassen, damit er Stimulanzien erhält. Das hören wir von anderen betroffenen Eltern. Aber was ist, wenn er später in den Wehrdienst eintreten will? Er wird dann nicht angenommen, wenn wir ihm jetzt Ritalin geben. Was sollen wir tun?

**Bill Murphy, Nicks Kinderarzt** Hier haben wir Nick, einen netten Jungen, der von ADHS mäßig betroffen ist. Seine Eltern drängen mich nicht zur Ritalinverschreibung, wie es viele andere Eltern tun. Nick hat noch keine psychologische Anamnese bekommen, aber er zeigt viele ADHS-Symptome. Es ist seltsam, wie viele Kinder heutzutage ADHS haben. So war es nicht vor 15 Jahren, als ich in meiner Praxis anfing. Kinder waren damals unauffälliger. Ohrenentzündungen, Angina - nur selten erlebte ich einen ADHS-Fall. Und nun nehmen Millionen von Kindern Ritalin. Dazu kommen die, die Fluoxetin oder Clonidin nehmen.

Ich möchte das Beste für Nick tun, aber was heißt das? Ihm Ritalin geben, bis er aus dem ADHS herauswächst, falls er das tut? Ihm das Ritalin verweigern, mit dem Ergebnis, daß seine Eltern einen anderen Arzt suchen, der es verschreibt? Einen anderen Vorschlag machen? Ritalin wird ihm wahrscheinlich helfen. Bis jetzt habe ich von nichts anderem gelesen, was besser wirkt.

## Eine ADHS-Epidemie?

Jeder Beteiligte des vorangegangenen Szenarios steht unter Druck und hat seine eigenen Bedürfnisse. Diese Situation ist schon viel zu verbreitet. Sie ist in der Tat so verbreitet, daß eine Studie in "Pediatrics" (Fachzeitschrift für Kinderheilkunde) kürzlich feststellte, daß fast dreimal so viele Kinder in den USA seelische Probleme oder Verhaltensstörungen haben als vor 20 Jahren.[1] Seit 1990 ist die Zahl von ADHS-diagnostizierten Kindern und Erwachsenen von unter einer Million auf 5 Millionen gestiegen. Die in den USA hergestellte Menge von Ritalin ist im gleichen Zeitraum um 700 Prozent gestiegen.[2] Ritalin, chemisch Methylphenidat genannt, wurde 1955 als Anregungsmittel erzeugt und wird bei 90 Prozent der medikamentös behandelten ADHS-

Fällen in den USA eingesetzt.[3] Hunderte von Studien belegen die kurzfristigen Vorteile von Stimulanzien bei der Behandlung von ADHS, aber es fehlen noch Beweise über die langfristige Wirkung auf Schulleistungen, zwischenmenschliche Beziehungen und Verhaltensprobleme bei Jugendlichen.[4] Vorwürfe über übertriebene Diagnostizierung und Verordnung von Medikamenten für ADHS bei Kleinkindern hat die US-Regierung dazu bewegt, eine Studie mit $5 Millionen zu finanzieren, die die Entwicklung von Kindern verfolgen soll, die Ritalin einnehmen.[5] Aus dem gleichen Grund hat das Kultusministerium im Bundesstaat Colorado eine Resolution verabschiedet, die Lehrer drängt, in Zukunft mehr auf Disziplin- und Unterrichtsmaßnahmen bei Verhaltensstörungen zurückzugreifen, anstatt störende Kinder zur ADHS-Diagnose und anschließender Ritalinbehandlung zu schicken.[6]

**Ritalin ist nicht die einzige Lösung**

Ein Problem ist, daß nur wenige Leute Bescheid über andere Möglichkeiten wissen. Die Lösung heißt Ritalin (oder ein anderes psychotropisches Medikament) oder gar nichts. Diese Ansicht wird verbreitet von Novartis, dem Hersteller von Ritalin und CHADD (Children and Adults with ADHD = Kinder und Erwachsene mit ADHS), der national verbreiteten Selbsthilfegruppe, die Eltern von ADHS-Kindern aufklärt. Die Mehrheit der Kinder- und Verhaltenspsychiater und -Psychologen, sowie manche Kinderärzte, unterstützen auch den Einsatz von Ritalin. Sogar die Fachleute, die ADHS als übertrieben diagnostiziert und behandelt betrachten, zweifeln daran, daß natürliche Alternativen wirken könnten - außer Verhaltensmodifikation oder eventuell Bioresonanz.

Wir bitten eindringlich die Leute, die eine ungefährliche, wirkungsvolle und natürliche Behandlungsalternative für ADHS und andere Verhaltens- und Lernprobleme suchen, die Klassische Homöopathie wenigstens in Betracht zu ziehen.

Kinder und Erwachsene mit ADHS, Lehrer, Eltern und Ärzte stehen alle unter Druck, eine einfache Lösung für dieses nicht-so-einfache Problem zu finden. Alle verdienen Information, Unterstützung und Zeit, um die bestmöglichen Entscheidungen zu treffen. Wir möchten ihnen Mut machen, dies möglichst aufgeschlossen zu tun.

[1] Reuters and the Associated Press, "Doctors See Big Increase in Troubled Children: Study Cites Stressed-Out Families," *The Seattle Times*, June 6, 2000, A1.

[2] Lawrence Diller, *Running on Ritalin: A Physician Reflects on Children, Society, and Performance in a Pill* (New York, Bantam, 1998), 2.

[3] Goldman *et al.*, op. cit., 1103.

[4] D. Jacobvitz *et al.*, as cited in G. LeFever *et al.*, "The Extent of Drug Therapy for Attention Deficit-Hyperactivity Disorder Among Children in Public Schools," *American Journal of Public Health* 89(9): 1363 (1999).

[5] N. Anderson, "U.S. Pledges Hard Look at Use of Behavior Drugs on Children," *The Seattle Times,* March 21, 2000, A4.

[6] M. Janofsky, "Behavior Drugs for the Young Debated Anew," *New York Times,* November 25, 1999, 1.[5]

# 5

# Medikamente: Ja oder nein?

## Das Pro und Kontra der herkömmlichen Behandlung von ADHS und anderen Verhaltens- und Stimmungsstörungen

### Über 10 Millionen Verschreibungen von Stimulanzien für Kinder

Stellen Sie sich eine Gruppe von lebhaften, temperamentvollen Kindern vor, die sich um Mittag in der Schule in einer Reihe aufstellen. Zeit zum Mittagessen? Ja. Warten diese Kinder in der Reihe in der Kantine? Nein, sie warten auf Medikamente, die von der Sekretärin, oder in den gut betuchten Schulbezirken von einer Krankenschwester ausgehändigt werden. Ritalin wirkt nur kurzzeitig und läßt nach etwa vier Stunden nach. Aufgedrehte Kinder nehmen morgens eine Dosis, mittags eine zweite und später am Nachmittag eventuell eine dritte, je nach dem Verhalten des Kindes, der Wirkung des Medikaments und der Toleranzschwelle der Eltern. Steve Friedman, seit 1990 Rektor der Nova Middle School in Fort Lauderdale, Florida wunderte sich über die wachsende Zahl von Kindern in seiner Schule, die Ritalin einnehmen. Als er an der Schule anfing, mußte die Krankenschwester zwei Dosierungen pro Tag aushändigen; bis 1995 war die Zahl auf 60 gestiegen.[15]

Zwischen 1990 und 1993 erhöhte sich die Zahl der Arztbesuche wegen ADHS-Symptome von 1,4 auf 4,2 Millionen. Über 90 Prozent dieser Besuche führten zu Verschreibungen. Die Zahl der Arztbesuche, bei denen Kinder Ritalin verschrieben bekamen, kam im Jahr 1995 auf beinahe 2 Millionen. Die Gesamtsumme der Stimulanzienverschreibungen betrug knapp 6 Millionen. Bis 1996 waren mehr als 10 Millionen Ritalin-Verschreibungen vorgenommen worden und fast 7 Prozent aller amerikanischen Schulkinder nahmen Stimulanzien ein.[16] Dr. Lawrence Diller berichtet in seinem Buch "Running on Ritalin", daß die Ritalin-Herstellung zwischen 1990 und 1997 um mehr als 700

Prozent anstieg, nach Zahlen der DEA (Drogenregulierungsbehörde).[17] Diese Zahlen und ähnliche Statistiken deuten darauf hin, daß zu viele Kinder diese starken Medikamente für ADHS und ähnliche Störungen bekommen.

## "Off-Label" Medikamente für Kleinkinder

Das Problem der Massenverschreibung von Psychopharmaka betrifft nicht nur Ritalin und andere Stimulanzien, die bei der Behandlung von ADHS eingesetzt werden. Kinder erhalten eine Anzahl von Psychopharmaka, die als "off-label" gelten, d.h. die Medikamente wurden von der Food and Drug Administration (FDA – Regulierungsbehörde für Lebensmittel und Medikamente) für Kleinkinder weder geprüft noch zugelassen. Ärzte verschreiben diese Medikamente für Zustände, die oft in Zusammenhang mit ADHS vorkommen, wie Depression, Tourettesyndrom, oppositionelles Trotzverhalten, Störung des Sozialverhaltens und Angstneurosen.

Sollte man Fluoxetin an depressive Kleinkinder verabreichen? Zu unserem und sicherlich Ihrem Erstaunen wurde dieses Medikament in 1995 tatsächlich 3.000 Kindern in ihrem ersten Lebensjahr gegeben.[18] Ab wann ist die Trotzphase eines Kindes nicht mehr normal? Ab wann bezeichnet man den Bewegungsdrang von Kleinkindern als hyperaktiv? Diese Fragen und andere bezüglich übertriebener Diagnose und Verschreibung von Medikamenten führten die First Lady Hillary Clinton im Frühjahr 2000 dazu, mehr Forschung über den Einsatz von Psychopharmaka bei Kleinkindern zu fordern. Sie drängte auch die National Institutes of Mental Health (Bundesinstitut für Psychiatrie) und das Department of Education (Kultusministerium), mehr Informationen für Eltern zur Verfügung zu stellen, die sich entscheiden müssen, ob sie ihre Kinder medikamentös behandeln wollen.

Die Arten von Medikamenten, die Kindern verabreicht werden, sind erstaunlich - Stimulanzien, Antihypertonika, trizyklische und SSWH-Antidepressiva, Arzneien gegen Angstneurosen, Antiepileptika, Stimmungsaufheller und Antipsychotika – einzeln oder auch kombiniert. Viele dieser Medikamente sind nie für den Einsatz bei Kindern zugelassen worden. Die Praxis, nicht zugelassene Medikamente an Kinder zu verabreichen, ist zwar nicht illegal, doch sehr umstritten. Aus einem

Artikel der Februar 2000 Ausgabe des "Journal of the American Medical Association" kommt folgendes Zitat: "Kontrollierte klinische Studien, um die Wirkung von Psychopharmaka bei Kleinkindern zu beurteilen, sind selten. Wirkungsdaten fehlen im Grund für Clonidin und die SSWHs, und die nachteiligen Wirkungen von Methylphenidat (Ritalin) sind bei Kleinkindern deutlicher erkennbar als bei Jugendlichen. Zur Folge wird die überwiegende Mehrheit von Psychopharmaka ungebilligt eingesetzt."[19] In der gleichen Woche berichtete "Newsweek", daß Dr. Steve Hyman, Direktor des National Institute of Mental Health schockiert sei, daß Ärzte immer öfter auf Clonidin zurückgreifen, ein Medikament, das bei Bluthochdruck bei Erwachsenen eingesetzt wird, um ADHS-Symptome oder Schlaflosigkeit bei Kindern zu behandeln. Er drückte auch sein Bedenken aus, daß Ärzte auch die ältere Generation von trizyklischen Antidepressiva bei Kleinkindern einsetzen. Clonidin in Kombination mit Stimulanzien ist mit Herzproblemen bei Kindern in Zusammenhang gebracht worden. Es gibt dazu keine Beweise, daß Trizyklika, die auch starke Nebenwirkungen haben können, überhaupt bei depressiven Kindern wirken. Trizyklika werden auch eingesetzt, um Impulsivität und Bettnässen zu behandeln. "Aber bei Kindern, die so jung sind," sagt Hyman, "kann ich deren Einsatz nicht als gerechtfertigt betrachten."[20]

**Speed – ja oder nein?**

Obwohl ein umfassender ADHS-Behandlungsplan Verhaltensmodifikation, kognitive Therapie, Familientherapie und Schulung in sozialen Fähigkeiten beinhalten kann, sind Stimulanzien der Grundpfeiler der herkömmlichen ADHS-Behandlung. Ritalin (Methylphenidat), Dextroamfetamin oder das kombinierte Stimulanzpräparat Adderall werden vorwiegend eingesetzt. Andere Stimulanzien wie Desoxyn und Pemolin werden wegen ihrer Nebenwirkungen seltener eingesetzt. Pemolin, z.B. kann Leberschäden verursachen. Ritalin, Dextroamfetamin und Adderall werden als Betäubungsmittel der Gruppe II klassifiziert, was besondere Sorgfalt und Kontrolle bei der Verschreibung und Verabreichung erfordert.[21] Diese Arzneien wirken auf die Neurotransmitterausschüttung im Gehirn, was eine verbesserte Versorgung von Dopamin und Norepinephrin in den ADHS-betroffenen Hirnregionen ermöglicht.

Ritalin ist das am meisten verschriebene und erforschte Stimulanzmedikament für ADHS. Ritalin ist ein Amfetamin. Es erhöht die Aufmerksamkeit bei normalen und ADHS-Kindern; bei den ADHS-Kindern wirkt es zusätzlich beruhigend auf ihre Impulsivität und Hyperaktivität. Eine Dosis hält bei einem Kind etwa 4 Stunden an, was bedeutet, daß viele Kinder eine zweite Dosis gegen mittag brauchen oder eine länger wirkende Form des Medikaments. Fängt die Wirkung an, nachzulassen, kann ein Kind das Absetzphänomen erleben, mit erhöhter Hyperaktivität, Unruhe, Unaufmerksamkeit und Impulsivität. Viele Eltern verabreichen deswegen eine Abenddosis. Diese zusätzliche Dosis, obwohl hilfreich zu Hause, kann andere Probleme verursachen, wie Schlaflosigkeit und Appetitmangel.

Falls ein Kind nicht gut auf Ritalin anspricht, probiert der Arzt eventuell Dextroamfetamin, ein länger wirkendes Amfetamin, das keine Mittagsdosis erfordert. Die Nebenwirkungen ähneln denen von Ritalin. Adderall, eine Kombination aus vier Amfetaminen, hat auch eine Langzeitwirkung und hält bis zu acht Stunden pro Dosis an. Aus diesem Grund wird dieses Medikament immer häufiger für ADHS verschrieben.

Kinder oder Erwachsene mit ADHS sprechen auf eines, alle oder keines der Stimulanzien an. Wenn Stimulanzien nicht wirken, werden trizyklische oder SSWH-Antidepressiva, Stimmungsaufheller oder Arzneien gegen Angstneurosen probiert. Stimulanzien haben eine kurzzeitige Wirkung von 60 bis 80 Prozent bei Hyperaktivität, Aufmerksamkeitsdefiziten und Impulsivität von Schulkindern.[22] Ähnliche Erfolgsquoten werden bei Erwachsenen mit ADHS festgestellt.[23] Es wurde gezeigt, daß Stimulanzien einen positiven Einfluß auf Aufmerksamkeit, Großmotorik, Feinmotorik, Impulsivität, Aggressivität und Einhalten von Regeln ausüben.[24] Kinder erleben kurzzeitige Lernverbesserungen bei diesen Medikamenten, aber eine anhaltende Leistungsverbesserung wurde bisher nicht belegt.

Eine Zusammenstellung aller Forschungsstudien der letzten 20 Jahre über die Wirkung von Stimulanzien auf ADHS kam zu dem Schluß, daß die medikamentöse Behandlung viele ADHS-Symptome – u.a. Überaktivität, Unaufmerksamkeit, Impulsivität, Aggressivität – kurzfristig in den Griff bekam. Zunehmende Fügsamkeit und erhöhte Leistung sowie verringerte Aggressivität und Widerspenstigkeit wurden dazu notiert.[25] Stimulanzien wirken offensichtlich, zumindest kurzfristig. Mehr als 200 kontrollierte Studien sind bei mehr als 5.000 Patienten durchgeführt worden.[26] Viele Eltern und Lehrer verlassen sich stark auf Stimulanzien, um unaufmerksame und unbändige Kinder unter Kontrolle zu bekommen, zu Hause und im Klassenzimmer. "Die Anwendung von Stimulanzien führt zu einer sofortigen und oft dramatischen Verhaltensverbesserung. Die Aufmerksamkeit verbessert sich und zwischenmenschliche Gespräche, auch die mit den Eltern laufen positiver ab. Lehrer müssen sich nicht so stark bemühen, die Kinder zu beherrschen und können ihr Verhalten immer wieder loben. Die Leistungen bessern sich auch, aber nicht so dramatisch wie das Verhalten. Labormessungen von Aufmerksamkeit, Impulsivität, Lernverhalten, Informationsverarbeitung, kurzzeitigem Gedächtnis und Wachsamkeit zeigen eine Verbesserung...Diese Ergebnisse wurden bei vielen kontrollierten kurzzeitigen Studien bestätigt...bei Kindern, Jugendlichen und Erwachsenen; etwa 70 Prozent der Patienten sprachen auf die Stimulanzien an...somit wird der Streit über wenigstens die kurzfristige Wirkung und Sicherheit dieser Medikamente beiseite gelegt."[27]

Wenn man den Wissensmangel über langfristige Wirkungen betrachtet, warum bleiben Stimulanzien weiterhin die erste Wahl für die Behandlung von ADHS? Ritalin und andere Stimulanzien bieten in der Tat wesentliche kurzfristige Vorteile für einen großen Prozentsatz von Kindern und Erwachsenen mit ADHS. Diese Vorteile können einen wichtigen Beitrag bezüglich des Selbstwertgefühls des ADHS-Patienten sowie des seelischen Wohlbefindens der Lehrer, Familie und Schulkameraden leisten. Ritalin hat womöglich eine größere streßreduzierende Wirkung bei den Sorgepflichtigen als bei dem betroffenen Kind.[28] Die pädagogischen und sozialen Vorteile von verhaltenssteuernden Medikamenten werden als größer betrachtet als die Risiken, und die Schulmedizin bietet keine brauchbare Alternative.

Lehrer, Beratungslehrer und Psychologen könnten auf die allgemein bekannte und dokumentierte Wirkung von Stimulanzien zeigen und Sie dazu drängen, Ihr Kind medikamentös zu behandeln – "Das ist das Richtige für Ihr Kind." Man fügt vielleicht hinzu: "Wenn Ihr Kind eine Entzündung hätte, würden Sie ihm Antibiotika geben. Und wenn es ADHS hat, müssen Sie ihm Stimulanzien geben." Denken Sie daran, daß um Ihre Gesundheit und Leben und die Ihres Kindes geht. Sie müssen sich mit Ihrer Behandlungsentscheidung wohl fühlen.

Viele Kinder sprechen positiv auf Stimulanzien an. Dreißig Prozent der Kinder mit ADHS zeigen jedoch keine Reaktion auf Medikamente[29], und eine große Proportion der Kinder, die auf Medikamente ansprechen, reagieren ähnlich auf ein Plazebo.[30] Es gibt keine Möglichkeit durch physiologische, neurologische oder biochemische Untersuchungen vorauszusagen, wer auf ein Medikament ansprechen wird und wer nicht. Ein zurückblickender Artikel zeigte keine wesentliche langfristige Besserung in Lese-, Sport-, Spiel- und Sozialfähigkeiten auf. Kinder verbesserten sich weniger in Lern- und Schulleistungen als in Verhalten und Aufmerksamkeit. Insgesamt war die langfristige Anpassung, gemessen an schulische Leistungen, asoziale Verhalten und Verhaftungsquoten nicht positiv durch Medikamente beeinflußt.[31]

## Die Nachteile von Stimulanzien

- Die Wirkung hält nur vier bis acht Stunden an
- Nur einige Symptome werden behandelt
- Sie sind wirken nur bei 70 Prozent der ADHS-Fälle
- Die Symptome werden kurzfristig und oberflächlich behandelt,nicht die Ursache
- Nebenwirkungen wie Appetitmangel, Angstzustände, Schlaflosigkeit, Muskelzuckungen, Wachstumsstörungen, Kopf- und Bauchschmerzen können auftreten
- Kindern wird damit angewöhnt, regelmäßig Medikamente einzunehmen
- Man muß unter Umständen Stimulanzien das ganze Leben lang einnehmen

Außerdem erleiden manche Menschen, die Stimulanzien einnehmen, Nebenwirkungen. Am bekanntesten sind Appetitmangel, Gewichtsabnahme, Schlaflosigkeit, Muskelzuckungen (wie bei Tourette-Syndrom) und kurzfristige Wachstumsstörungen.[32] Manche Eltern berichten von anderen Nebenwirkungen wie Kopfschmerzen, Bauchschmerzen, erhöhter Herzfrequenz oder Blutdruck, Schläfrigkeit, Verschlossenheit, Reizbarkeit und Stimmungsschwankungen, und unwillkürliche Bewegungen oder Laute. Stimulanzien für ADHS können für Menschen mit Krampfanfällen, Leberstörungen, Herzstörungen,

Bluthochdruck oder chronischen Muskelzuckungen kontraindiziert sein. Obwohl die Schulmedizin die Meinung vertritt, Stimulanzien seien relativ sicher und wirksam, genügen Ihnen eventuell die möglichen Nebenwirkungen zur Überzeugung, einen anderen Weg zu suchen.

## Ritalin als Straßendroge

Noch ein deutlicher Nachteil von Ritalin in den letzten 10 Jahren ist dessen Beliebtheit als Rauschgift. Die jährliche Umfrage "Monitoring the Future" (die Zukunft überwachen), durchgeführt von der Universität Michigan, warnt vor steigendem Ritalinmißbrauch. Von 1993 bis 1994 verdoppelten sich die Zahl der 12.-Klässler, die zugaben, Ritalin zu mißbrauchen – eine Zahl von 350.000 bundesweit. Schüler nennen Ritalin "Vitamin-R", "R-Ball" oder "die intelligente Droge" und nehmen es ein, um effektiver zu lernen oder einen Rausch zu bekommen.[33] Ein 1995 "Newsweek"-Artikel berichtete, daß Studenten an einer hochrangigen New Yorker Universität Ritalintabletten zermalmten und einatmeten wie Kokain. Sie beschrieben einen sofortigen Rausch, als wären sie hyperaktiv.[34]

Angesichts der riesigen Drogenabhängigkeitsprobleme in den USA dürfte der steigende Mißbrauch von Ritalin und ähnlichen Medikamenten, die immerhin für fast 6 Millionen Kinder legal verschrieben werden, besorgniserregend sein. Das Problem hat sich allerdings im Rückblick auf die Tendenz in 1994 nicht weiter verschärft. Die Hersteller von Ritalin reagierten auf die Berichte von Mißbrauch und schickten Merkblätter an 200.000 Ärzte und Apotheker, um die richtige Anwendung zu erklären.[35] Vielleicht wirkt diese Kampagne auf den potentiellen Mißbrauch von Ritalin und anderen Stimulanzien, wie z.B. Dextroamfetamin und Adderall.

## Aufwärts von den Tiefen mit Antidepressiva

Ärzte verschreiben häufig trizyklische und SSWH (selektive Serotonin-Wiederaufnahme-Hemmer) Antidepressiva für Kinder, ob die Medikamente offiziell dafür freigegeben sind oder nicht. "Seit der Freigabe von Fluoxetin in 1988 werden SSWH-Medikamente verbreitet eingesetzt. Berichte aus dem Jahr 1994 dokumentieren mehr als 200.000 Einträge (Verschreibungen, Nachverschreibungen usw.) von Fluoxetin und Sertralin für 5- bis 10-jährige Kinder. Diese vierfache Zunahme führt zu Bedenken, daß diese Medikamente zu oft für Kinder und Jugendliche verschrieben werden."[36] Bis 1996 wurden 735.000 Verschreibungen an Kinder zwischen 6 und 18 Jahren gemeldet.[37] Die Zahlen steigen offensichtlich dramatisch. (Siehe unser Buch "Prozac Free" für weitere Informationen über den Gebrauch von Antidepressiva, sowie Alternativen dazu.)

Trizyklische Antidepressiva wie Amitryptylin, Desipramin und Imipramin werden nicht nur benutzt, um kindheitliche Depression, sondern auch um Bettnässen zu behandeln. Einige Kinder mit ADHS erleben positive Wirkungen unter diesen Medikamenten, besonders diejenigen, die nicht auf Stimulanzien ansprechen und diejenigen, die Nebenwirkungen von Stimulanzien nicht vertragen.[38] Trotz guter Wirkung bei ADHS wurden die trizyklischen Präparate für Kinder mit schwerwiegenden Depressionen als bis jetzt nicht wirkungsvoller als Plazebos in mehreren doppelblinden klinischen Untersuchungen bewiesen. Diese Präparate - besonders Clomipramin und Desipramin - sind jedoch nützlich bei der Behandlung von Zwangsneurosen und stereotypischen autistischen Verhaltensmustern. Gegen Bettnässen spricht Imipramin bei vielen, aber nicht bei allen Fällen an.[39]

"Häufige vorübergehende Nebenwirkungen der trizyklischen Antidepressiva sind u.a. trockener Mund, Obstipation, Schläfrigkeit, Kopfschmerzen, Albträume, Bauchschmerzen, Hautausschlag und Sehstörungen...Kinder, die diese Medikamente einnehmen, können auch einen roten, juckenden Hautausschlag bekommen, meistens auf der Brust."[40] Dr. Wilens beobachtet auch mehr Karies bei manchen Kindern als Folge des trockenen Mundes. Die Medikamente birgen auch Herzrisiken, u.s. EKG-Auffälligkeiten, Tachykardie (erhöhte Pulsfrequenz mit Herzklopfen), Überleitungsprobleme und in seltenen Fällen unerklärlicher plötzlicher Tod. Das größte Risiko der trizyklischen Präparate ist eine Überdosis, die zum Tode führen kann.

Die SSWHs sind als relativ neu entwickelte Alternativen zu trizyklischen Präparate sehr beliebt geworden, besonders Fluoxetin, Sertralin, Paroxetin, Citalopram und Fluvoxamin. Alle dieser Medikamente beeinflussen das Serotonin, ein Neurotransmitter im Gehirn. Buproprion, Venlafaxin, Nefazodon und Trazodon wirken auch auf das

Serotonin, allerdings mittels anderer Mechanismen. Es wurde festgestellt, daß SSWHs bei der Behandlung von Depression, Angstneurosen und Zwangsneurosen wirkungsvoll sind, besonders bei Erwachsenen und zunehmend auch bei Kindern. Buproprion wird bei Kindern und Erwachsenen mit ADHS und Depression eingesetzt, weil es eine anregende und antidepressive Wirkung zeigt.

Nach einem rückblickenden Artikel vom "American Academy of Child and Adolescent Psychiatry" wirken SSWHs bei Kindern, aber mehr Forschung sei notwendig. Die Autoren schließen daraus: "Wie bei Erwachsenen sind diese Antidepressiva potentiell nützlich für Kinder bei einer Vielzahl von psychischen Störungen. Die Daten, die ihre Wirkung untermauern sind jedoch recht begrenzt. Bis jetzt wurde der Einsatz von SSWHs für Kinder nur bei Zwangsneurosen gebilligt. Eine Plazebo-kontrollierte Studie bei Kindern und Jugendlichen mit schwerer Depression belegt die Wirksamkeit von Fluoxetin. Andere klinische Studien sind im Gange. Eine besonders beunruhigende Nebenwirkung von Fluoxetin bei Kindern ist, daß 6 Prozent eine Manie entwickeln."[41] Bisherige Daten belegen die allgemeine Sicherheit dieser Medikamente bei Erwachsenen, zumindest kurzfristig. "Weitere Forschung ist erforderlich, um die notwendigen Daten über Wirksamkeit, Sicherheit und Pharmakokinetik dieser Medikamente bei Kindern und Jugendlichen zu erhalten."[42]

SSWHs werden oft nur einmal täglich eingenommen; Patienten fällt es aus diesem Grund leichter, die Medikamente regelmäßig einzunehmen. Manche werden besser vertragen, wenn die Dosis auf zweimal pro Tag aufgeteilt wird. "Die häufigsten Nebenwirkungen dieser Medikamente sind u.a. Erregung, Bauchschmerzen und Durchfall, Reizbarkeit, erhöhte Aktivität, Kopfschmerzen, Schlaflosigkeit und gelegentlich Ermüdung. Die (SSWHs) beeinträchtigen auch die Fähigkeit der Leber, andere Medikamente, einschließlich rezeptfreier Präparate zu verarbeiten."[43] Dr. Wilens weist auch auf Wechselwirkungen mit anderen Medikamenten hin, besonders mit Tavist (einem Antihistaminikum) und Erythromycin (einem Antibiotikum). Bei SSWHs gibt es weder Herzkreislaufnebenwirkungen noch Bedarf nach regelmäßigen Blutuntersuchungen.

## Starke Medikamente für launische Kids

Ärzte verschreiben oft Stimmungsaufheller wie Lithiumcarbonat und antiepileptische Medikamente für ADHS-Kinder mit Labilität, Bipolarsyndrom (auch als manische Depression bekannt) oder schwer impulsivem oder aggressivem Verhalten. Lithiumcarbonat, Valproinsäure, Gabapentin und Topiramat werden am häufigsten eingesetzt. Diese sind starke Medikamente mit potentiell ernsthaften Nebenwirkungen. Für extreme Kinder können sie jedoch wirksam und somit das Risiko wert sein. Andere Kinder wären mit einer sanfteren Alternative besser dran. (Siehe unser Buch "Rage Free Kids" für eine ausführlichere Diskussion über solche Kinder und die Medikamente, die bei ihnen häufig zum Einsatz kommen.)

Bei Kindern und Jugendlichen mit Bipolarsyndrom ist wie bei Erwachsenen Lithium das Medikament der Wahl, obwohl Forschungsdaten noch etwas begrenzt sind und der Wirkungsmechanismus noch unbekannt bleibt. Häufige Lithiumnebenwirkungen sind u.a. Übelkeit, Durchfall, Zittern, Bettnässen, Gewichtszunahme, Erschöpfung, Koordinationsverlust, niedrige Weißblutkörperchenwerte und Unwohlsein. Das Medikament kann die Nieren, Augen, Schilddrüse, Nervensystem, Haut und Herzkreislaufsystem angreifen.[44] Es ist äußerst wichtig, den Lithiumspiegel im Blut zu kontrollieren um Vergiftungserscheinungen und Nierenschäden zu verhindern.

Ärzte wenden sich oft an die Antiepileptika Valproinsäure oder Carbamazepin für Kinder mit sehr labilen Stimmungen, ob eine Diagnose von Bipolarsyndrom vorliegt oder nicht, sowie für besonders aggressive Kinder. Diese Antiepileptika werden seit Jahren an Kinder verabreicht; ihre Wirkungen und Nebenwirkungen sind allgemein bekannt. Es wird vermutet, daß sie Stimmungsschwankungen stabilisieren, in dem sie das Feuern der Neurone in den emotionalen Zentren des Gehirns drosseln.[45]

Der Gebrauch von Carbamazepin stützt sich überwiegend auf drei doppelblinden Studien aus den frühen 70ern. Diese Studien belegten, daß Carbamazepin bei 71 der Studienteilnehmer wirksam war, um Verhaltensprobleme und Hyperaktivität in den Griff zu bekommen. Die Mehrheit dieser Kinder hatte abnormale EEGs. In einer Studie in 1992 zeigte Carbamazepin keine Wirkung bei 22 Kindern im Alter von 5 bis 12 Jahren, die in stationärer Behandlung wegen Aggressivität waren.

Häufige Nebenwirkungen sind u.a. Müdigkeit, Koordinationsverlust und Schwindel. Ernsthaftere aber seltener vorkommende Nebenwirkungen sind Blutbildstörungen (aplastische Anämie und Agranulocytose) sowie Probleme mit Haut, Leber und Bauchspeicheldrüse. Obwohl oft bei Kindern eingesetzt für psychische Störungen, Carbamazepin wurde noch nie von der Regulierungsbehörde für die Behandlung von psychischen Störungen freigegeben.[46]

Valproinsäure wird bei manisch-depressiven Kindern, sowie bei Kindern mit Wutanfällen und Stimmungsschwankungen eingesetzt. Die wenigen bisher durchgeführten Studien belegen eine Wirkung bei Jugendlichen, aber nicht bei Kindern. Die Nebenwirkungen können beträchtlich sein, u.a. Müdigkeit, Übelkeit, Schwindel, Gewichtszunahme, Lebervergiftung, niedrige Blutwerte, Haarausfall, Entzündung der Bauchspeicheldrüse, erhöhten Blutzucker und Menstruationsstörungen. In seltenen Fällen starben Kinder unter 2 Jahren an einer Lebervergiftung. Bei weiblichen Jugendlichen wurden schwere Stoffwechsel- und Hormonstörungen in einer Studie aus Finnland berichtet.[47] Die Wirksamkeit und Nebenwirkungen der neueren stimmungsregulierenden Medikamente – Neurontin, Lamictal, Gabitril und Topiramat – sind bei Kindern noch nicht ausgiebig geforscht worden. Bisher scheinen diese Medikamente weniger und mildere Nebenwirkungen zu haben; am häufigsten sind Ermüdung, Schwindel und Gehstörungen.

## Hochdruck-Kinder auf Blutdruckmedikamente und Anxiolytika

Mediziner setzen die Bluthochdruckmedikamente Clonidin und Guanfacin häufig bei der Behandlung von ADHS und Stimmungs- und Schlafstörungen ein, meistens in Kombination mit Stimulanzien oder stimmungsregulierenden Medikamenten. Clonidin und Guanfacin werden als wirksam bei Hyperaktivität, Tourettesyndrom und anderen Muskelzuckungen sowie Aggressivität betrachtet. Es gibt bisher keine kontrollierten Studien die die Wirksamkeit von Clonidin bei ADHS belegen. Das Medikament hatte in vier von fünf Studien über dessen Wirksamkeit keine erkennbare Wirkung. Bisher gibt es auch keine kontrollierten Studien über Guanfacin.[48]

Man hält Tenex als eher nützlich für Aufmerksamkeitsstörungen, während Clonidin öfter bei Hyperaktivität und Aggressivität verabreicht wird. Nebenwirkungen sind unbedeutend, am häufigsten Müdigkeit. Diese Nebenwirkung wird zum Vorteil benutzt, wenn ein Kind unter Schlafstörungen als Nebenwirkung von Stimulanzien leidet.[49]

Kinder mit Angstneurosen bekommen in der Regel Benzodiazepine wie z.B. Alprazolam und Clonazepam, oder Buspiron, ein neueres Medikament mit einer anderen Wirkungsweise. Die Benzodiazepine wirken auf die GABA-Rezeptoren im zentralen Nervensystem. Buspiron beeinflußt den Serotoninspiegel. Die Benzodiazepine sind zwar wirkungsvoller bei der Angstverminderung, aber Kinder können davon abhängig werden. Buspar zeigt auch Wirkung bei ADHS und Depression und ruft keine Abhängigkeit hervor. Die Nebenwirkungen von Buspiron und den Benzodiazepinen sind leicht, u.a. Müdigkeit und vermindertes Denkvermögen. Buspiron kann auch Hemmungen reduzieren.

In der Zusammenfassung eines Überblicks der gesamten oben zitierten Literatur schließen die Autoren: "Daß es praktisch keine kontrollierten Daten, die die Wirksamkeit der meisten dieser Medikamente bei der Behandlung von psychischen Störungen in Kindern und Jugendlichen belegen, ist überraschend und bedenklich. Bei einigen Medikamenten, z.B. Buspiron und Guanfacin liegt es daran, daß noch keine kontrollierten Studien bei Kindern und/oder Jugendlichen durchgeführt wurden. Bei anderen Medikamenten, z.B. Clonidin und Naltrexon haben die meisten Plazebo-kontrollierten Studien keine Wirksamkeit beweisen können."[50]

## Ist es verrückt, Kindern Antipsychotika zu geben?

Antipsychotische Medikamente werden am besten für echte Fälle von Psychose aufgespart; dafür sind sie recht wirksam. Sie werden jedoch zunehmend an Kinder verabreicht, die unter Stimmungsschwankungen, nervösen Zuckungen oder selbstzerstörerischem und aggressivem Verhalten leiden und nicht auf andere Medikamente ansprechen. Diese Medikamente wirken, in dem sie die Dopaminrezeptoren blockieren. Zu der älteren Generation dieser Medikamente gehören Haloperidol, Thioridazin, Thiothixen und Trifluoperazin. Die neuere Generation, u.a. Risperidon, Seraquel und Zyprexa haben ähnliche aber seltener vorkommende Nebenwirkungen.

Das Risiko/Gewinnverhältnis für diese Medikamente muß sorgfältig geprüft werden, bevor sie an ein Kind oder einen Jugendlichen verabreicht werden. Diese Medikamente können starke und ernsthafte kurzfristige Nebenwirkungen hervorrufen, wie z.B. Schwindel und Schleimhaut- und Sehstörungen. Längerfristige Nebenwirkungen sind u.a. tardive Dyskinesie (eine Störung, die mit unwillkürlichen Bewegungen einhergeht) und andere extrapyramidale (außerhalb des Gehirns) Wirkungen, die Krämpfe, rollende Augen und Unruhe verursachen, sowie Parkinson-ähnliche Symptome: Verlangsamung, Zittern, Anspannung und einen maskenähnlichen Gesichtsausdruck.[51] Solche Nebenwirkungen sind nur in Kauf zu nehmen in schweren Fällen, die auf keine sanftere Behandlung ansprechen. Wir glauben, daß die homöopathische Medizin eine viel sanftere Alternative mit viel weniger Risiko bietet.

**Eine ungefährliche Alternative zu Psychopharmaka für Kinder**

Nach unseren klinischen Erfahrungen und den Berichten von anderen homöopathischen Ärzten sind wir der Meinung, daß die klassische Homöopathie eine wirkungsvolle Alternative zu Stimulanzien, Antidepressiva und anderen Psychopharmaka bei der Behandlung von ADHS bietet. Wir sind überzeugt, daß unsere klinischen Ergebnisse - noch mehr als unsere Erfahrung oder Meinung – für sich sprechen. Wenn nur ein kleiner Prozentsatz der Kinder, die momentan Stimulanzien oder andere Medikamente einnehmen, stattdessen von den lang anhaltenden, tiefgreifenden Heilerfolgen der Homöopathie profitieren können, wird dieses Buch seinen Zweck erfüllt haben. Wir wollen nicht diejenigen von Ihnen, die mit Psychopharmaka für ihre Kinder zufrieden sind, davon abbringen. Für diejenige von Ihnen, die die Homöopathie oder andere Alternativen skeptisch betrachten: Bitte lesen Sie dieses Buch fertig, bevor Sie eine Behandlungsentscheidung treffen.

Denjenigen, die wissenschaftlich unbelegte Behandlungsweisen ablehnen, können wir nur eine ADHS-Studie anbieten, eine doppelblinde, teils crossover- Studie, die 1997 im British Homoeopathic Journal veröffentlicht wurde. Die Studie zeigte positive Ergebnisse bei der homöopathischen Behandlung von ADHS im Vergleich mit Plazebokontrollen.[52] Wir wissen, daß diese Forschung, obwohl vielversprechend, nur der Anfang ist. Mehr Studien müssen durchgeführt werden, sobald finanzielle und institutionelle Unterstützung für homöopathische Forschung zur Verfügung stehen. (Andere Studien über die allgemeine Wirkung der Homöopathie und über die Homöopathie bezüglich anderer Krankheiten und Störungen werden im folgenden Kapitel besprochen.)

# 6

# Jedem das Seine

## Was Eltern und Kinder zu Medikamenten für ADHS sagen

### Gemischte Gefühle

Manche Kinder und Jugendliche mit ADHS, sowie ihre Eltern sind mit Ritalin zufrieden. Manche sind es nicht. Manche zweifeln daran, ob sie ihr tägliches Leben ohne die Hilfe von Stimulanzien bewältigen könnten, während andere sich über die Nebenwirkung beklagen. Eltern klagen, daß ihre Kinder nicht mehr die gleichen dynamischen Menschen sind, die sie früher waren. Und dann gibt es Kinder, die ihrer Gefühle und ihrer Wirkung auf andere nicht bewußt sind, egal ob sie Medikamente einnehmen oder nicht. Sie sagen einfach: "Mir geht's gut. Ich habe keine Probleme!" Viele Kinder mit ADHS fühlen sich schon stigmatisiert, weil sie in den Förderunterricht müssen oder einfach zu den Langsamen in der Klasse gehören. Dazu kommt die Verlegenheit, jeden Tag in der "Medikamentenreihe" anstehen zu müssen. Bei uns war kürzlich ein gehemmtes Mädchen, das sich nichts sehnlicher wünschte, als normal zu sein und angenommen zu werden. Sie mußte jeden Tag in der Reihe für ihre zweite Ritalin-Dosis anstehen, und dazu kam, daß ihr Förderunterricht in einem Kontainer neben dem Schulgebäude stattfand. So konnte sie nie mit Gleichaltrigen im Flur ins Gespräch kommen. Wenn sie im Flur unterwegs war, duckte sie ihren Kopf und lief hinaus zum "Kontainer". Ihre Mutter konnte die Gefühllosigkeit derjenigen nicht fassen, die diese Einrichtung ausgedacht hatten.

Die folgenden Aussagen stammen von Kindern, die mit Ritalin behandelt wurden und zu uns kamen, sowie von ihren Eltern. Wir haben versucht, möglichst verschiedene Ansichten mit einzubeziehen, wobei die meisten der zitierten Patienten von natürlichen Alternativen voreingenommen waren.

**"Ich habe das Rezept immer noch in meiner Handtasche"**

"Als Michael Probleme in der Schule hatte und die Lehrer und Berater auf ADHS hinwiesen, brachten wir ihn zu seinem Kinderarzt. Nach einer 45-minütigen Untersuchung erklärte der Arzt, daß Michael tatsächlich hyperaktiv war und verschrieb ihm 20 Mg Ritalin jeden Morgen. Ich sage Ihnen, ich habe das Rezept immer noch in meiner Tasche, weil ich das alles einfach nicht glauben konnte. Wir fragten nach einer möglichen Diät, Allergien, Verhaltensmodifikation. Und immer kam die gleiche Antwort: Ritalin.

"Ich habe das Gefühl, unsere Gesellschaft hat den Punkt erreicht, daß alle meinen, du mußt nur eine Pille nehmen und dein Problem löst sich von selbst. Ich konnte es meinem Kind nicht antun, ihm ein Medikament zu verabreichen, das sein Wesen ändern würde. Michael ist ein liebenswürdiges, großzügiges, hilfsbereites Kind. Er kann einfach nicht immer ruhig sitzen. Ich liebe Michael wie er ist und möchte keine Pille, die ihn ändert."

**"Es hat unser Leben buchstäblich gerettet"**

"Ich mag gar nicht daran denken, wie es Rich heute ginge, wenn er mit sieben Jahren kein Ritalin bekommen hätte. Es hat unser Leben gerettet! Erstens zeigte uns seine Reaktion auf Ritalin, daß bei ihm eine körperliche Störung vorlag. Nur 15 Minuten nach der ersten Dosis konnten wir sehen, wie er sich beruhigte. Er konnte ruhig sitzen, er konnte sich konzentrieren, er konnte ein normales Gespräch führen. Sein Selbstwertgefühl und Lebenseinstellung wurden besser – er war nicht "high" wie viele Leute auf Stimulanzien, sondern er war einfach zum ersten mal "normal". Seine Beziehungen und seine Wut besserten sich auch.

"Nach einigen Monaten gelang es immer weniger, die Nebenwirkungen dieses Medikaments in den Griff zu bekommen. Das Ritalin wirkte nicht immer gleich lang. Wenn es nachließ, stürzte er ab. Ihm wurde dazu Dexaamfetamin verordnet. Das Dexaamfetamin wird als Retardkapsel hergestellt und hält deswegen länger an. Aber wenn er nur Dexaamfetamin einnahm, war er fast zu ruhig. Das Ritalin gab ihm wieder etwas Energie zurück. Zusammen wirkten diese

Medikamente bei Rich fast zwei Jahre lang gut. Dann wurde bei ihm Tourette-Syndrom diagnostiziert; er hatte krampfartige Muskelzuckungen. Diese wurden durch das Ritalin verschlimmert und er mußte das Dexaamfetamin schließlich auch absetzen."

## Keines der herkömmlichen Medikamente wirkte

"Jared ist reizbar, defensiv und leicht beleidigt. Er ist zwanghaft in Bezug auf manche Sachen und zeigt nicht viel Menschenverstand. Im Klassenzimmer kann er sich schlecht konzentrieren, wenn es irgendeine Ablenkung gibt. Er ist sehr heftig und unterbricht ständig. Er wird leicht gerührt. Bei ihm liegen Sentimentalität und Wut sehr nah beieinander.

"Wir versuchten Ritalin, Pemolin und Fluoxetin. Nichts brachte eine Besserung. Auf Ritalin wurde er unruhig und rasend, und sogar die kleinste Menge ließ ihn vor 2 Uhr morgens nicht schlafen. Er wurde dann sehr weinerlich. Auf Fluoxetin zeigte er keine Initiative. Darum bringen wir ihn hierher zu Ihnen, damit wir die Homöopathie probieren können." (Zitat von einer Mutter, dessen Kind gerade in homöopathische Behandlung kam)

## Ritalin Rückprall

"Clay, 13 Jahre, nimmt Ritalin seit 7 Jahren ein. Wegen pubertärer Hormonumstellungen hält jede Dosis zur Zeit nur drei Stunden an. Was Ritalin Clay antut, wenn er es eine Zeit nicht einnimmt und dann doch wieder einnimmt ist beängstigend – die Tränen, die Wut. Die chemische Umstellung ist wie wenn man von einem Berg herabstürzt. Diese Symptome des Absetzphänomens sind schlimmer als seine Symptome, wenn er kein Ritalin einnimmt. Als wir versuchten, das Medikament eine Zeit lang abzusetzen, brauchte er vier bis sechs Wochen um sich umzustellen. Ritalin verursachte bei ihm große Appetitschwankungen. Wenn ich die Dosis zeitlich nicht richtig auf die nächste Mahlzeit abstimmte, ließ er die Mahlzeit aus. Inzwischen hat er weniger Appetit als normal, aber er lässt keine Mahlzeiten aus. Andere Symptome des Absetzphänomens sind Kopfschmerzen und Bauchschmerzen.

"Dexaamfetamin verursacht bei Clay das gleiche Phänomen. Das Medikament wirkt nur vier bis sechs Wochen und wenn wir dann versuchen, die Dosis zu erhöhen, wird er wütend und unmotiviert."

Als wir Clay fragten, wie er Ritalin empfindet, antwortete er: "Ich mag es nicht. Ich muß warten, bis ich essen kann. Ich muß das Klassenzimmer verlassen, um das Medikament einzunehmen und es bringt meine sportlichen Leistungen durcheinander – manchmal habe ich zuviel Energie und manchmal zu wenig."

### "Ritalin wirkte manchmal sehr gut – manchmal nicht"

"Brad tut sich schwer, aufzupassen. Ohne Ritalin und vor der homöopathischen Behandlung wurde er immer wieder hyperaktiv. Brad konnte nicht aufpassen und war ständig durch sein Umfeld abgelenkt. Er fragte ständig: ‚Was haben sie gesagt?' Er konnte sich nicht beherrschen. Er konnte eine ganze Packung Kaugummis oder eine ganze Tüte voll Bonbons an einem Tag essen. Er war entweder sehr lieb oder sehr widerlich. Es gab Tage an denen man gut mit ihm auskam und es gab andere, an denen er frustriert und wütend war; man konnte nicht vernünftig mit ihm reden. Er kann sich immer weiter aufdrehen. Ritalin wirkte manchmal sehr gut, manchmal nicht. Wir wollten eine natürliche Alternative ausprobieren, damit Brad nicht so viele Höhen und Tiefen durchmachen muß."

### Jeremy und Krissy

Jeremy war ein vorbildliches Kind, als er auf Ritalin war. Man hätte ihn als höflichen und lieben Jungen verpacken und verkaufen können. Aber er hatte trotzdem Aufmerksamkeitsprobleme in der Schule. Er war jedoch nicht vergeßlich und kam gut mit anderen Kindern aus. Aber es war ein Alptraum, wenn er das Medikament ein paar mal aussetzte oder wenn die Wirkung nachliess...dann litt er unter dem Absetzphänomen. Nach fünf Jahren Ritalin entwickelte Jeremy Tics - Muskelzuckungen. Er hat sie jetzt – mehrere Jahre später – immer noch. Die Tics fingen an wie ein Zittern. Wenn die Tics schlimm sind, wird es Jeremy so peinlich, daß er nicht in die Schule will. Wir versuchten vier verschiedene Stimulanzien und Antidepressiva, aber nichts half ihm. Man wollte es mit Prozac versuchen, aber ich winkte ab. Ich wollte kein sechsjähriges Kind auf Prozac. Ich glaube nicht, daß ich ihm noch mal Ritalin geben würde.

"Das gleiche gilt für meine Tochter Krissy. Sie bekam fünf verschiedene Nebenwirkungen von Ritalin. Sie konnte nicht zunehmen. Sie sah aus wie ein Skelett...wie ein Strichmännchen oder jemand mit Magersucht. Sie nahm Ritalin drei Jahre ein und nahm in der Zeit kein Gewicht zu, bis wir es wieder absetzten. Sie kaute auch ihre Fingernägel fast vollends ab. Nägelkauen ist ja auch eine Nebenwirkung von Ritalin. Krissy bekam auch vermehrt Ängste. Schon um 11 Uhr morgens fing sie an, sich Sorgen zu machen, ob sie den Bus um drei Uhr mittags erwischen würde. Sie machte sich solche Sorgen, daß sie ihre Zahnbürste und Klamotten abends auslegte, bevor sie ins Bett ging. Schlaf war auch ein Problem. Auf Ritalin fiel es ihr schwer, nachts einzuschlafen.

"Wir haben das Medikament vor ein paar Monaten abgesetzt und wollen es mit der Homöopathie probieren. Die Homöopathie hat ihrem Bruder geholfen."

**"Du bist nicht der echte. Du bist eine Fälschung."**

Nicht alle Kinder mit ADHS fühlen sich besser auf Ritalin. John Merrow sprach mit vier Jugendlichen, die Ritalin offensichtlich nicht weiter einnehmen wollten.[53] Sie klagten: "Ich bin es nicht wirklich. Das ist eine Fälschung. Ich bin es absolut nicht." Einer der Jungen hatte das Medikament aus eigenem Wunsch abgesetzt. Ein zweiter hatte Ritalin seit sieben Jahren eingenommen und flehte seine Eltern an, ihn nicht mehr dazu zu zwingen, aber einer seiner Lehrer drohte, dem Jungen den Unterricht zu verweigern, falls er keine Bestätigung von der Schulkrankenschwester vorzeigte, daß er sein Ritalin eingenommen hatte. Die Jugendlichen klagten über Schwindel, Übelkeit, Schlafstörungen, einen leichten Rausch und Appetitmangel als Folgen von Ritalin.

## Was Forscher entdeckt haben

Vor fast 20 Jahren wurde eine Studie durchgeführt mit dem Titel "Wie empfinden hyperaktive Kinder den Einsatz von Stimulanzien und werden sie es dem Arzt erzählen?" Die Forscher stellten fest, daß 42 Prozent der Kinder Ritalin nicht mochten und die Einnahme wenn möglich vermieden; 30 Prozent mochten es und 30 Prozent waren neutral.[54] Manche Eltern in der Studie hatten keine Probleme, ihren Kindern das Medikament zu verabreichen; andere dagegen mußten ihren Kindern das Medikament beinahe aufzwingen. Diese Aussage erinnert uns an Emmanuel, ein raffinierter, trotziger Junge, den wir auf ADHS und Störung des Sozialverhaltens behandelten. Manny zögerte nicht, sich gegen Autorität zu sträuben und seine Ritalintabletten zwei Jahre lang unter den Teppich zu verstecken. Die Tat blieb unentdeckt, bis seine Mutter den Teppich zufällig hochzog. Sie mußte zugeben, daß er nicht der gleiche Manny war, wenn er das Ritalin tatsächlich einnahm. Offensichtlich nahm er die Angelegenheit selbst in die Hand, um seine Persönlichkeit und Unabhängigkeit zu bewahren. Eine zweite Studie kam zu dem Ergebnis, wie wir auch an Beispielen geschildert haben, daß Kinder, die eine Dosis Ritalin in der Schule einnehmen mußten, unglücklicher und vermutlich deprimierter waren als Kinder, die eine länger anhaltende Form davon bekamen.[55] Es ist interessant zu beobachten, daß Kinder dazu neigen, Leistungsverbesserungen auf ihre eigenen Fähigkeiten statt auf das Medikament zurückzuführen, während sie die Schuld an ihren Unzulänglichkeiten auf eine vergessene Dosis schieben.[56] Dies ruft das Thema Drogenabhängigkeit hervor. Wir haben beobachtet, daß es einen bestimmten "Ich-mach's-wie-ich-will"-Typ Kind gibt, das jegliche Arzneimittel für ADHS ablehnt, ob herkömmlich oder homöopathisch. Sie sind vollkommen überzeugt, daß ihre Taten die Folge ihrer natürlichen, nicht medikamentierten Person sein müssen. Weil wir und andere die Homöopathie sanft und unschädlich finden, kann diese ablehnende Haltung für uns frustrierend sein, aber viele Eltern überlassen dem Kind die Entscheidung, wenn das Verhalten oder die Schulleistungen nicht völlig aus dem Rahmen fallen. Dieses Thema taucht eher bei Jugendlichen auf, die ihre Grenzen bezüglich Selbständigkeit und Selbstbestimmung testen wollen oder sich einfach weigern zu tun, was ihre Eltern wollen.

# TEIL ZWEI

## Homöopathie:
## Auf das ganze Kind eingehen

# 7

# Alles über Homöopathie
# Eine wirkungsvolle natürliche Medizin

## Was ist homöopathische Medizin?

Die Klassische Homöopathie ist eine einzigartige Medizin, die aus anderen Wurzeln stammt als die Schulmedizin. Sie wurde als Antwort auf die sogenannten "heroischen" Heilmethoden des 18. Jahrhunderts in Europa – und später in den USA – entwickelt. Diese "heroischen" Heilmethoden bestanden aus Quecksilber und Arsen in hohen Dosen, sowie Abführen, Erbrechen, Aderlaß und den Einsatz von Egeln.

Samuel Hahnemann (1755-1843), ein brillanter deutscher Arzt, Chemiker und medizinischer Übersetzer, kritisierte diese Heilmethoden und forschte nach einer rationalen Alternative, die mehr mit den Heilprinzipien der Natur übereinstimmte. Hahnemann konnte sieben Sprachen fließend und befaßte sich ausführlich mit alter und zeitgenössischer medizinischer Literatur, um die für ihn wahren Heilprinzipien zu entdecken.

## Zwei Paradoxen

Die zwei Hauptentdeckungen Hahnemanns wurden bekannt als das "Ähnlichkeitsgesetz" und das Prinzip der minimalste Dosis, um den Körper zur Selbstheilung anzuregen. Beide dieser Entdeckungen scheinen von Natur aus widersprüchlich. Das Ähnlichkeitsgesetz besagt, daß eine Sustanz aus der Natur die Fähigkeit besitzt, gewisse Symptome bei einem gesunden Menschen zu *verursachen* und die gleichen Symptome bei einem kranken Menschen zu *heilen.* Die Substanz, die die ähnlichsten Symptome hervorruft, wird am wirkungsvollsten heilen. Giftige Substanzen bei der Heilung zu verwenden scheint auch widersprüchlich, aber Hahnemann fand sie sehr wirksam wenn richtig eingesetzt. Je nachdem wie man sie handhabt, können Gifte töten oder heilen.

Hahnemann entdeckte das Ähnlichkeitsgesetz zuerst, als er einen Versuch zuerst, als er einen Versuch durchführte, um herauszufinden, warum Chinin (die aktive Substanz in den heutigen Malaria-Medikamenten), ein Auszug der Chinarinde, Malaria heilen konnte. Die allgemein anerkannte Erklärung, daß diese Substanz durch ihre Bitterkeit heilte, war für Hahnemann nicht befriedigend, weil er viele andere bittere Kräuter kannte, die Malaria nichts anhaben konnten. Hahnemann nahm wiederholte Dosierungen des Auszugs ein, um die Wirkung am eigenen Leib zu erfahren. Er entwickelte wiederkehrenden Schüttelfrost und Fieber, bekannte Malariasymptome. Er schloß daraus, daß diese Substanz bei Malaria deswegen wirksam war, weil sie ähnliche Symptome wie die der Krankheit erzeugen konnte.

Hahnemann prüfte mehr als 100 Substanzen an sich selbst und an seinen Studenten, um zu erfahren, welche Symptome sie hervorrufen würden. Er wandte die Folgen seiner Forschung anschließend in seiner klinischen Praxis an und stellte fest, daß diese neue Medizin eine beachtliche Zahl von Patienten mit akuten und chronischen Krankheiten heilen konnte, die bis dahin als unheilbar betrachtet wurden.

Viele von Hahnemanns Zeitgenossen waren von seinen Ideen und Versuchen positiv beeindruckt, besonders von seinen klinischen Ergebnissen in der Behandlung von geistigen und seelischen, sowie körperlichen Krankheiten. Die Homöopathie verbreitete sich schnell im frühen 19. Jahrhundert und wurde für deren Wirksamkeit bei der Behandlung von epidemischen Krankheiten wie Cholera, Malaria, Typhus, Gelbfieber und Scharlach berühmt.

**Schwächer ist Stärker**

Um Heilung ohne wesentliche Nebenwirkung zu erreichen, erkannte Hahnemann, daß die Dosis einer Substanz sehr klein sein mußte. Größere Dosierungen waren nach dem Ähnlichkeitsgesetz zwar wirksam, aber ihre beträchtlichen Erstverschlimmerungen machte sie als Heilmittel weniger attraktiv. Hahnemann verringert die Dosierungen, indem er die Ausgangssubstanz mit einem Wasser-Alkohol-Gemisch verdünnte, bis das Mittel zu schwach war, um giftig zu wirken. Diese so verdünnten Mittel waren nun ungefährlich und konnten wirksam heilen. Hahnemann stellte allerdings fest, daß diese Mittel an

Wirksamkeit verloren, wenn sie zu stark verdünnt wurden. Er lernte, die Wirksamkeit zu erhalten und sogar zu verstärken, indem er das verdünnte Mittel *schüttelte.* Diesen schrittweisen Verdünnungsprozeß und das kräftige Schütteln nannte er *Potenzierung* und die so erhaltenen Heilmittel *Potenzen.*

Homöopathen verwenden häufig Mittel, die 30, 200, 1.000 oder 10.000 mal verdünnt wurden, was bedeutet, daß keine Moleküle der Ausgangstoffe mehr in diesen Mitteln nachweisbar sind. Wie können sie denn wirken? Niemand weiß genau, wie die Information in homöopathischen Mitteln weiter bestehen bleibt, wenn der Ausgangstoff physisch nicht mehr vorhanden ist. Viele Wissenschaftler behalten ihre Skepsis und Vorurteile gegenüber der Homöopathie, weil der Mechanismus der Informationsübertragung bei der Potenzierung noch unbekannt ist. Theorien legen nahe, daß polarisierte Moleküle - wie in Alkohol und Wasser – flüssige Kristalle bilden können, die sich an die Information der Ausgangssubstanz "erinnern".

Homöopathische Mittel rufen unterschiedliche Wirkung hervor, je nach der Ausgangssubstanz, aus der sie gewonnen werden. Sogar bei sehr hohen Verdünnungsfaktoren behält jedes Mittel seine eigenartigen Eigenschaften und die Fähigkeit, Heilung herbeizuführen. Ein Faktor muß bei hohen Potenzen bestehen, der die klinischen Erfolge von homöopathischen Mitteln erklärt. Ein neulich herausgegebenes Buch, *Homeopathy: A Frontier in Medical Science* ("Homöopathie: Grenze der Medizinwissenschaft") bietet einen guten Überblick über diese kontroversen Themen, sowie Information über aktuelle Forschung in der Homöopathie.[57]

## Gibt es Forschung über die Homöopathie?

In Forschung mit häufigen Krankheiten haben doppelblinde klinische Studien die Wirksamkeit der homöopathischen Medizin im Vergleich mit Plazebos belegt. Der neueste Rückblick der Literatur über die Wirksamkeit der Homöopathie war eine hoch moderne Metaanalyse, die 1997 in *The Lancet* veröffentlicht wurde.[58] Aus den 186 analysierten Studien erfüllten 89 die Kriterien für die Metaanalyse. Die Homöopathie hatte in diesen Studien 2,45-mal mehr Wirkung als Plazebos. Ein Rückblick im Jahre 1991 über mehr als 100 homöopathischen Studien, die zwischen 1966 und 1990 veröffentlicht wurden, zeigte, daß die Homöopathie positive Ergebnisse in 76 Prozent der Studien erreichte. Die Krankheiten waren u.a. Entzündungen, Verdauungsstörungen, Grippe, Heuschnupfen, Rheuma, Fibromyalgie, Erholung nach operativem Eingriff und psychische Probleme. Obwohl die Autoren die positiven Ergebnisse nicht erklären konnten, schlossen sie daraus, daß weitere Forschung mit einer besseren Methodik angebracht wäre.[59] Eine Studie im Jahre 1994 in *Pediatrics* (Kinderheilkunde) von Jennifer Jacobs, M.D. und Kollegen zeigte die Wirksamkeit der Homöopathie bei Durchfallerkrankungen in Kindern in Nicaragua.[60] Der Schotte David Reilly und seine Kollegen veröffentlichten in 1994 eine bedeutende Studie in *The Lancet*, die belegte, daß 82 Prozent von Asthmatikern, die mit homöopathischen Verdünnungen ihrer Allergene behandelt wurden, sich wesentlich besserten, während nur 38 Prozent der Patienten in der Plazebo-Gruppe eine Besserung zeigte.[61]

Leider gibt es wegen Mangel an finanzieller Unterstützung wenig Forschung über die Homöopathie und deren Wirkung auf ADHS, bis auf eine Studie. Die Lamont-Studie, die im vorigen Kapitel erwähnt wurde, ist bis jetzt die einzige Studie, die sich mit Homöopathie und ADHS befaßt. Lamont verabreichte jeweils nur ein Mittel pro Patient - wie wir es in diesem Buch auch empfehlen – an 43 Kinder mit ADHS. Seine statistisch bedeutende Ergebnisse bekräftigen, daß homöopathische Behandlung einer Plazebo-Behandlung überlegen ist.[62] Homöopathen haben ihre Beweise für die Wirksamkeit der Homöopathie schon immer auf klinische Ergebnisse vieler Patienten gestützt. Diese Ergebnisse werden in homöopathischen Fachzeitschriften und bei Konferenzen mitgeteilt. Leider betrachten Wissenschaftler die doppelblinde, Plazebo-kontrollierte Forschungsmethode als die einzige gültige, um die Wirksamkeit der Homöopathie zu beweisen. Die klinischen Beweise sprechen für sich.

## Die Homöopathie bleibt umstritten unter traditionellen Denkern

Die Ideen der Homöopathie mögen zunächst unbegreiflich sein: Substanzen, die Symptome verursachen, können sie auch heilen, und die kleinsten Dosierungen wirken, auch wenn sie nichts mehr vom Ausgangsstoff beinhalten. Manche Menschen, die sich mit diesen Tatsachen befassen, glauben nicht, daß sie der Wahrheit entsprechen könnten. Wie kann man denn die positiven Ergebnisse der Homöopathie in kontrollierten Studien erklären? Wir sollten etwas, was wir nicht begreifen, nicht verleugnen, sondern uns mehr darum bemühen, es zu verstehen. Leider hat die Schulmedizin bis jetzt keine neutrale Untersuchung der Homöopathie unternommen, hauptsächlich wegen Vorurteile und Angst vor akademischem Spott bei diesem Tabu-Thema. Aus den kritischen Ärzten und Wissenschaftlern, die die Homöopathie offen erforschen, werden oft Befürworter.

## Was macht die Homöopathie einzigartig?

Die Homöopathie ist anders als andere Arten der Medizin. Die Schulmedizin behandelt Krankheiten mit verschiedenen Medikamenten, die negative Wechsel- oder Nebenwirkungen hervorrufen können. Die Homöopathie verwendet nur ein passendes Mittel auf einmal, gewählt nach dem Ähnlichkeitsgesetz. Die Herausforderung in der Homöopathie ist das richtige Mittel für die Symptome des Patienten herauszusuchen. Anstatt viele verschiedene Medikamente zu verabreichen, gibt ein Homöopath nur ein einziges Mittel, das zu den Symptomen passt. Homöopathen behandeln den *Patienten*, nicht die Krankheit. Das heißt, daß 10 Patienten mit ADHS eventuell 10 verschiedene Mittel brauchen. Ihre individuellen Unterschiede führen den Homöopathen dazu, ein Mittel herauszufinden, das dem Patienten zu einem glücklicheren, produktiveren Leben verhilft. Das homöopathische Mittel muß zum Symptomenbild des Patienten passen, um Wirkung zu zeigen. Wenn ein Mittel gut gewählt wird, wird der Zustand des Patienten sich deutlich bessern – körperlich, geistig und seelisch.

Obwohl homöopathische Mittel von Substanzen gewonnen werden, die Krankheit verursachen können, sind die Mikrodosierungen, die in der homöopathischen Behandlung verwendet werden, völlig ungefährlich. Sie sind vorwiegend frei von Nebenwirkungen. Einige Patienten beobachten, daß ihre Symptome sich kurz verschlimmern bevor sie nachlassen; dieses Phänomen kann einige Stunden bis zu einer Woche oder länger dauern. Nur selten bekommt der Patient neue Symptome, die zum Mittel gehören. Dies deutet meistens darauf hin, das das Mittel zu oft eingenommen wurde; die neuen Symptome verschwinden beim Absetzen des Mittels.

**Von Tarentula bis Platinum**

Homöopathische Mittel stammen aus der ganzen Welt und aus sehr diversen Substanzen. Beinahe jede natürlich vorkommende Substanz kann als homöopathisches Mittel verwendet werden. Mittel werden aus allen drei Bereichen hergestellt: Tieren, Pflanzen und Mineralien. Giftige Pflanzen wie Digitalis und *Agaricus muscarius* (Fliegenpilz); Gifte von Schlangen und Spinnen wie z.B. Klapperschlangen und Taranteln; Milch von Säugetieren wie z.B. Menschen, Hunden und Delphinen; und mineralische Elemente und Salze wie z.B. Platinum, Kochsalz und Sulfur werden alle als homöopathische Mittel verwendet. In jeder Substanz liegt ein einzigartiges Symtomenbild. Einige der Mittel, die erfolgreich bei ADHS eingesetzt werden sind Tarantelgift (*Tarentula hispanica*), weiße Nieswurz (*Veratrum album*), Datura stramonium (*Stramonium*), Tollkirsche (*Belladonna*), Arseniodid (*Arsenicum iodatum*), Zink (*Zincum metallicum*) und Silbernitrat (*Argentum nitricum*). Man kann viele andere homöopathische Mittel auch verwenden, je nach Symptomenbild des Patienten.

Die Symptome der Substanzen, die in der Homöopathie eingesetzt werden, werden durch *Arzneimittelprüfungen* festgestellt. Hahnemann führte die ersten Prüfungen selbst durch und nahm später seine Studenten und andere gesundc Freiwilligen dazu. Bei einer Arzneimittelprüfung nehmen die Prüfer eine ihnen unbekannte Substanz ein, entweder in roher Form bei wenig Giftgehalt oder homöopathisch verdünnt, bis die Prüfer Symptome entwickeln. Die Prüfer dokumentieren alles, was sie körperlich, geistig und seelisch während der Prüfung empfindcn. Diese Aufzeichnungen werden sorgfältig analysiert, um die Symptome herauszufinden, die die Substanz erzeugen und später als homöopathisch potenziertes Mittel heilen kann.

Arzneimittelprüfungen der gleichen Substanz in verschiedenen Teilen der Welt zeigen bemerkenswert ähnliche Ergebnisse auf; was die Allgemeingültigkeit des Ähnlichkeitsgesetzes belegt. Nicht alle Prüfer reagiern identisch auf eine gewisse Substanz. Manche sind empfänglicher, andere weniger. Ein Prüfer reagiert eher mit körperlichen Symptomen, während ein anderer seelische oder geistige Symptome bekommt. Mit einer ausreichend großen Gruppe stellt sich das ganze Symptomenbild der Substanz heraus. Prüfer berichten oft von erhöhtem

Wohlbefinden nach der Teilnahme an einer Prüfung.
Arzneimittelprüfungen werden heutzutage noch durchgeführt. In letzter Zeit wurden u.a. Schokolade, Wasserstoff, Delphin- und Löwenmilch, Lavendel, Skorpiongift, Wolfram, Adlerblut, Neon und Plutonium geprüft. Diese Substanzen können nun bei einem passenden Fall homöopathisch angewendet werden.

## Regulierung und Verfügbarkeit homöopathischer Mittel

Das Food and Drug Administration (FDA – Lebens- und Arzneimittelregulierungsbehörde) reguliert homöopathische Mittel als rezeptfreie´Arzneimittel. Nach Informationen der American Homeopathic Pharmaceutical Association (amerikanischer homöopathischer Verband) in Valley Forge, Pennsylvania, steigen die Umsätze von homöopathischen Mitteln um etwa 20 Prozent jährlich. Homöopathische Apotheken müssen strenge Richtlinien einhalten, die von der *Homeopathic Pharmacopaeia of the United States* festgelegt sind. Manche Mittel sind in Apotheken oder Reformhäusern rezeptfrei erhältlich. Andere werden nur an qualifizierte Homöopathen geliefert. Die rezeptfreien Potenzen sind wesentlich niedriger als die, die typischerweise bei einem ADHS-Fall eingesetzt werden. Die Mittel in diesem Buch sind aus jeweils nur einer Substanz, im Vergleich zu Komplexmittel. Komplexmittel sind Mischungen aus zwei oder mehr einzelnen homöopathischen Mitteln und werden oft bei Erkältungen, Grippen und anderen akuten Zuständen eingenommen, wenn man sonst nicht gerade in homöopathischer Behandlung ist.

## Die Homöopathie in anderen Teilen der Welt

In den USA wird die Homöopathie gerade wieder entdeckt. Eine 1993 Studie im *New England Journal of Medicine* berichtete, daß sich ein Drittel aller Amerikaner irgeneiner Form von Alternativmedizin zuwenden und daß in 1990 2,5 Millionen Amerikaner Homöopathie verwendeten und 5 Millionen Besuche bei Homöopathen abstatteten.[63]

In Indien, England, Frankreich, Deutschland, Mexico und Südamerika ist die Homöopathie sehr verbreitet. Die königliche Familie in England verwendet und unterstützt die Homöopathie seit 1830. Mehr als 20 homöopathische Schulen oder teilzeit Kurse florieren in England, einschließlich einem Kurs für Ärzte am Royal London Homoeopathic Hospital. Das Society of Homeopaths führt eine Therapeutenliste und 42 Prozent der britischen Allgemeinärzten überweisen an Homöopathen.[64] Mehr als 11.000 französische Ärzte verwenden homöopathische Mittel, die von mehr als 20.000 Apotheken abgegeben werden.[65] Sechsunddreißig Prozent der Franzosen lassen sich homöopathisch behandeln.[66] Die Kosten einer homöopathischen Behandlung werden in Frankreich und einigen anderen europäischen Ländern von den Krankenkassen übernommen. Es werden ausgezeichnete homöopathische Lehrgänge in weiten Teilen Europas angeboten. Indien hat mehr als 120 homöopathische Colleges und mehr als 100.000 homöopathische Ärzte, ein Erbe des britischen Raj.[67] Die USA hinken in der Anerkennung der klassischen Homöopathie hinterher.

# 8

## Eine bessere Lösung als Ritalin
Die Homöopathie ist eine hoch wirksame Heilungsmethode bei ADHS

Wie wäre es, wenn Sie von einer ADHS-Behandlungsmethode hörten, die nicht nur das ADHS behandeln würde, sondern *alle* Probleme, die Ihr Kind hat, einschließlich Kopfschmerzen und Asthma? Einer Methode, die das besondere und kreative an Ihrem Kind beibehalten würde und nur dort ansetzen, wo sich das Kind zum Besseren ändern könnte? Einer natürlichen Medizin, die Ihrem Kind zu verbesserten Lern- und Schulleistungen, Aufmerksamkeit, Freundschaften und Selbstwertgefühlen helfen könnte? Würden Sie da aufhorchen? Ganz bestimmt! Genau das bietet die klassische Homöopathie Ihrem Kind und deswegen wählen immer mehr Eltern die Homöopathie statt herkömmliche Medikamente, um ihren Kindern mit ADHS und anderen Problemen zu helfen.

Jedes Kind und jeder Erwachsene in diesem Buch hat eine Geschichte; vielleicht ist eine Geschichte ähnlich wie die Ihres Kindes. Sie könnten sogar des Gefühl bekommen, wir hätten über *Ihr* Kind geschrieben. Jedes Kind ist jedoch einmalig und verdient es, als Individuum gehört, verstanden und behandelt zu werden. Homöopathen haben die Zeit und die Neigung, Ihr Kind gründlich zu verstehen. Für einen Homöopathen ist Ihr Kind nicht einfach ein Körper oder eine Diagnose, sondern ein besonderer Mensch, dessen Leben ins Gleichgewicht gebracht und zum Besseren verändert werden kann.

### Welche Vorteile hat die Homöopathie gegenüber der herkömmlichen "ADHS-Medizin"?

- Die Homöopathie wirkt. Diese Vorgehensweise hat viel Erfolg bei tausenden von Kindern mit ADHS und anderen Verhaltens- und Lernproblemen erreicht.

- Die homöopathische Vorgehensweise ist, um es einfach auszudrücken, nachvollziehbar.
- Die Homöopathie ist sicher, natürlich, und hat keine Nebenwirkungen wie herkömmliche Medizin. Homöopathische Mittel unterdrücken weder das normale Wachstum noch die normale Entwicklung eines Kindes. Viele Kinder erleben sogar einen Wachstumsschub nach Beginn einer homöopathischen Behandlung. Nebenwirkungen wie Angstneurosen, Appetitmangel, Schlaflosigkeit, Muskelzuckungen und Absetzphänomene sind bei der Homöopathie ausgeschlossen.
- Eine übliche Dosis Ritalin hält nur vier Stunden an. Eine Dosis des passenden homöopathischen Mittels hält oft vier bis sechs Monate oder sogar länger an.
- Homöopathische Mittel sind sehr preisgünstig im Vergleich zu Ritalin und anderen herkömmlichen Medikamenten für ADHS. Die wesentlichen Kosten fallen bei Praxisbesuchen an, aber sobald Ihr Kind gut auf die Homöopathie anspricht, werden Termine immer seltener nötig.
- Die Homöopathie behandelt den ganzen Menschen. Nicht nur Lern- und Verhaltensprobleme werden besser, sondern auch die meisten oder sogar alle körperlichen, geistigen und seelischen Beschwerden. Herkömmliche Medikamente für ADHS wirken nur bei spezifischen Lern- und Verhaltensproblemen. Sally Smith, die Mutter eines ADHS-Kindes, das früher Ritalin einnahm, beschreibt dieses Phänomen, indem sie ein Lineal hochhält und auf die erste Markierung zeigt: "Ritalin macht dich zugänglich für das Lernen. Du und deine Eltern und Lehrer müssen den Rest erarbciten."[68]
- Die Homöopathie macht nicht depressiv oder apathisch. Obwohl Stimulanzien und Antidepressiva manche Verhaltensstörungen ausschalten, beschweren sich Eltern manchmal, daß ihre Kinder gedämpft wirken, nicht mehr sich selbst sind.
- Homöopathische Mittel werden in der Regel relativ selten verabreicht und über einen begrenzten Zeitraum. Viele Ärzte verschreiben Ritalin und andere Medikamente auf Lebenszeit.

**Die Vorteile der homöopathischen ADHS-Behandlung**

- Behandelt die Ursache und den Patienten ganzheitlich, nicht nur einzelne Symptome
- Gilt als ungefährlich; keine Nebenwirkungen wie bei Ritalin und anderen Medikamenten
- Verwendet natürliche, ungiftige Mittel
- Behandelt den Menschen als Individuum
- Heilt körperliche sowie geistige und seelische Störungen
- Hält Monate oder Jahre lang an, statt nur Stunden
- Die Mittel sind nicht teuer
- Die Behandlung ist kostengünstig

**Was können Sie von einer homöopathischen ADHS-Behandlung für Ihr Kind erwarten?**

Sie können langfristig mindestens 70 Prozent Besserung in den folgenden Bereichen erwarten:

- Verhalten zu Hause und in der Schule
- Konzentrationsfähigkeit
- Noten
- Impulsivität
- Ruhelosigkeit
- Fähigkeit, Freundschaften zu schließen
- Sozial angemessenes Verhalten
- Stimmung
- Beziehungen mit Familienmitgliedern
- Selbstwertgefühl
- Selbstbewußtsein
- Selbständigkeit
- Körperliche Beschwerden
- Allgemeine Gesundheit
- Immunstärke

Diese Veränderungen stellen sich etwa zwei bis fünf Wochen nach Mittelgabe ein, aber die Verbesserung dauert an und stabilisiert sich. Deswegen ist es erforderlich, mindestens ein bis zwei Jahre in homöopathischer Behandlung zu bleiben. Sehr positive Veränderungen können rasch stattfinden, aber die tiefgreifendsten Wirkungen erfolgen manchmal erst nach Jahren. Termine beim Homöopathen werden in der Regel immer seltener nötig, schließlich ein- bis zweimal im Jahr.

## Kann die Homöopathie die herkömmliche Medizin begleiten oder ersetzen?

Viele Kinder, die wir behandeln, nehmen noch Ritalin oder andere Medikamente, wenn sie die homöopathische Behandlung anfangen. Wir finden es am meisten wirksam, sanft und befriedigend, wenn das Kind das Medikament weiter einnimmt, bis wir das beste Mittel herausgesucht haben. Wenn das Mittel gut anspricht und eine deutliche Besserung eintritt, können die Eltern den Arzt fragen, wie man die Medikamente absetzen oder langsam auslaufen lassen kann. In Fällen, in denen das Kind von herkömmlichen Medikamenten deutlich nicht profitiert, sind der Arzt und der Patient meistens damit einverstanden, das Medikament vor Beginn der homöopathischen Behandlung abzusetzen. Wenn Ritalin oder ein anderes Medikament wirkt, aber Sie sich an den Nebenwirkungen stören oder daran, daß man solche Medikamente lange einnehmen muß, sprechen Sie offen mit Ihrem Arzt über Ihren Wunsch nach einer Alternative. Manche Eltern verlangen herkömmliche sowie homöopathische Medizin, um den Erfolg ihrer Kinder sicherzustellen, aber wenn das richtige homöopathische Mittel gefunden wird, sind herkömmliche Medikamente meist nicht mehr notwendig.

## Homöopathie statt Stimulanzien

In den folgenden Schilderungen beschreiben wir zwei der vielen Kinder, die wir homöopathisch behandelt haben und die ihre herkömmlichen Medikamente absetzen konnten.

**"Er strotzt vor Lebenslust"** Rajivs Mutter beschrieb ihn als "ein 11-jähriger, der gleich 20 wird". Rajivs Verhalten war von Anfang an eine Herausforderung für seine Eltern gewesen; sie besuchten Erziehungskurse als er vier Jahre alt war. Rajiv war der geborene Chef – eigensinnig und rechthaberisch. Gute Ideen hatte er schon, aber er konnte sie nicht immer elegant umsetzen. Rajiv war sprachlich geschickt, hatte aber Probleme mit Lesen, Schreiben und Zeichnen. Obwohl das Lesen ihm schwerfiel, beschäftigte er sich gern mit Technikzeitschriften.

Rajiv war trotzig und fügte sich den elterlichen Anweisungen nur selten. Nur wenn er von sich aus bereit war, hatten sie Glück. Rajiv hatte die Angewohnheit, Bedingungen an die einfachsten Bitten anzuknüpfen. Er erinnerte seine Eltern an Bill Gates – ein Visionär, den die soziale Norm wenig interessierte. Er ähnelte seinem Vater, "ein Computer-Friek", der alles selbst herausfinden wollte. Rajiv war auf verschiedene Weisen exzentrisch und interessierte sich für Gartenarbeit, Kochen und Kräuterzucht. Ob seine Haare gekämmt und seine Zähne geputzt waren, war ihm ziemlich egal.

Rajiv nahm 20 Mg Ritalin morgens und nachmittags. Wir suchten *Sulphur* für ihn heraus, ein bekanntes homöopathisches Mittel für intelligente, exzentrische, wissenschaft- und computerorientierte Kinder, die Hygiene und Höflichkeiten eventuell vernachlässigen. Seine Eltern gaben nach sechs Wochen einen positiven Bericht ab: Rajiv war mindestens 70 Prozent ausgeglichener. Er war kooperativer und nicht so eigensinnig, kam gut zurecht im Ferienlager und sagte zum ersten Mal: "Ja, Dad, ich tue es." Mit der Unterstützung seines Psychiaters konnten seine Eltern sein Ritalin absetzen; er hat das Medikament nicht mehr gebraucht.

Ein Jahr später freut sich Rajiv, daß er kein Ritalin mehr braucht. Er ist insgesamt glücklicher, verantwortlicher und hat seine Schulleistungen verbessert; seine Mutter schätzt seine gesamte Verbesserung um 80 Prozent ein. Sie fügt hinzu: "Wenn Leute mich fragen, wie die Homöopathie meinem Sohn so dramatisch geholfen hat, sage ich ihnen ‚Ich kann euch nicht sagen *wie* sie wirkt. Aber sie wirkt!'"

**"Ein Tunichtgut mit einem goldenen Herz"** Regan, 14 Jahre, war seit seinem zweiten Lebensjahr ein auffälliges Kind. Als seine Mutter mit ihm schwanger war, platzte die Fruchtblase drei Monate vor dem Termin. Sie mußte bis zur Geburt im Krankenhaus bleiben. Ihr war übel während der ganzen Schwangerschaft. Als Kleinkind rannte Regan sobald er laufen gelernt hatte. Er schlug, trat, spuckte und hüpfte schon als Kleinkind. Sein Vater war auch hyperaktiv.

Regan war aufgeweckt, hatte Humor und einen guten Kern, aber sein Benehmen war unmöglich. Er fand sein ständig impulsives Verhalten zum Lachen. Er blödelte und fummelte herum, lachte und kaute Kaugummi im Klassenzimmer. Regan zerlegte die Schreibmaschine des Lehrberaters; als Strafe mußte er Geschirr spülen. Er war gern im Mittelpunkt. Regan bekam oft Ärger mit seinem Vater, weil er häufig log.

Regan war sehr unglücklich mit sich. Einmal versuchte er, eine Überdosis Tabletten nach einem Streit mit seinen Eltern einzunehmen. Während des Streits hatte Regan die Lautsprecher seiner Stereoanlage zerschmettert und seine Haare herausgezogen. "Wenn er einen Wutanfall bekam, wurde er unbeherrschbar und wußte nicht, was er tat." Nach einem Krankenhausaufenthalt in der Psychiatrie bekam Regan ein antipsychotisches Medikament, sowie zwei verschiedene Beruhigungsmittel. Vorher hatte er 1-1/2 Jahre lang Ritalin eingenommen, sowie Pemolin und zwei Antidepressiva. Er hatte nach wie vor beträchtliche Verhaltensstörungen.

Regan hatte aber auch eine "normale" Seite. Er beschrieb sich als "normales Kind auf Achse". Er liebte das schnelle Fahrradfahren, klettern und Sachen bauen und zerlegen. Er hatte bisher 15 Fahrräder zerlegt. Er traf sich gern mit Kumpeln und Mädchen. Ihm gefiel Rap-Musik besonders gut; diese Musik fand er so entspannend, daß er beim Zuhören einschlafen konnte. Regan erzählte auch von seiner Vorliebe für Gängsterfilme.

Wir behandelten Regan mit *Tarentula*. Bei seiner Folgeuntersuchung vier Monate später berichteten er und seine Mutter, daß sein Schlaf nun erholsamer war und er sich insgesamt entspannter fühlte. Diese Entspannung führte dazu, daß Regan sich besser in der Schule konzentrieren konnte. Seine Noten stiegen von Sechser auf Einser, Zweier und Dreier. Seine Schrift wurde besser. Er hatte nun wenige Probleme in der Klasse und keine zeitweiligen Ausschließungen mehr. Von diesen Strafmaßnahmen hatten sie uns beim ersten Gespräch nichts erzählt. Sein Zappeln und Nervosität hatten deutlich nachgelassen. In Zusammenarbeit mit seinem Psychiater hatte seine Familie das antipsychotische Medikament abgesetzt und die Dosis seiner Antidepressiva verringert. Er sprach weiter positiv auf die homöopathische Behandlung an und konnte mit der Zeit die Antidepressiva auch vollends absetzen.

Regan teilte mit: "Mir geht's gut. Ich mache meine Arbeit und stelle nichts an. Ich höre Rap-Musik nicht mehr so viel. Ich bekomme keine Wutanfälle mehr und ich lüge auch nicht mehr."

### Was ist, wenn mein Arzt nichts von der Homöopathie hält?

Seit die Homöopathie Anfang des 19. Jahrhunderts in die USA Einzug nahm, bleiben viele Ärzte deren Wirksamkeit und Behauptungen gegenüber skeptisch. Die homöopathische Philosophie unterscheidet sich deutlich von der Schulmedizin. Ihr Arzt kennt eventuell keinen Unterschied zwischen der Homöopathie und anderen Naturheilverfahren und würde die Homöopathie einfach zur Kräutermedizin zuordnen, was absolut nicht stimmt. Da das Interesse an der Homöopathie und die Enttäuschung über die Nebenwirkungen und kurzfristige Verbesserungen vieler herkömmlichen Behandlungen wachsen, werden einige Schulmediziner offen für die Homöopathie. Manche integrieren Homöopathie in ihren Praxen oder überweisen an Homöopathen. Wir bekommen viele Patienten von Ärzten und anderen Therapeuten überwiesen.

Falls Ihr Arzt oder Ihr Kinderarzt sich hartnäckig gegen Ihren Wunsch äußert, eine homöopathische Behandlung zu probieren, können Sie versuchen, ihn über die Vorteile aufzuklären oder einen anderen Arzt suchen, der Ihren Standpunkt unterstützt. Homöopathische Therapeuten sind meistens gerne bereit, Schulmediziner über die homöopathische Philosophie und Behandlungsmethode zu informieren. Sogar ein skeptischer Mensch läßt sich oft durch homöopathische Fallbeispiele, Konferenzen oder selbst erlebte Erfolge überzeugen.

### Was man während einer homöopathischen Behandlung vermeiden muß

Bestimmte Substanzen und Anwendungen können eine homöopathische Behandlung auf Dauer beeinträchtigen. Die meisten Therapeuten werden Sie darauf hinweisen, folgendes zu vermeiden: Kaffee, Eukalyptus, Kampfer, Menthol, Drogen und elektrische Heizdecken. Sie sollten auch Hautsalben oder –Creme, die Steroide,

Antibiotika oder Antimykotika enthalten, vermeiden, und Antibiotika und Cortisonprodukte zur innerlichen Anwendung nur nach Absprache mit dem Homöopathen einnehmen, außer im Notfall. Akupunktur, obwohl auch eine wirksame Heilmethode, wird nicht während einer homöopathische Behandlung empfohlen. Das gleiche gilt für andere Behandlungsformen, die nur an bestimmte Symptome herangehen, ohne den Patienten als ganze zu behandeln. Homöopathen können aber unterschiedliche Meinungen dazu haben, was ein Patient vermeiden sollte.

**Ihre Pflichten als homöopathischer Patient**

Wenn Sie die Chancen maximieren wollen, daß Sie oder Ihr Kind von der Homöopathie profitieren, sollten Sie folgendes tun:

- die homöopathische Behandlung mindestens ein Jahr lang versuchen, bevor Sie eine andere Methode probieren;
- gründliche und ehrliche Informationen an Ihren Homöopathen weitergeben;
- den Homöopathen über jegliche Medikamente informieren, die Ihr Kind einnimmt und ein klares Bild von Ihrem Kind geben, wenn es *keine* Medikamente einnimmt;
- die Substanzen und Anwendungen vermeiden, die die homöopathische Behandlung beeinträchtigen können;
- vereinbarte Termine einhalten; und
- den Homöopathen über bedeutende Änderungen in Ihrer Gesundheit im Laufe der Behandlung informieren.

Die Beschränkungen der homöopathischen Behandlung

Die Homöopathie ist nicht für jedermann. Die folgenden Faktoren machen einen Kandidaten ungeeignet:

- Einige Kinder, besonders Jugendliche, können derartig gegen die Ratschläge ihrer Eltern sein, daß sie eine homöopathische Behandlung sabotieren, indem sie Termine nicht einhalten, das empfohlene Mittel ablehnen oder absichtlich Substanzen einnehmen, die die Behandlung beeinträchtigen.
- Beide Eltern sollten bereit sein, der homöopathischen Behandlung mindestens ein Jahr Wirkungszeit zu geben.
- Einige Kinder und Jugendliche haben dermaßen gravierende

Verhaltensstörungen, daß sie eingeschlossen werden müssen, z.B. in einer Strafanstalt oder einer Entzugsanstalt; sie können nicht ambulant behandelt werden.

- Einige Personen sind nicht bereit, beeinträchtigende Substanzen, z.B. Kaffee oder "weiche" Drogen zu vermeiden.
- Sie und Ihr Kind müssen Geduld aufbringen, wenn Sie die Wirksamkeit des homöopathischen Mittels beurteilen wollen.

Warum nicht sich selbst oder die eigene Familie behandeln?

Beim Lesen der Fallbeispiele in diesem Buch werden Sie wahrscheinlich an jemanden denken, der sehr ähnliche Symptome hat. Sie werden eventuell sogar versucht sein, die Mittel, die in diesem Buch erwähnt werden, zu finden und selbst zu verabreichen. Denken Sie bitte nicht daran!

Obwohl es möglich *ist*, sich selbst und ihre Familie homöopathisch bei vielen Verletzungen und akuten Krankheiten zu behandeln, sind ADHS und die anderen Störungen in diesem Buch *keine* akuten Krankheiten.

Diese Störungen sind chronische Zustände und brauchen sehr sorgfältige Handhabung. Es gibt mehr als 2.000 homöopathische Mittel. Man braucht mehrere Jahre Studium und Praxis, um die feinen Differenzierungen zu machen, die zum passenden Mittel führen. Homöopathische Mittel werden zwar nicht von einer langen Liste von Nebenwirkungen begleitet, aber man kann stark auf ein Mittel reagieren, besonders wenn es unsachgemäß verabreicht wird. BEHANDELN SIE WEDER SICH SELBST NOCH IHR KIND BEI IRGENDEINER CHRONISCHEN STÖRUNG, OB KÖRPERLICH, GEISTIG ODER SEELISCH! Suchen Sie einen erfahrenen Therapeuten heraus! Wenn Sie an eine Gehirnoperation denken würden, würden Sie nicht einfach ein oder zwei Bücher lesen, einen Satz Skalpelle kaufen und loslegen. Die Homöopathie ist eine genauso komplizierte Kunst wie die Neurochirurgie. Homöopathische Mittel sind nicht leicht anzuwenden, nur weil sie leicht erhältlich sind. Experimentieren Sie bitte nicht auf sich selbst oder ihre Familie bei ADHS. Suchen Sie einen Experten!

**Wie kann ich einen Homöopathen finden?**

Eine wachsende Zahl von Therapeuten, u.a. Heilpraktiker, Schulmediziner, Osteopathen, Chiropraktiker, und Tierärzte praktizieren klassische Homöopathie. Wir kennen keine erfahrenen Homöopathen in den USA, die sich nur auf ADHS spezialisieren.

Folgende sind wichtige Kriterien bei der Wahl eines Therapeuten für Ihr Kind mit ADHS:

- Qualifizierung und am besten Spezialisierung in klassischer Homöopathie
- Praktiziert *klassische* Homöopathie, d.h. er verbringt mindestens eine Stunde mit neuen Patienten und eine halbe Stunde bei Folgegesprächen, verschreibt ein Mittel und wartet auf die Wirkung, und wählt das Mittel durch gründliche Gespräche, nicht über Geräte oder Muskeltests
- Kann mindestens 500 Stunden Ausbildung in klassischer Homöopathie vorweisen
- Widmet der Homöopathie mindestens 75 Prozent seiner Praxis
- Praktiziert seit mindestens drei, besser fünf Jahren
- Hat mehrere Kinder mit ADHS erfolgreich behandelt

Sie können nicht immer einen Homöopathen in Ihrer Umgebung finden. Sie werden bessere Ergebnisse mit einem erfahrenen Homöopathen erzielen, auch wenn Sie etwas weiter fahren müssen. Viele Gespräche können später telefonisch abgewickelt werden. Ein Arzt vor Ort kann die üblichen medizinischen Untersuchungen durchführen wenn nötig. Wir behandeln viele Patienten telefonisch, obwohl wir es bevorzugen, das erste Gespräch persönlich zu führen.

Im Anhang befinden sich die Namen und Adressen von homöopathischen Verbänden im deutschsprachigen Raum, die Therapeutenlisten auf Anfrage zuschicken. Es ist jedoch ratsam, mit einem möglichen Therapeuten vorab zu klären, ob er oder sie die oben erwähnten Kriterien erfüllt.

# 9

# Individuelle Behandlungen für individuelle Menschen
## Auf den ganzen Menschen eigehen

Es gibt gewaltige Unterschiede in Verhalten, Charakteren und Eigenschaften von Kindern, die unter den diagnostischen Schirm von ADHS fallen. Die Diagnose gilt für ein gewalttätiges, aggressives Kind, das Türen einschlägt und Spielkameraden beißt, sowie für ein höfliches, schüchternes Kind, das sich einfach nicht konzentrieren kann. Die Schulmedizin würde ADHS bei beiden Kindern feststellen; beide Kinder würden Ritalin oder ein anderes Medikament bekommen. Sie sind aber zwei extrem unterschiedliche Personen. Die ADHS-Diagnose könnte ihre einzige Gemeinsamkeit sein.

An diesem Punkt unterscheiden sich die Homöopathie und die Schulmedizin deutlich. Für den Homöopathen ist jedes Kind oder jeder Erwachsene wie ein Puzzle. Wenn die Teile richtig zusammengefügt werden, erscheint ein einmaliges Bild, anders als andere Puzzlebilder. Die Aufgabe des Homöopathen liegt darin, dieses Bild zu erkennen und das dazu passende Symptomenbild eines homöopathischen Mittels zu finden. Dies wird durch ein oder mehrere gründliche Gespräche erreicht, in denen der Homöopath nach Verhalten, Gefühlen, Haltungen, Meinungen, Vorlieben und Abneigungen des Kindes fragt. Träume, Ängste, körperliche Symptome, Schwangerschaft und Geburt, Krankheitsvorgeschichten in der Familie und Eß- und Schlafgewohnheiten sind auch wichtige Themen. Das Ziel ist, das Kind möglichst gründlich zu verstehen. Diese Anamnese ist ganz anders, als diejenige, die ein Psychiater oder Psychologe durchführt, um ADHS zu diagnostizieren. Der Homöopath interessiert sich nicht für Krankheitsbezeichnungen, sondern dafür, was in dem Kind vorgeht, was das Kind von sich hält und wie das Kind seinem Umfeld begegnet.

Es sind die ungewöhnlichen Symptome oder Eigenschaften, nicht die allgemein bekannten ADHS-Symptome, die am hilfreichsten bei der Mittelwahl sind. Pizza und Speiseeis sind typische Vorlieben bei Kindern; ein Kind, das Artischokenherzen oder Spinatauflauf als Leibspeise hat oder gern Essig trinkt ist eher eine Seltenheit. Wir hatten kürzlich ein Kind, das auf Tornados und Orkane fixiert war. Er liebte die Wirbelbewegung und dreht seine Hände ständig herum, um dieser Wirbelbewegung nachzumachen. Das war auffällig. Viele Kinder verschleudern ihr Taschengeld für Süßigkeiten und Videospiele, aber wir behandelten eine Jugendliche, die ihr Geld zusammensparte und einer Walrettungsstiftung spendete. Das ist außergewöhnlich in unserer Gesellschaft. Diese ungewöhnlichen Symptome oder Eigenschaften interessieren einen Homöopathen mehr als normale oder gewöhnliche Merkmale.

## Den Zustand jedes Kindes wahrnehmen

Jedes Kind hat einen *Zustand.* Dieser Zustand ist die geistig-seelisch-körperliche Haltung, die das Kind eingenommen hat und die festlegt, wie das Kind in seinem Umfeld agiert. Nehmen wir Jimmy als Beispiel, dessen Geschichte wir in der Einleitung schilderten. Jimmy wurde grob vernachlässigt und mißhandelt. Seine Mutter jagte ihn wiederholt ins Badezimmer, um ihn zu prügeln. Seine Erwiderung darauf: immer in Bewegung bleiben. Auch lange nachdem Jimmy von seiner leiblichen Mutter weg war, hielt seine Erwiderungsreaktion – ständige Bewegung – an, auch wenn er schlafen oder sich in der Schule konzentrieren sollte. Jimmy suchte alles mögliche, um sich zu beschäftigen. Seine Hände, Beine, Mund und Gedanken bewegten sich unaufhörlich. Er blieb in diesem Zustand stehen als Reaktion auf die elterliche Mißhandlung. Dies war seine beste Chance, sich zu schützen, und er blieb in Bewegung lange nachdem er in Sicherheit war und keinen Anlaß mehr hatte, fliehen zu müssen. Ein anderes Kind könnte auf die gleiche Situation reagieren, indem es Gedichte schreibt und in eine Phantasiewelt flüchtet. Ein drittes Kind könnte seine Schmerzen verbergen, indem es den Clown in der Klasse spielt.

Genauso wie jeder Mensch einen Zustand hat, hat jedes homöopathische Mittel auch einen Zustand. Einige Mittel haben Zustände von panischer Angst, andere von Peinigung und noch andere von geistiger Lähmung oder seelischen Qualen. Es gibt homöopathische Mittel für Kinder, die sich von wilden Tieren gejagt fühlen; Kinder, die alle angreifen wollen; Kinder, die Angst vor Bakterien auf Türklinken haben und Kinder, die nur Pferde im Kopf haben. Für jeden vorstellbaren Zustand gibt es ein passendes homöopathisches Mittel.

Wenn das passende Mittel verschrieben wird, findet oft ein dramatischer Wandel statt. Dieser Wandel kann stattfinden, ungeachtet der Umstände, die den krankhaften Zustand hervorriefen oder dessen Dauer . Ein krankhafter Zustand ist weder angenehm, noch wird er absichtlich ins Leben gerufen. Sich ausgeglichen und in Harmonie zu fühlen ist ein wünschenswertes Ziel im Leben.

**Tier-, Pflanz- und Mineral-Persönlichkeiten**

Ein faszinierendes Modell, das in den letzten Jahren von Dr. Rajan Sankaran aus Bombay, Indien in "Die Substanz der Homöopathie" aufgestellt wurde, ist die Theorie von Tier-, Pflanz- und Mineral-Persönlichkeiten.[69] Dieses Modell kann Ihnen helfen zu verstehen, wie wir Kinder auf einer Weise betrachten.

Kinder, die Mittel vom Tierreich benötigen, haben andere Eigenschaften und Symptome als Kinder, die Mittel aus den Pflanzen- oder Mineralreichen brauchen. Wird das Reich einmal festgestellt, muß der Homöopath das passende Mittel aus diesem Reich heraussuchen. Dies erfordert einiges an Erfahrung; somit können Sie verstehen, warum es wichtig ist, einen erfahrenen Therapeuten aufzusuchen anstatt selbst herumzuraten.

Fangen wir mit dem Tierreich an. Denken Sie an irgendwelche Tiere, von Käfern bis Elefanten. Wie verhalten sie sich und was sind ihre wichtigsten Lebensthemen? Tiere wollen hauptsächlich überleben: Futter und Trank finden, sich paaren, sich gegen die Elemente und Angriffe von anderen Tieren schützen. Tiere müssen erfolgreich konkurrieren, um zu überleben; die schwächsten gehen zu Grunde. Sie konkurrieren für Futter, Partner, Revier und Dominanz. Tiere ziehen Aufmerksamkeit auf sich. Sie versuchen oft, attraktiver und bunter zu sein als ihresgleichen.

Kinder mit ADHS, die homöopathische Mittel aus dem Tierreich brauchen, neigen dazu, aggressiv, wettkämpferisch, eifersüchtig und leicht provoziert zu sein. Sie sind gern im Mittelpunkt und tun alles

Mögliche, damit sie nicht ignoriert oder vernachlässigt werden. Diese Kinder lieben oder haben panische Angst vor Tieren und nehmen häufig tierische Verhaltensmuster an, wie z.B. schlagen, treten, beißen, kratzen und knurren. Diese Kinder und Jugendlichen fühlen sich eventuell dominiert und minderwertig bis wertlos. Sie tun fast alles, um nur nicht von dem Rudel oder der Gruppe ausgeschlossen zu werden. Kinder, die Tiermittel benötigen, beschweren sich oft über gewaltige Hungergefühle und verhalten sich manchmal grob oder primitiv. Ihnen fällt es oft nicht leicht, ihr Revier mit anderen zu teilen.

Kinder, die "Pflanzenpersönlichkeiten" sind, denken und verhalten sich ganz anders. Pflanzen neigen dazu, empfindlich zu sein; pflanzenähnliche Menschen auch. Pflanzen brauchen regelmäßig Wasser, Licht und gesunde Erde zu überleben. Es gibt natürlich einige ausgesprochen widerstandsfähige Pflanzen, aber die meisten brauchen günstige Bedingungen, um zu gedeihen. Pflanzen passen sich Wetterwechsel an, und Kinder, die homöopathische Mittel aus Pflanzen brauchen, passen sich auch an, oft auf Kosten ihrer eigenen Bedürfnisse. Diese Kinder sind oft sanft und lieben die Natur, Pflanzen und Blumen. So bald sie alt genug sind, ihre eigenen Klamotten herauszusuchen, wählen sie eventuell fließende Kleidung mit Blumen- oder Pflanzenmustern. Diesen Kindern mangelt es eher an fester Struktur; ihre Stimmungen können recht wechselhaft sein. Ihre Gefühle werden leicht verletzt.

ADHS-Kinder, die Pflanzenmittel brauchen, sind auch eher abgeschweift und zerstreut. Sie tun sich oft schwer, genügend lang bei einer Aufgabe zu bleiben, daß sie sie auch fertig stellen. Weil sie sehr emotional sind, bekommt man oft das Gefühl, man muß auf Eierschalen laufen, wenn sie in der Nähe sind. Pflanzenähnliche Kinder können sensibel und liebevoll, kreativ und spinnig, launisch und unbeständig sein.

Nun schauen wir uns das Mineralreich an. Wie sind Minerale? Sie sind fest und strukturiert. Kinder, die Mineralmittel brauchen, benötigen Organisation und Struktur, um sich sicher zu fühlen. Sie sind sehr um Sicherheit, Geborgenheit und Leistung besorgt. Bedächtig und entschlossen sind diese Kinder logisch, rational und mechanisch veranlagt. Sie verwenden oft Tatsachen und Zahlen, Prozente und chronologische Reihenfolgen im Gespräch.

Mineralähnliche Kinder mit ADHS neigen dazu, stur und beherrschend zu sein. Sie können nervös und unsicher in einer neuen Situation werden. Diese Kinder bauen gern komplizierte Konstruktionen und zerlegen Geräte, um nachzuschauen, wie sie funktionieren. Sie wirken eher steif als spontan im Vergleich zu ihren Tieren- und Pflanzenpendanten. Diese Kinder können sehr heikel in bezug auf Essen, Kleidung und Aktivitäten sein.

Diese Tier-, Pflanz- und Mineralklassifizierung ist nur ein Beispiel der verschiedenen Weisen, wie ein Homöopath versucht zu verstehen, welche Eigenschaften eines Kindes ihm zum richtigen Mittel helfen können.

# 10

## Kinder heilen mit Homöopathie
Was Eltern zur homöopathischen Behandlung sagen

Folgende Zitate sind offene Aussagen von einigen Eltern, deren Kinder wir behandelt haben:

### "Michaels Verhalten besserte sich dramatisch"

"Wir wollten Michael nicht unter Medikamente setzen. Ich war offen für alles, solange es keine Psychopharmaka waren. Wir erkundigten uns wochenlang in der Gewißheit, daß es etwas anderes geben mußte. Keine Droge. Dann sind wir auf Sie und die Homöopathie gestoßen. Nach einem Termin bei Ihnen und einer Gabe eines homöopathischen Mittels haben mich Lehrer und Schulberater zu Hause angerufen, um sich zu erkundigen, was ich mit Michael getan hatte. Sein Verhalten besserte sich dramatisch. Seine Schulleistungen waren um 180° gedreht. Er konnte zuhören und die Information verarbeiten. Alles ohne Ritalin. Die Lehrer änderten ihre Mcinung zu Michaels ADHS-Diagnose. Jeder Zweifel oder Sorge, die ich über diesen Versuch mit der Homöopathie hatte, war nach diesen Anrufen wie weggeblasen. Die Homöopathie hat Wunder bei ihm gewirkt. Ich freue mich, daß es eine Alternative zu der herkömmlichen Tabelettenschluckerei gibt. Michaels Erfolg hat sogar mcinen Mann - der gerade eine paramedizinische Ausbildung macht - überzeugt, daß es vielleicht einen besseren Weg gibt."

### "Benjie war ein wildes Kind"

"Benjie war schon immer anders gewesen als andere Jungen. Er war wild und aggressiv, konnte weder still sitzen, noch konnte er auf Autoritätspersonen hören. Bei ihm wurde von den Lehrern, unserem Arzt und anderen Therapeuten ADHS diagnostiziert, und Sie haben dieser Diagnose zugestimmt. Nach einem sehr gründlichen Gespräch gaben Sie ihm ein homöopathisches Mittel. Fast unmittelbar nach

Mittelgabe wurde Benjie anders. Er beruhigte sich, saß still und hörte tatsächlich zu. Ich möchte jedem Mut machen, homöopathische Hilfe für ADHS zu suchen."

**"Die Homöopathie hat Phils ganze Einstellung - und unsere - geändert"**

"Die homöopathische Behandlung hat unser Familienleben und meine Beziehung zu Phil gewaltig geändert. Er hatte das Gefühl von uns bekommen, daß bei ihm etwas nicht in Ordnung war. Die Homöopathie hat seine Einstellung - und unsere - geändert. Ich kann es gar nicht beschreiben, wieviel entspannter unser Zuhause jetzt ist. Phil kann sich beruhigen und schreit nicht mehr. Er kann den Alltag bewältigen, ohne daß wir über jeden Punkt diskutieren müssen. Ich mache mir keine Sorgen mehr über meinen Sohn in der Schule oder in neuen Situationen. Früher hatte ich ein flaues Gefühl im Magen, wenn ich ihn von der Schule abholte und von seiner Lehrerin hören mußte, was er alles angestellt hatte. Das ist jetzt vorbei. Eine gute Freundin unserer Familie fragte mich, wie ich Phil so gut geholfen hatte. Sie war erstaunt!"

**"Ich bekam meinen Sohn wieder"**

"Nach unserem Familienurlaub in Disneyland hatte ich das Gefühl, ich kannte Jason nicht mehr. Es war, als hätte jemand mein Kind mit einem anderen ausgetauscht. Er wurde plötzlich bösartig und spuckte und schlug. Mein Sohn spuckte seinem Vater sogar ins Gesicht! Ganz plötzlich wurde er respektlos und vollkommen unzufrieden. Meine einzige Erklärung für sein Verhalten ist, daß ich seine kleine Schwester während der Reise auf meinem Schoß hatte. Er fing an zu erzählen, daß 'ein Typ in seinem Zimmer ' war und hatte fürchterliche Angst, was vor der Reise nie vorgekommen war. Viele haben vermutet, daß sexuelle Mißhandlung vorliegen könnte, aber ich war sicher, daß das nicht der Fall war.

"Ich hatte Angst und machte mir Sorgen um diesen Wandel in seiner Persönlichkeit. Er war lieb und wurde über nacht boshaft. Seine Angst und Aggressivität verschwanden nach homöopathischer Behandlung. Ich hatte das Gefühl, meinen Sohn wieder zurückbekommen zu haben. Oft wenn ich ihn anschaue, denke ich daran, wie ich ihn damals vorübergehend verlor. Ich bin so dankbar, ihn wieder zu haben! Die Homöopathie ist so einfach und sicher."

### "Reeses Fähigkeit, sich zu konzentrieren, ist deutlich besser seit der Homöopathie"

"Ich war erstaunt, als mein Sohn mir erzählte, daß er sich in der Schule nicht konzentrieren könne, weil Bilder durch seinen Kopf strömten. Sie dauerten nur einige Sekunden lang und gingen von angenehmen Szenen bis zu furchterregenden Ungeheuern. Er konnte sie nicht los werden. Einige Tage nach Einnahme des homöopathischen Mittels gingen diese Bilder allmählich weg. Zwei Wochen später waren sie vollkommen verschwunden und sind seitdem nicht mehr zurückgekehrt. Sein Ausdauer beim Konzentrieren stieg an und er ist deutlich besser in der Schule als vor einem Jahr."

### Ein Fall, in dem die Homöopathie nicht hilfreich war

"Wir wandten uns an die Homöopathie mit dem Segen unseres Arztes. Ihm fielen für Rich keine Lösungen mehr ein. Wir probierten viele verschiedene homöopathische Mittel über zwei Jahre. Wir hatten mit zornigem, trotzigem Verhalten zu tun, sowie Hyperaktivität, Konzentrationsmangel und nervösen Tics, u.a. räuspern und spucken. Wir fanden einige Mittel, die das widerspenstige Verhalten und die Hyperaktivität besserten, aber die Tics waren noch problematisch. Wir fanden auch etwas, was auf die Tics wirkte, aber Rich's Verhalten wurde dafür wieder schlechter. Weil seine Symptome so gravierend waren und sein tägliches Leben so beeinträchtigten, besonders in der Unterstufe, brachten wir ihn schließlich zu einem Touretteforschungsspezialisten in Kalifornien. Er nimmt zur Zeit eine Kombination von Medikamenten und kommt deutlich besser zurecht. Ich glaube immer noch, wenn Rich mehr Zeit und weniger Druck von außen gehabt hätte, sein homöopathischer Arzt hätte ein passenderes Mittel doch finden können. Dr. Reichenberg-Ullman hat mir, Rich's Mutter, auf jeden Fall des richtige Mittel gegeben. Es hat mein Leben zum besseren verändert und mir dabei geholfen, mit meinem Kind und seinem ADHS und Tourettesyndrom zu leben."

**Vor der Homöopathie malte er Haifische. Jetzt malt er lustige Trickfiguren.**

"Jay ist von Natur aus introvertiert und schüchtern, kann aber sehr kooperativ mit anderen Kindern spielen. Er kann schnell wütend werden, mit verbalen Ausbrüchen. Nach der Geburt seiner kleinen Schwester entwickelte Jay ein wiederkehrendes Impetigo. Er fiel in die Rolle des stillen Mittelkindes. Als er von anderen Kindern in der Schule ausgeschlossen wurde, gab Jay zu, daß er sich schlecht fühlte und sich überlegte, wie es wäre, sich umzubringen. Er sprach insgesamt viermal von Selbstmord. Jay hatte einen künstlerischen Hang und fing an, ahnungslose Schwimmer zu zeichnen, die von schrecklichen Haifischen gefressen werden.

"Nach seiner homöopathischen Behandlung kam Jays Liebenswürdigkeit wieder zurück; er war netter zu seiner Schwester. Sein Impetigo verschwand. Jay hörte auf, Haifische zu zeichnen und wandte sich lustigen Trickfiguren zu. Wir wechselten ihn in eine andere Schule, wo er viele Freunde fand und zum Klassensprecher gewählt wurde. Jay sagte neulich: 'Ich lasse mich nicht mehr stören, wenn Leute mich runtermachen. Ich mache einfach weiter, mit dem was ich tue. Es verletzt mich nicht mehr so wie früher.'"

**Er muß nicht mehr in den Förderunterricht**

"Ray hat viel Fortschritt seit der ersten homöopathischen Behandlung gemacht. Er hatte viele Lernschwierigkeiten in der Vergangenheit, die seine Selbstachtung verringerten. Ray kommt jetzt viel besser in der Schule zurecht; seine Noten in Englisch sind von Vierer, Fünfer und Sechser auf Zweier hochgeklettert. Er muß nicht mehr in den Förderunterricht, was ihn und uns riesig freut!"

**Keine Ohrenprobleme und Trotzverhalten mehr**

"Ich glaube, Sie wissen schon, daß ich Homöopathie wunderbar finde. Ich kam zu Ihnen vor 2 ½ Jahren mit meinen zwei Töchtern. Allie hatte wiederkehrende Ohrenentzündungen, die ihr Kinderarzt mit verschiedenen Antibiotika behandelt hatte. Ich war der Meinung, daß es zu viele Medikamente für ein Kleinkind waren und kam auf Sie. Sie gaben Allie ein homöopathisches Mittel und seitdem hat sie keine Ohrenentzündungen mehr. Ich kann mich erinnern, daß sie zwei Jahre alt war, als wir zum ersten Mal bei Ihnen waren. Damals hatte sie Angst vor Hunden. Seit dem ersten homöopathischen Mittel kann ich sie von Hunden kaum mehr zurückhalten. Jetzt interessiert sie sich für Hunde, wenn sie welche sieht. Es ist erstaunlich.

"Vom Temperament her war Allie immer eine Herausforderung. Wenn sie nach der ersten Behandlung wieder Phasen hatte, in denen sie schwierig und unkooperativ, quengelig und anhänglich war und nichts tun wollte, was man von ihr verlangte, bekam sie ein Mittel von Ihnen, das wirklich half. Sie ist empfänglicher, offener und kooperativer geworden; es ist ein Vergnügen, mit ihr zusammen zu sein. Sie hatte auch einen schlimmen wiederkehrenden Husten, den Sie erfolgreich behandelt haben."

"Allies Schwester Bri hatte nicht so viele Probleme, aber als ich sie das erste Mal zu Ihnen brachte, hatte sie ständig in der Nase gebohrt, am Hintern gekratzt, nachts mit ihren Zähnen geknirscht, und sie war sehr ungeduldig. Sie haben ihr *Cina* gegeben, was diese ganzen Symptome beseitigt hat."

## Eine Rückmeldung von einer erleichterten Lehrerin

"Luis's Verwandlung nach der ersten homöopathischen Mittelgabe kam schneller als ich es mir hätte vorstellen können. Aus einem unkonzentrierten Schüler wurde ein aktives Klassenmitglied. Statt aggressiv zu sein freute sich Luis über das Lernen; ihm wurde alles bewußter. Er beteiligte sich aktiv an Lernprojekten, besonders an solchen mit Insekten, Käfern, Schmetterlingen und Würmern. Er übernahm tatsächlich eine richtige Führungsfunktion. Es war eine Verwandlung wie Tag und Nacht, die meine Arbeit mit ihm völlig änderte. Türen gingen für Luis auf, die ihm vorher verschlossen waren. Die Homöopathie lobe ich gleich dreimal. Ich schätze hundertprozentig die Veränderungen in Luis. Bevor er mit der Homöopathie anfing, hatte ich so viele Probleme mit ihm, daß ich wirklich am Überlegen war, ob ich meinen Job an den Nagel hängen sollte!"

# 11

# Leben mit und lernen von einem Kind mit ADHS
## Ratschläge für Eltern

Hier sind ein paar Vorschläge, wie Sie Ihr Kind in seinem Heilungsprozeß unterstützen können.

### Die Einmaligkeit Ihres Kindes schätzen

Erkennen Sie wie wertvoll die besonderen Begabungen Ihres Kindes sind. Denken Sie daran - Ihr Kind ist ein Unikat (auch wenn Sie nicht in jedem Augenblick mit diesem Unikat glücklich sind!). Ihr Kind ist womöglich nicht das, was Sie erwartet hätten, aber lassen Sie es sich selbst sein. Die Mutter eines Kindes mit ADHS teilte uns diesen Ratschlag von einem Arzt mit, der ihr durch viele schwierige Zeiten geholfen hat. "Stellen Sie sich vor, Sie bereiten sich gerade auf eine schöne Reise nach Italien vor. Sie holen Ihre Karte heraus und planen die Besichtigung von Florenz, Siena um Rom. Dann belegen Sie ein paar Kurse in Italienisch. In Ihrem Mund läuft das Wasser zusammen, wenn Sie an frische, von Hand gemachten Raviolis denken. Sie packen Ihre Koffer, steigen ins Flugzeug ein und ab geht's nach Italien. Das Flugzeug landet. Sie schauen sich verwundert um, und Ihnen wird es auf einmal klar, daß Sie in Amsterdam gelandet sind, nicht in Italien. Zunächst sind Sie sehr enttäuscht. Dann fallen Ihnen Tulpen und Rembrandt und Windmühlen ein, und Ihnen gefällt es allmählich. Dieses Land ist natürlich ganz anders. Es ist nicht das, was sie erwartet hatten, aber es ist trotzdem schön! So kann es mit Ihrem ADHS-Kind sein."

### Ertappen Sie Ihr Kind bei einer guten Tat

Kinder mit ADHS meinen es meistens gut. Sie *wollen* nicht widerlich, unruhig und unerträglich sein. Sie wollen angenommen und geliebt werden, zu lernen und sich einzufügen. Aber je mehr ihr Verhalten Familie, Lehrer und Gleichaltrige befremdet, desto mehr leiden sie unter dieser Situation. Ihre Selbstachtung wird immer geringer, ob andere um sie herum dies wahrnehmen oder nicht. Die meisten Kinder mit ADHS wissen schon, daß sie vieles falsch machen. Sie an jeden einzelnen Fehler zu erinnern führt dazu, daß sie sich noch schlechter fühlen über etwas, was sie oft nicht bewußt kontrollieren können.

Wenn Sie Ihr Kind bei einer guten Tat ertappen, loben Sie es sofort. Das Selbstbewußtsein eines Kindes hängt stark von den Rückmeldungen seiner Eltern ab.

## Ein Schritt nach dem anderen und alles möglichst einfach halten

Kinder mit ADHS tun sich schwer, Anweisungen zu folgen, besonders wenn alles auf einmal erteilt wird. Halten Sie Anweisungen und Erwartungen einfach, eins nach dem anderen. Diese Kinder sind vielleicht keine Genies in Multitasking, aber sie sind oft in der Lage, Aufgaben erfolgreich durchzuführen, wenn sie genau wissen, was von ihnen erwartet wird. Wenn Sie schrittweise mit Ihrem Kind vorgehen, steigern Sie seine Erfolgschancen. Ihr Kind wird sich über erledigte kleine Aufgaben freuen und Sie können seine Leistungen positiv bestätigen. Wenn Ihr Kind einfache Aufgaben wie Zähne putzen, Bett machen, den Hund füttern oder den Müll herausbringen erledigen kann, können Sie mit komplexeren Dienstlisten oder -plänen anfangen.

## Grenzen ziehen und konsequent sein

Etwa 40 Prozent der Kinder mit ADHS neigen auch zum Trotzverhalten. Sie werden alle Regeln zu ihren Gunsten biegen, damit sie Kontrolle über ihr Leben ausüben können. Obwohl eine übertrieben strenge Erziehung diese Kinder noch aufsässiger und rebellischer machen kann, benötigen sie trotzdem klare, liebevolle Grenzen. Teilen Sie Ihrem Kind deutlich mit, was Sie erwarten und was die Konsequenz ist, wenn es die Erwartung nicht erfüllt. Auszeiten, Einschränkungen, Arbeiten im Haushalt und Familienverpflichtungen müssen nicht strafend wirken, sondern als Mittel zu festen, vernünftigen und beständigen Richtlinien. Dies ist besonders wichtig, wenn Eltern geschieden sind und zwei Haushalte und möglicherweise vier Bezugspersonen beteiligt sind.

## Nichtstimulierende Aktivitäten wählen

Haben Sie jemals vier Stunden lang an einem Projekt oder einem Computerspiel gesessen? Für Kinder, die schon überladen sind, kann dies nervlich extrem strapazierend sein. Das gleiche gilt für Stunden vor der Glotze. Helfen Sie Ihrem Kind, Aktivitäten zu finden, die sein Nervensystem eher beruhigen, wie z.B. einen Spaziergang in der Natur. Schlagen Sie angenehme Aktivitäten vor, die Energie brauchen aber nicht überstimulierend wirken. Schwimmen, Tennis, Schlittschuhlaufen, Yoga, Tai Chi oder Aikido, u.a. sind lauten, schnellen Sportarten zu bevorzugen. Viele Kinder mit ADHS fühlen sich ungeschickt und unkoordiniert. Wenn man einem Kind zum Erfolg bei einer Sportart oder Aktivität hilft, hilft man auch, sein Nervensystem zu beruhigen und sein Selbstwertgefühl aufzubauen.

## Mit Ihrem Kind meisterhaft kommunizieren

Finden Sie heraus, wie Sie am besten mit Ihrem Kind kommunizieren. Ein großes Problem bei Kindern mit ADHS ist ihr selektives Zuhören: Sie nehmen nur einen Teil oder gar nichts davon auf, was ihnen gesagt wird. Auch wenn sie jedes Wort hören, bekommt man von ihnen keine Rückmeldung und man fühlt sich ignoriert. Wenn Sie erfolgreiche Kommunikationsstrategien entwickeln, werden Sie nicht nur angenehmere Gespräche mit Ihrem Kind führen, sondern Ihr Kind lernt, wie es mit anderen Kindern besser kommunizieren kann. Dies ist besonders wichtig für Kinder mit ADHS, die sich über ihre mangelnden Ausdrucksfähigkeiten genieren und sich daraufhin von anderen Kindern zurückziehen, was zu Gefühlen von Isolation führt.

## Ihren Sinn für Humor kultivieren

Ein Kind mit ADHS kann Sie so weit treiben, daß Sie am liebsten schreien möchten, aber diese Kinder können wiederum auch sehr komisch sein. Damit möchten wir nicht sagen, daß Sie sich kaputtlachen sollten, wenn Ihr kleiner Engel Ihre Armbanduhr in die Mikrowelle steckt oder Ihr Spülbecken mit Zement füllt. Es ist nicht hilfreich, zerstörerisches Verhalten positiv zu verstärken, aber wenn es angebracht ist, werden Sie wieder ein Kind, unschuldig und spontan. Auch wenn das Verhalten Ihres Kindes Sie auf die Palme bringt, versuchen Sie, Wege zu finden, wie Sie mit ihm lachen und Spaß haben können. Das Leben mancher Kinder mit ADHS ist mit vielen intensiven Augenblicken gefüllt. Diese Kinder brauchen Gelegenheiten zur Aufheiterung genauso wie Sie.

## Ihr Glück, Ihre Gesundheit und Ihre Ehe nicht durch ADHS zerstören lassen

Achten Sie auf Alarmzeichen, die darauf hinweisen, daß Sie depressiv sind, Wut in sich hinein fressen oder apathisch Ihrer Familie und Ihrem Leben gegenüber stehen. Ein Kind mit ADHS zu lieben und erziehen ist eine große Herausforderung, aber vergessen Sie nicht Ihre eigenen Bedürfnisse. Sie müssen vielleicht einen Babysitter hin und wieder engagieren oder irgendwelche Freizeitangebote für Ihr Kind ausfindig machen, damit Sie Zeit für sich haben. Eltern müssen ihre eigene Ruhe, Glück und Kreativität kultivieren. Sie begehen einen großen Fehler, wenn Sie Ihre eigenen Bedürfnisse 10 bis 20 Jahre lang aufgrund Ihres hyperaktiven Kindes opfern. Falls die Spannungen, die Ihr Kind durch sein Verhalten erzeugt, sich negativ auf Ihre Ehe oder die Geschwisterkinder auswirken, sollten Sie Hilfe bei einer Beratungsstelle oder Selbsthilfegruppe suchen.

## Nicht alle Kämpfe austragen

Ziehen Sie klare Grenzen und stellen Sie fest, auf was Sie am meisten Wert legen. Sparen Sie Ihre Energie für die wichtigsten Probleme. Richard Carlson hat recht: Es lohnt sich nicht, über jede Kleinigkeit den Kopf zu zerbrechen![70] Sie wollen z.B., daß Ihre Tochter jeden morgen badet, zweimal täglich die Zähne putzt und saubere, gebügelte Kleidung in die Schule trägt. Ihrer Tochter mag Sauberkeit egal sein, und dies wird zum dauernden Streitthema. Oder Sie sind ein überzeugter Vegetarier und schauen mit Entsetzen zu, wie Ihr Kind ein Cheeseburger mit Pommes verschlingt. Vielleicht dienen Sie Ihrer seelischen Gesundheit in dieser Situation am besten, wenn Sie sich einfach kurz zurückziehen.

Wenn Sie mit Ihrem Kind über jede Kleinigkeit streiten, wird das Leben für euch beide gräßlich. Das ist es nicht wert. Machen Sie Kompromisse. Seien Sie klar über die Punkte, die Ihnen am wichtigsten sind und lassen Sie Ihrem Kind etwas Spielraum in weniger wichtigen Bereichen. Denken Sie an die Geschichte über Italien und Holland. Bewundern Sie die Tulpen, auch wenn Sie sich auf ein romantisches Essen mit Ravioli und Chianti gefreut hatten.

## Ihr eigenes ADHS behandeln lassen

Wir haben festgestellt, daß viele Kinder mit ADHS auch Eltern mit ADHS haben. Die Merkmale waren damals vielleicht nur leicht ärgerlich in der Schule und sind inzwischen keine Beeinträchtigung des täglichen Lebens. In anderen Fällen jedoch hat das Elternteil dermaßen starke Eigenschaften von Zerstreutheit, Eile, Vergeßlichkeit und fehlendem Durchführungsvermögen, daß das Kind zwangsläufig mit beeinflußt wird. Wir behandelten eine Frau, die zwei Kinder mit ADHS hatte. Sie konnte sich nichts merken, wenn sie es nicht gleich in zwei Kalender eintrug. Sie vergaß sogar, ihre Kinder nach der Schule abzuholen. Andere Eltern konnten sich für ihr Leben nicht erinnern, wann ihre Kinder Termine bei uns hatten. Wenn Sie selbst an ADHS leiden, suchen Sie Hilfe. Sie werden sich und Ihrer Familie unheimlich viel helfen.

# TEIL DREI

## Erfolgreiche homöopathische Behandlungen von ADHS

# 12

## Kinder auf Achse
Aufmerksamkeitsdefizit mit Hyperaktivität

### Eine kaum auszubremsende Jugendliche

Sherrie, 16 Jahre alt, wurde vom Familienarzt an uns wegen einer fünfjährigen Vorgeschichte von ADHS überwiesen. Eine Tante und ein Vetter von beiden Familienseiten waren auch als hyperaktiv diagnostiziert worden. Sherries Vater und die Schwester ihrer Mutter litten an manischer Depression. Schon im Kindergarten wurde Sherrie immer wieder aus dem Raum geschickt, weil sie zu viel redete. In der sechsten Klasse fing sie mit Ritalin an. Ohne ihr Ritalin konnte Sherrie sich nicht konzentrieren. Leicht abgelenkt durch Geräusche oder Bewegungen tat sie sich schwer, bei Gesprächen aufzupassen oder mit ihren Gedanken bei einer Prüfung dabei zu bleiben. Sherrie redete ohne zuzuhören und brach manchmal mitten im Satz ab und schaute in die Luft. Egal wie oft sie sich zuredete, ruhig zu sein, konnte sie sich nicht beherrschen und platzte mit jedem Gedanken - ob angebracht oder nicht - heraus. Manchmal war es ihr peinlich, obwohl es ihr nur wenig bewußt war, wie sie auf andere wirkte. Sie hatte den Ruf unter ihren Kameraden, daß sie laut, unreif und die letzte war, die einen Witz begriff. Beim Autofahren träumte sie vor sich hin und wurde verwirrt, wenn sie ein Auto auf der Gegenspur sah, als könnte sie es nicht fassen.

Sherrie war ein zappeliges Mädchen und klopfte mit ihren Fingernägeln ständig gegen ihre Zähne, trommelte mit ihren Fingern auf den Tisch und stupste, umarmte andere und zog an ihnen herum, was die anderen natürlich ärgerte. Sie war nicht fähig, ihre Hände still zu halten. Sie mußte mindestens einen Teil von ihrem Körper in Bewegung haben und hüpfte oft hin und her im Flur, um ihre Energie loszuwerden. Wenn sie die Energie nicht herauslassen konnte, wollte sie am liebsten schreien. "Die Energie ist in mir eingesperrt und muß herausgelassen werden. Es ist alles außer Kontrolle," erklärte sie.

Sherrie bekam einen Nesselausschlag vom Ritalin und dazu das Gefühl, sich selbst nicht mehr zu kennen. Das Medikament hatte auch keine positive Wirkung auf ihre Gewohnheit, Sachen ständig vor sich herzuschieben. Ob mit oder ohne Ritalin, Sherrie stellte viele "dumme Fragen", obwohl ihr Durchschnitt von 1- nicht gerade für Dummheit sprach.

Dieses Mädchen aß Essiggurken leidenschaftlich gern, oft direkt aus dem Glas. Sie lutschte Eiswürfel auch gern. Ihre Finger und Zehen wurden beim Skifahren extrem kalt.

Sherries auszeichnende Eigenschaften waren ihre extreme Ruhelosigkeit und ständiger Bewegungsdrang. Wir gaben ihr *Veratrum album* (weiße Nieswurz), ein ausgezeichnetes Mittel für aufgedrehte, überladene, hastige Kinder, die ständig unterwegs sind. Diese Menschen sind im allgemeinen gutmütig und hilfsbereit aber übermäßig überschwenglich. Ihre Energie quillt durch die Ritzen heraus. Wie wir oft bei Kindern und Jugendlichen verfahren, verabreichten wir ihr eine einzige Gabe des Mittels und baten sie, nach fünf Wochen wieder zu kommen.

Bei ihrem zweiten Termin freute sich Sherrie über ihren Fortschritt, wie ihre Eltern auch. Sie hatte ihrem Psychiater mitgeteilt, daß sie das Ritalin absetzen wollte, bevor sie das homöopathische Mittel einnahm. Als sie zu diesem Folgetermin kam, hatte sie unseren Parkplatz ohne fremde Hilfe gefunden, was früher ohne Ritalin undenkbar gewesen wäre. Ihre Noten waren besser im Vergleich zu früheren Versuchen, ohne Ritalin auszukommen. Damals waren die Noten gleich in den Keller gegangen.

Sherries Eltern berichteten, daß ihr Verhalten sich dramatisch verbessert hatte. Sie blickte nicht mehr ins Leere. Sherries Kameradinnen machten ihr das Kompliment, das sie "nicht mehr so verrückt" wie früher sei. Insgesamt spürte sie mehr Kontrolle über sich selbst. Sie hatte nicht mehr den Drang, andere zu stupsen, umarmen oder an ihnen herumzuziehen. Sherries Bein schaukelte nicht mehr hin und her; sie klopfte nicht mehr mit den Fingernägeln gegen die Zähne. Sie machte auch die Bemerkung, daß sie sich nicht mehr so depressiv fühle; solche Gefühle hatte sie uns gegenüber vorher gar nicht erwähnt.

Sherrie hatte jetzt "richtig Appetit" anstatt sporadischen Heißhungergefühle. Sie war "nicht mehr so scharf auf Essiggurken". Sherrie brauchte zwei Gaben von *Veratrum album* in 1 ½ Jahren und beendete die Behandlung daraufhin, weil es ihr so gut ging. Sie brauchte kein Ritalin mehr. Im Laufe ihrer homöopathischen Behandlung konnte Sherrie selbst bemerken, wenn sie sich etwas hyperaktiv fühlte und konnte dieses Gefühl mit Entspannungsübungen in Schach halten. Vor der Behandlung konnte sie ihr Verhalten weder selbst wahrnehmen noch kontrollieren. Jetzt wurde sie nur gelegentlich zappelig. Wenn ihre Stimme laut wurde, konnte sie sich wieder beruhigen, was vorher auch nicht möglich gewesen war. "Es ist, als hätte jemand den Vorhang aufgemacht, damit ich endlich etwas sehen kann."

***Veratrum album* (weiße Nieswurz)**

Kinder, die dieses Mittel brauchen, sind intelligent, oft hochbegabt, und so ruhelos, daß sie sich ständig beschäftigen müssen. *Veratrum* Kinder fassen alles an und suchen immer eine neue Herausforderung. Sie meinen, alles schon zu wissen und können ziemlich dominierend, selbstgerecht und streitsüchtig sein. Manche dieser Kinder umarmen und küssen andere Menschen auf unangebrachter Weise. Sie frieren oft leicht und bekommen manchmal sehr kalte Hände und Füße, die sogar weiß oder blau werden. Erbrechen, Durchfall und Ohnmacht sind typische körperliche Symptome. Sie lieben kaltes Essen und kalte Getränke, Eiswürfel, Essiggurken und Obst.

## Das "Didgeridoo-Kind" aus Australien

Angelas Mutter brachte ihre Tochter zu uns, als das Kind 22 Monate alt war. Angelas Vater war gerade in den USA auf Konzerttournee, und seine Familie hatte ihn begleitet. Er spielte das Didgeridoo, ein Rhythmikinstument der Aborigines. Angela hatte einen roten Ausschlag im Gesicht. Sie hatte noch keine Nacht durchgeschlafen (ihre Eltern auch nicht!) seit ihrer Geburt. Als Angelas Mutter nach sieben Monaten abstillte, lehnte Angela Kuhmilch ab. Jede Nacht wachte sie erschreckt und verwirrt auf und schrie nach ihrer Mutter. Ihre Eltern nahmen sie zu sich ins Bett, um sie zu beruhigen; sonst wachte sie mehrmals schreiend auf. Dieses überladene Kleinkind konnte stundenlang gegen das Einschlafen kämpfen. Ihre Mutter beschieb sie als "jede Nacht in einer Raserei". Die erschöpften Eltern hatten es sogar mit Schlaftabletten probiert.

Angela war ausgesprochen eigensinnig. Es war sehr nervenaufreibend, mit ihr zu Reisen, was der Karriere ihres Vaters als reisender Musiker in die Quere kam. Während der Anamnese schrie sie aus Leibeskräften und war kaum zu beruhigen. Als ihre Mutter ihr eine Flasche ihres Lieblingssafts anbot, um sie zu besänftigen, lehnte sie das Getränk ab und warf sich jämmerlich auf den Boden.

Angela liebte Menschen. Ihre Familie bekam viel Besuch von Verwandten und Bekannten, und sie genoß diesen Kontakt. Mit neun Monaten konnte sie laufen; mit zehn konnte sie rennen! Sie kletterte furchtlos auf alles, was sie erreichen konnte. Sie spielte gern mit Tieren und mit dem Lippenstift ihrer Mutter. Als wir nach Angelas Beziehung zu Musik fragten, erzählte ihre Mutter, daß sie immer anfing zu tanzen, sobald sie Musik hörte. Sie spielte auch gern am Klavier und an der Gitarre. Familienbekannte staunten über Angelas rhythmische Begabung.

Bei Angela hatte man eine außergewöhnliche Hautkrankheit, Dermatomyositis, diagnostiziert. Diese Krankheit äußerte sich als spleißenartige violette und rote Flecken an ihren Fingern. Wir gaben Angela eine einzige Gabe *Tarentula*. Diese Mittel wird aus der spanischen Spinne hergestellt und paßt zu Kindern mit enormem Bewegungsdrang, die gern im Mittelpunkt sind, wie kleine Spinnen klettern, und Tanzen und rhythmische Musik lieben. Sie können Wutanfälle bekommen und sind oft bösartig und manipulativ. Wenn man Angelas Verhalten und ihre musikalische und rhythmische Umwelt betrachtet, ist es verständlich, daß dieses Mittel zu ihr passen konnte. Massimo Mangialavori, ein hoch angesehener italienischer Homöopath, zitiert die Geschichte eines kleinen italienischen Dorfs nahe Tarent. Eine Gruppe von Mädchen im Dorf litt an einer Art Hysterie, die nur gelindert wurde, wenn sie wild mit Messern und Schwertern tanzten.[71] Obwohl Messer keine Rolle in Angelas Fall spielten, spüren viele Kinder, die *Tarentula* brauchen, den Drang, Kleidung und andere Sachen während ihrer Wutausbrüche zu schneiden.

Fünf Wochen später rief Angelas Mutter aus Australien an. Angela hatte keine weiteren Wutanfälle oder extreme Launen - "Nur das, was zu jedem zweijährigen Kind gehört." Ihre Mutter konnte sich nicht mehr über das Verhalten ihrer Tochter beschweren. Man konnte jetzt leichter mit Angela umgehen, wenn sie sich aufregte. Sie stampfte hin und wieder auf den Boden, wenn ihre Mutter nein sagte, aber sie konnte sich schnell wieder fangen. Sie wurde auch leichter zu unterhalten. Bei einer Autoreise konnte sie länger ruhig sitzen, was vorher undenkbar gewesen wäre. Ihr Zähneknirschen, was ihre Mutter bei der Anamnese gar nicht erwähnt hatte, war 90 Prozent besser. Der Ausschlag an ihren Händen war auch besser. Angelas Mutter bemerkte, daß Angela vor der Behandlung ständig gezappelt, geneckt und alles Mögliche angestellt hatte. Dieses Verhalten hatte sich deutlich verbessert. "Sieht aus, als würde die Spinne wirken," sagte ihre Mutter.

Fünf Monate später brauchte Angela wieder eine Gabe *Tarentula*, weil einige ihrer Symptome aufgetreten waren, allerdings wesentlich schwächer als vor der Behandlung. Angelas Hautarzt war überrascht, daß sich die Haut an ihren Fingern auch dramatisch verbessert hatte.

## ***Tarentula hispanica***

*Tarentula*-Kinder haben Rhythmik im Blut. Diese Kinder sind gern im Mittelpunkt und können sehr unterhaltsam sein. Sie klettern, springen, führen akrobatische Kunststücke vor und werden vor Aktivität nicht müde. Sie lieben Musik und rhythmische Aktivitäten wie z.B. Tanzen, Klopfen oder Trommeln; dies beruhigt sie. Listig und manchmal bösartig spielen sie ihren Eltern und anderen Kindern Streiche, erzählen Lügen und verstecken sich gern. Sie sind sehr hastig und ungeduldig. Weil sie oft zerstörerisch sind, müssen sie sorgfältig beaufsichtigt werden, denn sie können alles kaputt machen, was ihnen in die Hände gelangt. Körperlich sind sie im allgemeinen drahtig und agil.

---

### Ich war sehr unartig!

Conner, 6 Jahre, war außergewöhnlich intelligent. Dieses hochbegabte Kind fing mit 3 Jahren zu lesen an und war mathematisch und sprachlich geschickt, sowie hoch kreativ und intuitiv. Seine Sozial- und Beziehungsfähigkeiten waren jedoch mangelhaft. Er wurde schnell wütend und nahm soziale Signale in der Regel nicht wahr. Als impulsives

Kind machte er eines Tages die Vespertaschen seiner Klassenkameraden auf, um zu sehen, was ihm schmecken könnte und versuchte es trotz einer Ermahnung gleich wieder. Wichtige Lehren wurden schnell vergessen.

Conner war überempfindlich auf Berührung, aber er neigte dazu, andere Kinder um ihn herum zu umarmen, stupsen und ärgern. Er war eigenwillig und ziemlich selbstgerecht und konnte aufdringlich und dominierend sein. Ordnung und Moral waren Conner so wichtig, daß er sich über andere Kinder aufregte, wenn sie nicht nach seiner Vorstellung handelten. Als eine Gruppe von Jungen die Klasse störte, ergriff Conner für seine Lehrerin Partei und schrie, “Sie mißachten die Regeln!”

Conners Lehrerin stufte ihn als hyperaktiv ein und der Schulpsychologe stimmte der Diagnose von ADHS zu, aber Adderall hatte ihm nicht viel geholfen. Das Medikament wurde abgesetzt. Conners außergewöhnliche Argumentationsfähigkeit ließ seine Eltern witzeln, er wäre eines Tages ein toller Politiker oder Anwalt.

Das ungewöhnlichste Merkmal bei Conner war, wie hart er zu sich selbst war. Einmal wurde er fast hysterisch, als seine Eltern ihm eine “Auszeit” erteilten. Conner behauptete, er habe so viel schlimmes in seinen sechs Jahren angerichtet, daß sein Geist bald von der Erde verbannt werde. Er sagte seinen Eltern sogar, daß es ihm schwer falle, ihre Liebe anzunehmen, weil er so viel Böses getan habe. Er bauschte jede Kritik hundertmal auf.

Das wiederkehrende Thema beim Spielen war ein verlorener Junge, dessen Eltern tot waren. Er fragte Leute, die vorbeiliefen: “Nehmen Sie mich mit nach Hause?” Conner hatte seinen Großvater vor mehreren Jahren verloren und hatte immer noch eine starke emotionale Bindung zu ihm. Er führte häufig Gespräche mit ihm. Conner hatte einen wiederkehrenden Traum, in dem er mitten in einem Kreis von geliebten Menschen saß.

Als Conners Mutter im siebten Schwangerschaftsmonat war, wurden ihr und ihrem Mann das gemietete Haus gekündigt, weil es verkauft wurde. Sie wollten ein eigenes Zuhause haben und kauften gleich ein Haus.

Wir fanden es seltsam, daß Conner von Schuldgefühlen und der Angst, verwaist zu werden, gequält war. Wir fanden heraus, daß seine Mutter 10 Jahre vor seiner Geburt viele ungedeckte Schecks geschrieben hatte und für ein Jahr ins Gefängnis mußte. "Ich ging durch die Hölle mit der Verhaftung und Verurteilung," vertraute sie uns an. Wir und andere Homöopathen beobachten häufig, daß die Gedanken und Gefühle, die Eltern unmittelbar vor der Zeugung oder während der Schwangerschaft erleben, eine direkte Wirkung auf den Zustand des Kindes haben können. Je jünger das Kind, desto klarer ist dieser erbliche Einfluß zu sehen, ob er durch die Gene oder einen anderen Mechanismus weitergegeben wird. Mit zunehmendem Alter wird es zunehmend schwierig zu sagen, welche Merkmale vererbt und welche angelernt wurden.

Mit dieser zusätzlichen Information waren wir uns ziemlich sicher, welches Mittel Conner brauchte. Wir fragten, ob er unruhige Hände hatte. Seine Eltern bestätigten, daß er häufig unangebrachte Hände- und Körperbewegungen machte und andere Leute anfaßte, sogar Fremde. Wir verabreichten Conner *Kali bromatum* (Kaliumbromat), ein ausgezeichnetes Mittel für aufrichtige, familienorientierte Menschen, die das Gefühl haben, ihre Chance auf Gottes Vergebung versündigt und nun nur Gottes Strafe verdient zu haben. Conner hatte diesen Zustand offensichtlich von seiner Mutter durch ihr kriminelles Verhalten einige Jahre vor seiner Zeugung geerbt.

## Ein liebes, schlängeliges Kind

Michael wurde mit 6 Jahren mit ADHS diagnostiziert. Sein Kinderarzt verschrieb Ritalin, aber seine Mutter gab ihrem Sohn ungern Medikamente. Michaels Lehrer beschwerten sich über sein Schlängeln, Schmollen, unangebrachte Geräusche, Ablenkbarkeit, Unruhe, Störverhalten und Unreife, sowie darüber, daß er sich um vieles Sorgen machte. Die nächste Gruppe von untragbaren Verhaltensmustern war Erregbarkeit, Impulsivität, Lutschen, Kauen, häufiges Weinen, leichte Frustration, Prahlen, Überempfindlichkeit auf Kritik, Tagträumerei, übertriebene Forderungen an Aufmerksamkeit, Unterwürfigkeit und Mangel an Durchführungsvermögen. Eine ganz ordentlich Liste!

Testergebnisse deuteten auf beträchtliche Lern- und Verhaltensprobleme hin, aber das Kind, das wir kennenlernten, war lieb und sensibel. Seine Mutter beschrieb ihn als "eigentlich ganz normal - wie jedes sechsjähriges Kind, aber aktiver". Michael tat sich auf jeden Fall schwer, in der Schule still zu sitzen. Seine Leistungen waren unbeständig. "Manche Blätter waren perfekt geschrieben; andere sahen aus, als hätte ein Außerirdischer sie gefertigt." Michael wollte sich lieber mit anderen Kindern unterhalten als Hausaufgaben machen. Die Lehrer berichteten, daß sein Verhalten an einem Tag fantastisch, aber am nächsten furchtbar sein konnte. Michael wurde leicht aufgedreht, besonders wenn es ihm langweilig war. Er unterhielt sich, in dem er Papierstücke zerknüllte und eins nach dem anderen wegwarf. Michael mußte ständig in Bewegung sein; er rannte acht- bis zehnmal pro Tag auf die Toilette oder krabbelte auf dem Boden im Klassenzimmer herum. Er hörte nicht damit auf, wenn die Lehrerin ihn ermahnte.

Sich zu Hause konzentrieren fiel Michael auch nicht leichter. Wenn der Fernseher lief oder der Vorhang auf war, mußte seine Mutter von ihm verlangen, daß er ihre Anweisungen wiederhole; sonst hätte er nicht darauf reagiert. Michael war aber weder gewalttätig noch aggressiv und war eher ein Mitläufer. Andere Kinder mochten ihn, weil sie ihn lustig fanden, aber sein Selbstwertgefühl war sehr schlecht.

Michaels Eltern hatten sich scheiden lassen, als er zwei Jahre alt war. Er war nie sicher, wann sein Vater ihn abholen würde. Er meinte alles gut und machte sich Sorgen über die Gewalt seines Vaters gegenüber seiner Stiefmutter; daß er zu spät zur Schule kommen könnte; daß seine Schnürsenkel reißen könnten und daß sein Geld für das Mittagessen nicht reichen könnte. Er machte sich auch Gedanken darüber, wer ihn von der Schule abholen würde und wie viele Tage er bei seinem Vater verbringen würde.

Michael war ein überempfindliches Kind und weinte, auch wenn er nur sanft getadelt wurde. "Ich habe Angst, wenn jemand mich anschreit. Ich befürchte dann, daß ich wieder bestraft werde. Ich rege mich sehr darüber auf." Michael wollte ein braves Kind sein und fühlte sich schrecklich, wenn sein Verhalten ihn in Schwierigkeiten brachte.

Wir fanden viele Widersprüche in Michael. Er war störend und unüberlegt aber hoch sensibel. Michael konnte abwechselnd schmollend und liebevoll sein. Er hatte Angst davor, Fehler zu machen, aber er hielt sich trotzdem nicht zurück. Viele seiner Symptome waren typische ADHS-Symptome, die ihn von anderen Kindern mit ADHS nicht unterschieden: Impulsivität, Erregbarkeit, Ablenkbarkeit und Konzentrationsschwierigkeiten. Im Gegensatz zu vielen anderen Kindern mit ADHS hatte er jedoch viele Schuldgefühle über sein Verhalten und machte sich ständig Sorgen, daß er wieder etwas "vermasseln" könnte. Die meisten unartigen Kinder sind nicht besonders empfindlich auf Tadel. Es war diese Mischung von typischen ADHS-Symptome mit seiner Überempfindlichkeit und seinen vielen Sorgen, die Michael für uns auszeichnete.

Michael reagierte sehr gut auf nur eine Gabe *Natrum muriaticum* (Kochsalz) - ein Mittel für sehr sensible Menschen, besonders nach Trauer oder Verlust. Menschen, die dieses Mittel brauchen, sind ausgesprochen empfindlich auf Tadel und fühlen sich sehr schlecht, wenn sie etwas Falsches tun. Michael hat dieses Mittel nur zweimal im vergangenen Jahr gebraucht. Innerhalb von Wochen nach Beginn seiner Behandlung staunten seine Lehrer über die deutliche Verbesserung in seiner Einstellung und seinem Verhalten. Sein ständiger Bewegungsdrang hatte nachgelassen. Vor der homöopathischen Behandlung bekam Michael Einträge pro Tag. Beim Folgetermin sechs Wochen später hatte er keinen einzigen Eintrag bekommen. Michael war auch nicht mehr so empfindlich auf Tadel.

Als wir Michael fragten, wie er sich fühlte, sagte er: "Mir fällt es leichter, mich zu konzentrieren. Manchmal bekomme ich 'Sterne' und 'Supersterne' und Mama ist ganz stolz auf mich." Was uns am meisten berührte war, wie viel besser sich Michael über sich selbst fühlte.

Michaels Verbesserung dauert an. Er spielt sich nicht mehr auf in der Klasse oder beim Mittagessen. Er bleibt eher an seinem Platz und macht sich nicht mehr so viele Sorgen. Seine Führungsqualitäten haben sich gewaltig verbessert. Er wurde neulich als "Schüler der Woche" gewählt. Seine Lehrerin sieht seine größte Verbesserung in seiner Bemühung. Alle freuen sich sehr über Michaels Verhalten.

## *Natrum muriaticum* (Kochsalz)

Das Hauptgefühl bei Kindern, die *Natrum muriaticum* benötigen, ist abgelehnt und ungeliebt zu sein. Sie ziehen sich daraufhin zurück, um erneute Verletzungen zu vermeiden. Diese Kinder sind eher schüchtern, introvertiert und verhalten sich selten problematisch. Sie weinen ihre salzigen Tränen allein; sie wollen sich in der Öffentlichkeit nicht genieren. Sie sind oft Vertraute für Eltern oder Freunde. Kopfschmerzen, Allergien und Herpesbläschen sind häufige körperliche Beschwerden. Die Kinder verlangen oft Salz, Pasta und Brot und verabscheuen schleimige Nahrung und Fett.

# 13

## "Ich muss ihm alles zehnmal sagen"
## Aufmerksamkeitsdefizit ohne Hyperaktivität

Manche Eltern fragen uns: "Sind Ihre Fälle alle so extrem? Mein Kind hat nur leichte ADHS-Symptome." Obwohl einige Kinder in unseren Büchern die Wände hochgehen, ihre Schulkameraden verprügeln und sonstiges unmögliches Verhalten an die Tagesordnung bringen, möchten wir Sie vergewissern, daß die meisten Patienten, die wir behandeln, recht normale, nette Kinder sind, die sich einfach nicht konzentrieren können. Beispiele von solchen Kindern werden in diesem Kapitel geschildert.

### Er kann sich Anweisungen nicht merken

Grace brachte ihren Sohn Jeff zu uns, als er acht Jahre alt war. Das Kinderkrankenhaus vor Ort untersuchte ihn gerade auf ADHS, weil er in der Schule nicht still sitzen und aufpassen konnte. Der Kindergarten war für ihn ein Alptraum gewesen. Seine Einstellung war miserabel, er konnte nicht auf seinem Platz bleiben und er sprang alle paar Minuten auf, um Stifte zu spitzen oder mit Freunden zu plaudern. Alles lenkte ihn ab. Seine Gedanken waren immer woanders. Seine Mutter erklärte: "Er kann sogar das Gras wachsen hören." Jeff konnte sich für sein Leben keine Anweisungen merken. Er war frech in der Klasse und zerrte an die Geduld seiner Lehrer, weil er unaufhörlich unterbrach und störte. Er vergaß natürlich, seiner Mutter von seinem Problemverhalten in der Schule zu erzählen. Jeff hatte auch ernsthafte Lernprobleme. Er musste die erste Klasse wiederholen, weil er immer noch nicht lesen konnte. Nun war er in der zweiten Klasse und schrieb Zahlen und Buchstaben verkehrt.

Jeffs Eltern hatten sich scheiden lassen, als er drei Jahre alt war. Sein Verhalten entwickelte sich zurück und er wollte nicht abgestillt werden. Er war sehr unsicher - ein "Mamakind" - und ängstlich. Mit

Erwachsenen und jüngeren Kindern war er reizend und lieb, aber bei gleichaltrigen Kindern tat er sich schwer, Freunde zu finden. Er schien sehr geltungsbedürftig und sagte oft: "Schau mir zu! Schau mir zu!"

Jeff war ausgesprochen launisch; seine Mutter beschrieb ihn als "himmelhoch jauchzend oder zu Tode betrübt". Bei schlechter Laune weinte er, schrie, fluchte, knallte Türen zu und sagte seiner Mutter abwechselnd, daß er sie liebte und haßte. Er warf auch Gegenstände auf den Boden und zerriß Papier.

Das Leben war beängstigend für Jeff. Er hatte Angst, nachts zum Fenster hinaus zu schauen, und er hatte bis vor kurzem bei seinem Bruder geschlafen, weil er Angst hatte, wenn er allein war. Er hatte Angst vor der Dunkelheit und brauchte ein kleines Nachtlicht zum Schlafen. Bei gruseligen Filmen hielt er sich an der Mutter fest, bis er sieben Jahre alt war. Er wollte nichts neues probieren, besonders wenn er nicht sicher sein konnte, daß er beim ersten mal erfolgreich wäre.

Jeffs körperliche Beschwerden waren u.a. Durchfall, Bauchweh und eine ständig laufende Nase. Er mochte Hähnchen, Süßigkeiten und Hamburger. Nach Zuckerkonsum wurde er besonders aufgedreht und unbändig.

Das Mittel, das Jeff am meisten half, war *Lycopodium* (Bärlapp). Es kann ängstlichen Kindern helfen, die sich unreif verhalten und versuchen, ihre Fehler zu vertuschen. Sie versuchen, mutig und kräftig aufzutreten, aber im Inneren sind sie zaghaft und ängstlich. Kinder wie Jeff fühlen sich oft wohler, wenn sie mit jüngeren statt mit gleichaltrigen Kindern spielen, weil sie durch ihr Alter die Führungsrolle übernehmen können. Diese Kinder machen sich viele Gedanken darüber, was andere von ihnen halten und sind um ein gutes Ansehen bemüht. Ihre innere Unsicherheit führt oft zu Lampenfieber vor Auftritten oder Prüfungsangst. Dann befürchten sie, daß ihre innere Schwäche oder Wissensmängel ans Tageslicht kommen könnten. Manchmal besteht eine Veranlagung zu Legasthenie und Ablenkbarkeit. Diese Kinder würden oft alles für Süßigkeiten hergeben, aber sie können negativ darauf mit körperlichen Symptomen oder Verhaltensauffälligkeiten reagieren.

Zwei Monate nach der Mittelgabe bekam Jeff seine bisher besten

Schulnoten. Seine Legasthenie war besser geworden. Er konnte nun still sitzen, sich ordnungsgemäß melden und im Unterricht aufpassen. In den darauffolgenden 18 Monaten verbesserte sich sein Verhalten zusehends. Er kam leichter in Kontakt mit gleichaltrigen Kindern, und viele schauten zu ihm auf, weil er sportlich so agil war. Seine Lehrer berichteten, daß er weniger impulsiv sei und sein Verhalten sich dramatisch verbessert habe. Er machte sogar zwei Jahre Mathematik in sechs Monaten durch, was zu der Erkenntnis führte, daß er eigentlich sehr intelligent war. Für ihn war der Förderunterricht, wo er hauptsächlich wegen seines Verhaltens gelandet war, nicht mehr nötig. Heute, drei Jahre später, entwickelt er sich weiterhin positiv in einer normalen Klasse.

### *Lycopodium clavatum* **(Bärlapp)**

Diejenige, die dieses Mittel brauchen, sind oft ängstlich und feige aber versuchen, dies nicht preiszugeben. Innerlich fühlen sie sich unzulänglich und sie haben ein niedriges Selbstwertgefühl. Oft wurden sie von Eltern aufgezogen, die sie ständig duckten und kritisierten. Die Kinder kommandieren andere herum, besonders jüngere Kinder, und sie schlüpfen manchmal in die Rolle des Klassenclowns. Sie können leicht ablenkbar und von Legasthenie betroffen sein. Menschen, die *Lycopodium* brauchen, zögern oft, etwas neues auszuprobieren, weil sie Versagensängste haben. Sie verlangen häufig Süßigkeiten und eine Veranlagung zu Hypoglykämie kann vorliegen. Körperliche Symptome sind u.a.Blähungen, besonders von Bohnen und Kohlgemüse.

---

## Ein Kind “im Weltraum”

Die Mutter des 12-jährigen Colin rief uns zum ersten Mal vor zwei Jahren an, weil ihr Sohn Konzentrationsschwierigkeiten hatte. Sein Vater schätzte, daß etwa 70 bis 80 Prozent der Anweisungen, die er seinem Sohn gab, einfach nicht ankamen. “Während der dritten Klasse bemerkten wir allmählich ein Problem beim Konzentrieren und Lernen. Zuerst führten wir es auf Beziehungsprobleme mit seinem Lehrer zurück und schenkten seinen Problemen keine weitere Achtung, aber in der vierten Klasse berichtete jeder Lehrer, daß er hinterherhinkte. Sie beobachteten, daß er nicht richtig auf Anweisungen hörte; man mußte sie für Colin wiederholen. Oder falls er die Anweisungen verstand, wurde er mit der Aufgabe nicht rechtzeitig fertig und reichte oft Arbeiten nach. Alle seiner Lehrer haben uns seitdem erzählt, daß er wirkt, als wäre er irgendwo im Weltraum; sie müssen ihn immer wieder zurückrufen. Hausaufgaben fertig zu stellen fällt ihm schwer. Er wird zappelig und muß aufstehen und herumlaufen, oder vielleicht weiß er gar nicht mehr, was er tun sollte. Er liest gut und ist in Mathematik auch nicht schlecht. Wenn er etwas tut, was ihm sehr gut gefällt, wie z.B. Nintendo, kann er voll bei der Sache bleiben, aber wenn eine Aufgabe langweilig oder monoton ist, schweift er ab. Man hat ihn mit einer leichten Form von ADHS diagnostiziert. Wir gaben ihm Ritalin zwei Monate lang in der vierten Klasse, aber ich wollte mit Medikamenten nicht fortführen.

"Colin schweift ab, träumt, schaut ins Leere. 'Im Weltraum' sagen alle über ihn. Die Lehrer rufen uns oft an und beschweren sich über seine Unaufmerksamkeit. Seine Verträumtheit hat seine Noten auf jeden Fall heruntergezogen, obwohl er noch keine Sechser schreibt. Er ist auf einem niedrigeren Niveau gelandet. Früher war er bei den besten Lesern, aber jetzt nicht mehr. Colin redet, kichert, pfeift, benimmt sich albern, ruft während des Unterrichts in die Klasse hinein und wird wegen der Störung bestraft. Dann muß er seine Lehrerin irgendwann wieder fragen, was er eigentlich tun sollte.

"Wenn Colin etwas in seinen Kopf gesetzt hat, läßt er nicht so schnell wieder los, auch wenn er weiß, daß er deswegen in Schwierigkeiten geraten könnte. Ich sagte ihm mal, er durfte keinen Ringkampf im Fernsehen anschauen, weil er seine Hausaufgaben noch nicht fertig hatte. Ich warnte ihn drei- oder viermal, aber er hörte nicht darauf. Die Konsequenz war, daß er auch nicht ins Kino durfte, obwohl er den Film so gern sehen wollte."

Colin war energiegeladen; man konnte ihn abends kaum ins Bett bringen, besonders während des Schuljahrs. Ihn dann morgens aufzuwecken war noch schwieriger. Er war ein Trödler, und es war ein Kampf, ihn morgens in Richtung Schule zu bewegen. Früher war Colin ein liebes Kind, der allen gefallen wollte, aber in letzter Zeit wurde er immer frecher zu seiner Mutter. Er war im allgemeinen kein Redner und neigte zum Murmeln. Er konnte unfreundlich wirken, wenn er gerade keine Lust zu reden hatte, aber er hatte genug Freunde. Er redete offener mit seinem Vater als mit seiner Mutter. Seiner Mutter war es rätselhaft, wie der Colin den sie kannte so viel in der Schule anstellen konnte.

"Einer seiner besten Freunde wurde letztes Jahr durch einen Unfall erschossen. Das traf Colin schwer. Er weinte fast jede Nacht vier oder fünf Monate lang. Er war so rücksichtsvoll auf die anderen Leute, die davon betroffen waren. Seitdem hat er sich irgendwie verändert. Er spielt sich mit seinen Freunden in der Kirche auf und ist in letzter Zeit etwas leichtsinnig, besonders mit seinem Go-Kart. Colin kann aufstehen und mir gar nicht sagen, wo er hingeht. Er geht einfach weg. Vor ein paar Tagen fuhr er los mit seinem Go-Kart und baute einen ziemlich schlimmen Unfall. Ein Zeuge erzählte mir nachher, daß Colin viel zu schnell gefahren war und die Kontrolle über das Fahrzeug verlor. Er hätte sich schwer verletzen können. Er spielt auch immer wieder mit Streichhölzern." Colins Mutter sagte, daß sie sich inzwischen schwer tat, klar zu denken.

Wir fragten nach irgendwelchen Kopfverletzungen in der Vergangenheit. Da fiel seiner Mutter ein, daß Colin sich verletzt hatte, als er etwa acht Jahre alt war: Er und seine Schwester spielten mit einem Flaschenzug, mit dem sie zwischen zwei Bäumen hin und her schaukeln konnten. Plötzlich schlug der Flaschenzug direkt an Colins Stirn. Seine Lehrerin berichtete am nächsten Tag, daß er einmal nach vorne auf seinen Schreibtisch hinfiel. Eine neurologische Untersuchung und ein EEG zeigten keine Auffälligkeiten.

Als wir Colin über seine Konzentrationsfähigkeit befragten, sagte er: "Kein Problem. Ich passe halt manchmal nicht auf oder ich rede mit anderen." Kinder sind sehr unterschiedlich in bezug auf Selbsterkenntnis und -verständnis. Obwohl er lieb und gutmütig war, schien Colin genauso wenig Ahnung von sich selbst zu haben wie von seiner Umgebung.

Das erste Mittel, das wir für Colin verschrieben, *Calcarea carbonica*, verbesserte einen Anteil seiner Symptome. Sechs Monate nach unserem ersten Gespräch war Colin jedoch wieder "abschweifend, verträumt, wieder im Weltall - einfach in einer anderen Welt." Eine

Wiederholung des *Calcarea carbonica* half leider nicht weiter; wir wechselten Colins Mittel zu *Helleborus* (schwarze Nieswurz). Dies ist ein ausgezeichnetes Mittel für abwesende, verträumte Kinder, die ihrem Umfeld nicht bewußt sind. Es ist auch angezeigt für die Nachwirkungen von Kopfverletzungen und Trauer.

Sieben Wochen später freute sich Colins Mutter über eine dramatische Verbesserung. Colins Noten waren besser und seine Aufmerksamkeit hatte sich so weit verbessert, daß er eine Belobigung bekam! Colin konnte sein Quasseln, Kichern und seine Ablenkbarkeit besser beherrschen und war auch besser im Sportunterricht. Seine Mutter freute sich am meisten darüber, daß Colin endlich wieder "auf Erde" war. Der Ausschlag an seinen Armen, der ihn gestört hatte, war verschwunden und sein Fußpilz war deutlich besser.

Drei Monate später war Colin unter den besten Schülern, seine Lehrer freuten sich und seine Mutter berichtete stolz, daß er viel extrovertierter sei. Er war aufmerksamer zu Hause und in der Schule und fähig, sich normal in verschiedenen Situationen zu unterhalten. Nach Schätzung seiner Mutter hatte er sich um etwa 80 Prozent seit Beginn der Behandlung verbessert. Diese positive Änderung dauert an; wir vereinbaren Termine mit Colin nur noch zweimal im Jahr.

**"Ich will nicht aufwachsen!"**

"Wir haben keine Ahnung, wer der Vater von Melissa ist," sagte ihre Adoptivmutter. "Wir haben sie gleich nach der Geburt adoptiert." Melissas leibliche Mutter wurde mit 18 schwanger, brach die Schule ab, "stellte viele verrückte Dinge an" und war eine pathologische Lügnerin. Melissas Adoptivmutter beschrieb ihre siebenjährige Tochter als "lieb, aber strohdumm". Die leibliche Großmutter wollte weder mit ihrer Tochter noch mit dem Kind etwas zu tun habe. Die leibliche Mutter war sich nicht sicher, wer Melissas Vater war. Wenn es der Mann war, den sie vermutete, war er auch ziemlich verrückt und sehr risikofreudig. Keiner von beiden hatte an die Konsequenzen gedacht. Bald nach Melissas Geburt wurde die leibliche Mutter wieder schwanger und fragte die Adoptivfamilie, ob sie dieses Kind auch annehmen würde. Die Familie sagte ab; konnte aber eine andere Adoptivfamilie für das Geschwisterchen vermitteln.

Melissa war ein braves Baby und weinte kaum, aber nach der

ersten Woche bekam sie Nachtängste. Das Essen war für sie uninteressant; sieben Jahre später mußte ihre Adoptivmutter sie immer noch dazu zwingen. Ihre Mitschüler fanden sie lustig, weil sie im Klassenzimmer oft sang und tanzte, aber Melissa hatte Konzentrationsprobleme. Die Lehrerin in der ersten Klasse berichtete, daß Melissa viel mit ihren Klassenkameraden redete, zum Fenster hinaus schaute, herumtrödelte und ständig abgelenkt wurde. "Sie denkt sich nichts dabei," erklärte ihre Mutter. Melissa war bezüglich Reife mindestens acht Monate hinter ihrem Klassenkameraden. Immer wieder ereigneten sich Vorfälle, bei denen sie viel weinte und beschwor, ihr ganzes Leben nur zu spielen und nie aufzuwachsen. Melissas Lieblingsspielkameraden waren mehrere Jahre jünger als sie. Zuerst war sie Säuglingen gegenüber skeptisch, sogar ablehnend. Nun mochte sie Babys gern.

Melissas Lieblingsbeschäftigung war Tiere nachzuahmen. Im Kindergarten spielte sie einen Hund oder eine Katze so lang, bis die Geduld der Erzieherin fast am Ende war. Melissa liebte den Familienhund, einen Bishon, und war immer gern von "zigtausend Stofftieren" umgeben. Als Kleinkind streckte Melissa die Zunge heraus und schleckte wie ein Hund. Nun sagte sie ihrer Großmutter "Wau wau" jeden morgen zum Abschied. Melissa fühlte sich von Tieren so angezogen, daß ihre Mutter sie in ein monatliches Erlebnisprogramm im Zoo anmeldete. Melissa erzählte uns von ihrem wiederkehrenden Traum, von einem Alligator gejagt zu werden. Die einzigen Tiere, die Melissa nicht mochte, waren Insekten. Ganz im Gegenteil sogar - sie bekam panische Angst, wenn eine Motte zu ihr ins Auto flog oder eine Fliege in ihrer Nähe war. Sie haßte alles, was um sie herumschwirrte, sogar Schmetterlinge.

Melissa redete unaufhörlich (besonders nach Zuckerkonsum) und war ein ausgesprochen beharrliches Kind; sie ließ nicht locker, bis sie das hatte, was sie wollte. Wenn sie ihren Kopf nicht durchsetzen konnte, reagierte sie mit Schreien, Weinen und Schmollen. Wenn ihre Mutter sie tadelte, sagte Melissa darauf: "Du liebst mich nicht." Sie war ein liebevolles Kind - "Sie hat kein böses Blut" - und wollte mit allen befreundet sein. Mit Umarmungen war sie großzügig. Die Familie war neulich in einen anderen Bundesstaat umgezogen, und Melissa fühlte sich in der neuen Schule noch nicht angenommen. Sie klagte häufig:

"Niemand spielt mit mir!" Melissa versuchte, in Kontakt mit den anderen Kindern zu treten, aber sie war dabei so aufdringlich, daß die Kinder sie mieden. Sie vermißte ihre beste Freundin, die nach Chicago gezogen war, dermaßen, daß Melissas Mutter ein wöchentliches Telefongespräch zwischen den beiden einrichtete. Einsamkeitsgefühle schlichen sich bei Melissa auch nachts ein, zuerst als Alpträume. Bald fing sie an, nachts zu ihren Eltern ins Bett zu gehen.

Melissa liebte Schokoladeeis und Vanilleeis mit Schokoladenglasur, aber ihre Mutter ließ sie Schokolade nur ungern essen, weil Melissa nach Schokoladenkonsum so griesgrämig wurde. Als Kleinkind hatte Melissa auf Schokolade mit großen roten Flecken an der Stirn reagiert. Rote Bonbons, rote Beete und rohe Karotten rangierten auch hoch auf der Liste von Melissas Lieblingsspeisen.

Wir wählten das homöopathische Mittel *Chocolate* (Schokolade) für Melissa, weil sie sich wie ein Kleinkind verhielt, nicht aufwachsen wollte, sich ausgeschlossen fühlte aber doch liebevoll war. Weitere Gründe waren ihre Zuneigung zu und Nachahmungen und Träume von Tieren, sowie ihr starkes Verlangen nach Schokolade und roten Speisen. *Chocolate* ist ein passendes Mittel für Menschen, die das Gefühl haben, als Kleinkind von der Mutter vernachlässigt worden zu sein, oder die Verspicltheit der Kindheit irgendwie verpaßt zu haben. Dies kann zu einem Peter Pan-ähnlichen Zustand führen, in dem man nicht erwachsen werden will.

Melissas Mutter berichtete sechs Wochen später, daß Melissa weniger zankte; bereit war, Speisen zu essen, die sie früher abgelehnt hatte; Tiere nicht mehr so oft nachahmte und sich eher mütterlich mit wesentlich jüngeren Kindern verhielt. "Sie wird erwachsen!" Melissa quasselte und unterbrach weniger und wurde insgesamt selbständiger. Drei Monate nach dem ersten Gespräch schätzten Melissas Eltern ihre Verbesserung auf 75 bis 80 Prozent.

Sieben Monate nach dem ersten Termin berichteten uns Melissas Eltern, wie sehr sie und die Lehrerinnen sich darüber freuten, daß Melissa aufmerksamer war und ihre Aufgaben leichter fertigstellte. Die Tagträumerei hatte deutlich nachgelassen, und die Verbesserung ihres Durchhaltevermögens bei den Hausaufgaben war "wie Tag und Nacht".

Melissas Mutter beschrieb die Veränderungen in ihrer Tochter mit "wunderbar", "erstaunlich", "wie eine Kehrtwendung" und freute sich riesig, daß ihre Tochter sich "wie ein normales Kind" verhielt. Melissa machte keine Tiere mehr nach, verhielt sich höflich und rücksichtsvoll mit anderen Kindern statt "wie ein Baby" und hatte sogar eine neue Freundin. Ihre Redseligkeit trat jetzt nur noch nach zuviel Zuckerkonsum hervor, und ihre Beharrlichkeit hatte deutlich nachgelassen. Melissas Mutter schätzte die Gesamtverbesserung auf 95 Prozent ein. Melissa hat in den letzten vier Monaten keine weitere Behandlung gebraucht.

**"Ich hasse Mathe und Rechtschreiben! Ich kann ja gar nichts!"**

Seit sie ein Kleinkind war hatte Hope Konzentrationsprobleme. Sie war nie ein Kind gewesen, das sich mit Malstiften selbst beschäftigen konnte. Stattdessen flitzte sie von einer Beschäftigung zur nächsten. Hopes Mutter beschrieb ihre Tochter als unfähig, "zu Ruhe zu kommen". Hope wuchs in Europa auf und ging dort in die Grundschule; sie war deutlich unreifer als ihre Mitschüler. Die Kombination von mangelndem Durchhaltevermögen und Amblyopie (Schwachsichtigkeit) machte es ihr unmöglich, ihre Lesaufgaben fertig zu stellen. Ihre Eltern waren so besorgt, daß sie mit der ganzen Familie in die USA zogen, in der Hoffnung, daß Hopes Aufmerksamkeitsprobleme besser behandelt würden. Am Ende der zweiten Klasse hatte Hope einen fortgeschrittenen Wortschatz, aber sie konnte immer noch nicht richtig lesen. Ihre Mathekenntnisse lagen auch unter dem Durchschnitt. Das Einmaleins auswendig zu lernen war für Hope noch undenkbar.

Als Hopes Mutter uns zum ersten Mal anrief, war Hope fast am Ende des vierten Schuljahrs, aber auch mit täglicher Nachhilfe war sie noch nicht in der Lage, in der Klasse aufmerksam zu sein. Hope war auf keiner Weise ein Störenfried. Ihre Lehrer fanden sie reizend, aber ihr Kopf war offensichtlich nicht bei der Sache.

Dieses Mädchen arbeitete fest und wollte Erfolg haben, aber es klappte nicht. "Ich kann einfach nichts," klagte sie ihren Eltern. Sie war hochempfindlich auf Kritik und mochte es nicht, unrecht zu haben. Ihr Selbstvertrauen schwand zusehends: "Ich hasse Mathe. Ich hasse Rechtschreiben. Ich werde nie studieren." Sie wußte genau, wie sie im Vergleich zu den anderen bei jeder Arbeit abschnitt. Sobald sie einen gewissen Frustrationspunkt überschritt, machte sie dicht und lehnte das Lesen vollkommen ab. Hopes Mutter beschrieb es “wie eine Art Schleier,” der ihre junge Tochter am Lernen hinderte.

Hope war reizend, liebevoll und sogar etwas schelmisch; sie hatte eine anziehende Wirkung auf andere. Sie war ihrer Mutter in diesem Punkt sehr ähnlich, und jeder, der sie zusammen sah, bemerkte die Ähnlichkeit der beiden, bis zur Frisur. Freunde zu finden und mit ihnen zu plaudern war für Hope kein Problem. Aber wenn sie völlig frustriert wurde, knallte sie ihre Tür zu und stellte ihr Zimmer auf den Kopf. Ihre Unzufriedenheit mit sich selbst wurde zu Aggressivität. Dieses Verhalten führte dazu, daß sie zur Geburtstagsfeier einer engen Freundin nicht eingeladen wurde. Hope wurde ihre Aggressivität bewußt; sie war sehr traurig darüber.

Im Gegensatz zu ihren schulischen Schwächen war Hope in Ski- und Inlinerfahren begabt. Ihre Kommunikationsfähigkeiten waren auch ausgezeichnet und sie ging gern auf Reisen. Zu unserem ersten Termin kam sie sogar mit ihren Inlinern. Sie hatte einen starken Willen: Sie hatte jahrelang an ihren Fingernägeln gekaut, bis sie sich eines Tages entschloß, die Gewohnheit abzustellen. Ihr gelang es auf Anhieb. Hopes wichtigsten Prioritäten waren von Gleichaltrigen gemocht und angenommen zu werden. Wenn dic Gruppe etwas tal, machte sie mit, ohne an die möglichen Konsequenzen zu denken. Wenn sie damit in Schwierigkeiten geriet, suchte sie nach einer Ausrede, um nicht für eine Missetat beschuldigt zu werden.

Hopc war ein sehnlich erwünschtes Kind. Wegen zwei Fehlgeburten mußte Hopes Mutter während der Schwangerschaft im Bett bleiben. Sie folgte den Anweisungen ihres Arztes und trotz morgendlicher Übelkeit und einer Blutung in den ersten Monaten lief alles gut.

Hope mochte viel Zuneigung und Unterstützung und fühlte sich immer besser, wenn ihre Eltern dabei waren. Sie liebte Gesellschaft, spielte ungern allein und blieb lieber drinnen mit nichts zu tun als nach draußen zu gehen und allein zu spielen. Hope hatte Angst vor neuen Situationen und besonders vor Ärzten, die etwas mit ihr tun wollten, um ihrer Konzentration auf die Sprünge zu helfen.

Hope war nicht von Problemen geplagt. Sie war ansonsten gut gelaunt und optimistisch. Ihre Konzentrationsstörung belastete sie am meisten, weil diese zu Frustration und ausbleibendem Erfolg führte. Sie hatte furchtbar Angst vor Anforderungen, die sie nicht erfüllen konnte. Hopes Mutter befürchtete, daß Hope sich ständig mit anderen vergleichen würde, wenn sie in die Pubertät kam. Hopes einzige körperliche Beschwerden waren streßbedingte Kopfschmerzen und Knieschmerzen von einer alten Skiverletzung.

Wir gaben Hope zuerst *Calcarea phosphorica* wegen ihrer Konzentrationsstörung, enormer Frustration, sportlicher Natur, Freundlichkeit, Reiselust und des früheren Sprunggelenkbruchs. Wir waren absolut nicht zufrieden mit der mäßigen Verbesserung, die daraus erfolgte. Hopes Mutter betonte noch mal, daß Hopes größtes Problem die Frustration über ihr schulisches Versagen war. Zwei Monate nach dem ersten Termin wechselten wir zu *Carcinosin* (Krebsnosode), ein angezeigtes Mittel für Kinder (und Erwachsene), die hohe, sogar unerreichbare Leistungen anstreben und dabei an die Grenzen ihrer Kräfte stoßen.

Mehr als drei Monate vergingen, bis wir wieder mit Hopes Mutter sprachen. Sie hatte warten wollen, bis Hope einen ganzen Monat in der Schule war, damit sie Hopes Entwicklung besser einschätzen konnte. "Ich glaube, wir sind auf dem richtigen Weg," sagte sie. "Sie ist viel ausgeglichener und ruhiger. Keine Wutanfälle mehr. Ich würde sagen, sie ist 'in Betrieb' statt nur 'eingeschaltet'." Hopes Nachhilfelehrer beobachtete eine Verbesserung in ihrer Konzentration und ihr Selbstvertrauen bezüglich schulischer Leistungen war deutlich besser. Hope hatte ständig Fortschritte im Lesen gemacht. Sie hatte jetzt weniger Angst vor neuen Situationen und war rücksichtsvoller geworden. Ihre Kopf- und Knieschmerzen waren weg; sie hatte sogar bei einem 5-Kilometer Rennen mitgemacht. "Sie ist mehr in ihrer Mitte," faßte ihre Mutter zusammen.

Hope hat in den letzten sieben Monaten noch drei Gaben *Carcinosin* gebraucht. Kürzlich rief ihre Mutter an und berichtete, daß Hope neulich ihr bisher bestes Schulzeugnis bekommen hatte, mitunter eine 1+ in Naturwissenschaft und eine 2 in Lesen. Mathe war noch eine Herausforderung. Sie bekam sogar eine Belobigung für ihre verbesserten Leistungen. "Man kann ihr die Erleichterung ansehen," sagte ihre Mutter. "Ich würde sagen, ihr geht es insgesamt 75 Prozent besser."

# 14

# “Man weiß nie, was sie gerade anstellt...”

## Listige, schelmische Kinder

Viele im deutschsprachigen Raum kennen die Lausbuben Max und Moritz aus dem Buch von Wilhelm Busch. Ihr amerikanischer Gegenpart, Calvin, treibt sein Unwesen auf einigen Seiten dieses Buchs. Trickreiche Kinder können einnehmend, unterhaltsam und lustig sein. Wenn sie mit ihren Späßen jedoch zu weit gehen, können sie ihre Eltern zur Verzweiflung treiben. Ein Kind kann das Necken und Sich-Verstecken manchmal gefährlich übertreiben. Lügen und stehlen können darauf folgen. Was als gutgemeinter Spaß begann kann zu schädlichem, zerstörerischem, sogar kriminellem Verhalten werden. Die Kinder, deren Geschichten wir in diesem Kapitel erzählen, sind alle gutmütig, aber ihr Verhalten hat dies nicht immer bestätigt.

## “Er agiert und denkt erst später darüber nach”

Phil, 14 Jahre, war ein sympathischer, einnehmender Junge. Seine Mutter beschwerte sich, dass er immer vorschnell agierte und unberechenbar und zwanghaft war. “Er macht verrückte Sachen. Er ist gern im Rampenlicht. Er kann mitten in einem Basketballspiel einen kleinen Tanz mit dem Ball einlegen. Er ist ein lustiger Junge, wie die Brüder Marx. Ich muss viel über ihn lachen. Er hat einmal eine Karategruppe von 50 Kindern mit seinen Eskapaden durcheinander gebracht. Der Trainer konnte die Gruppe nicht mehr unter Kontrolle bringen, weil alle sich vor Lachen bogen.” Phil hatte einen dramatischen Zug. Obwohl er stotterte, neigte er dazu, zu laut zu sprechen und übermäßig überschwenglich zu sein. Er konnte gut Klavier spielen, aber er mochte nur schnelle Stücke.

Phil hatte seine bösartige Seite - einmal zündete er Streichhölzer an und warf sie auf Autos. Er hatte auch einen krankhaften Trieb zu lügen. Während seine Eltern schliefen, raubte er den Kühlschrank aus und leugnete die Tat später. Seine Hände zeigten noch Spuren von Eis und süßem Gebäck; er beteuerte seine Unschuld. Dieser Junge nahm sich Zeitschriften, Baseballkarten und andere Schätze aus dem Schlafzimmer seines Bruders, ohne einmal mit der Wimper zu zucken. Phil trieb es immer bis an die Grenzen. Er mochte es aber nicht, geneckt zu werden und hatte eine niedrige Frustrationsschwelle. Wenn er zornig wurde, fluchte er, warf Gegenstände, schlug um sich und knallte Türen zu.

Phil war beliebt und hatte einen ausgesprochenen Sinn für Humor, aber er konnte keine dauerhaften Freundschaften schließen. Seine Mutter bemerkte: “Phil könnte einen Vogel aus einem Baum locken.” Er war sehr tierlieb und sehr geduldig mit dem Familienhund. Er war auch immer besorgt, wenn seine Mutter krank war. Und manchmal bat er in Läden um kostenloses Spielzeug für seine Schwester.

Auf der anderen Seite fand Phils Mutter seine schlampigen Angewohnheiten widerlich. Er lag oft vor dem Fernseher und mampfte. Er warf Orangenschalen hinter die Möbel. Seine Mutter entdeckte ständig seine schmutzigen Socken, Eisstiele, Bonbonpapiere - und Essensreste, die inzwischen ein außerirdisches Erscheinungsbild angenommen hatten. Es war schwer, Phil zu seinem Anteil an Hausarbeit zu animieren. Sollte er Badetücher zusammenfalten, steckte er sie einfach unter ein Sofakissen. Seine Nachlässigkeit war extrem.

Phil wurde zu Hause geschult. Er war nicht hervorragend in Mathemathik und Schriftführung, aber mit Nintendo konnte er bestens umgehen. Autodidaktisch lernte er am besten. Er fand UFOs, Geister und das Ungeheuer von Loch Ness faszinierend. Er hatte Angst vor Spinnen, besonders vor großen Spinnen, aber er las gern über Taranteln.

Mit 6 Jahren bekam Phil Ritalin, ohne Erfolg. Jetzt nahm er Pemolin. Er hatte schon immer Schlafprobleme, und das Pemolin trug noch mehr dazu bei. Phil konnte manchmal neun Orangen hintereinander essen. Pizza war auch eine Lieblingsspeise.

Wie Sie sehen, war Phil ein Unikum und voller Widersprüche. Er war lebhaft aber faul, lieb und besorgt, aber log und stahl, humorvoll aber voller Wut. Phil liebte es, im Mittelpunkt zu sein, war charmant, aber oft wieder zugeknöpft.

Wir verschrieben *Tarentula* für Phil. Zu diesem Mittel paßten seine listige und gleichzeitig reizende Natur, seine Neigung zu lügen, sein Verlangen nach Aufmerksamkeit, sowie seine Mischung aus Faszination und Angst vor Spinnen.

Das Folgegespräch, sechs Wochen später, zeigte positive Änderungen in Phil. Seine Mutter bemerkte eine große Veränderung in seiner Einstellung. Er hatte das Pemolin abgesetzt, eine Teilzeitarbeit angefangen und einen neuen Freund gefunden. Er konnte jetzt besser und länger schlafen. Phil fühlte sich ruhiger, nicht mehr so zornig und zappelig. Er log weniger und hatte aufgehört zu fluchen und Gegenstände zu werfen. Das Stottern war auch besser und er redete nicht mehr so laut. Er trieb seine Mutter nicht mehr an ihre Grenzen. Wenn andere ihn neckten, reagierte er nicht mehr so wütend darauf. Seine Mutter beschrieb ihn als ausgeglichener. Zu Hause war er nach wie vor unordentlich.

Neun Wochen später ging es Phil immer noch gut. Er war immer noch ruhiger, nicht mehr so aggressiv und hatte keine Wutausbrüche mehr. Er fing an, ehrenamtlich im Jugendhaus mitzuhelfen. Er erzählte uns, dass er jetzt mehr über seine Vorgehensweise nachdachte und nicht mehr so empfindlich reagierte, wenn man ihn aufzog. Er war sogar so weit, dass er Badetücher endlich zusammenfaltete, anstatt sie zu verstecken.

Wir fragten Phils Mutter 9-1/2 Monate nach der Gabe *Tarentula*, ob sie für uns seine Entwicklung schildern könnte: “Der Unterschied zu letztem Jahr ist wie Tag und Nacht. Es ist angenehmer, mit ihm zusammen zu sein. Er ist nicht mehr so impulsiv. Er rastet nicht mehr aus und ist nicht mehr so nervös. Er hat jetzt 4 oder 5 Freunde und kommt mit Gleichaltrigen besser zurecht. Sie scheinen ihn wirklich zu mögen. Er kann das Leben eher nehmen, wie es kommt. Der Basketballtrainer hat ihn neulich gelobt.”

**Er liebte es, seinen Lehrern Streiche zu spielen**

Dennis, 10 Jahre alt, konnte einen ganz schön in Trab halten. Er war ein sehr aktives, kreatives Kind. Er hatte einen Hang für Komödie und spielte seinen Lehrern gern Streiche. Er genoß es auch "kleinen Kindern Angst einzujagen". Dennis war trotzig, streitsüchtig und hielt sich "ungern an die Regeln". Er verstand es meisterhaft, sich gegen Autorität zu sträuben. Er bekam ständig Ärger in der Schule; deswegen bat ihn seine Lehrerin, ein "Verhaltenstagebuch" zu führen. Dennis trieb alles bis an die Grenzen. Mit ihm zusammen zu leben bedeutete immer auf der Hut sein. Leute, die mit ihm zu tun hatten, hatten oft das Gefühl, von ihm hereingelegt zu werden. Als geborener Komiker suchte Dennis ständig Aufmerksamkeit. Er spielte Theater und tanzte gern und war immer dabei, neue Tanzschritte auszudenken. Er strengte sich an, in der Menge aufzufallen. Er liebte die Mimik und konnte sehr schnell reden. Dennis's Mutter formulierte es so: "Wenn der Strom ausfällt, kann man Dennis anzapfen." Er hatte Energie im Überfluß. Er spielte Cello. Klassische Musik machte ihn schläfrig; Rockmusik hielt ihn wach. Dennis interessierte sich auch stark für Mädchen.

Dennis hatte ausgesprochene Höhenangst und etwas weniger Angst vor Hunden. Er träumte von einem kleinen Mann mit Spinnenarmen. Ein großer Felsbrocken explodierte im Traum und auf dem Felsbrocken saß eine Spinne mit einem roten Hinterteil.

Dennis's körperliche Symptome waren u.a. Ohren- und Nebenhöhlenentzündungen, Allergien und asthmatische Bronchitis. Seine Mutter hoffte, daß die Homöopathie bei seinen Allergien sowie bei seinen Verhaltensproblemen helfen könnte.

Sie haben sicherlich die vielen Ähnlichkeiten zwischen Dennis und Phil auch bemerkt. Beide hatten viel Energie und Charme sowie einen trotzigen Zug. Vielleicht war Phils Auftreten deswegen etwas gewandter, weil er vier Jahre älter war. Wir gaben Dennis auch *Tarentula*. Menschen, die dieses Mittel brauchen, haben etwas listiges an sich, wie Max und Moritz. Freude am Tanzen, was Dennis und Phil auch gemeinsam hatten, ist auch charakteristisch für dieses Mittel.

Dennis wurde "weniger manisch" nach der Gabe *Tarentula*.

Acht Monate nach Beginn der Behandlung bekam Dennis eine Belobigung für gute Führung in der Schule. Er machte sogar freiwillige Zusatzarbeiten. Zwei Monate später trat er in die Verkehrsicherheitsmannschaft ein und half jüngeren Schülern, die Straße vor der Schule sicher zu überqueren. Er erwähnte, dass er Angst hatte vor Insekten, "die dich in ein Kokon einwickeln und dich aussaugen" wie in einem Fernsehprogramm, das er neulich gesehen hatte.

Neunzehn Monate sind nun vergangen, seit Dennis mit der homöopathischen Behandlung anfing. Sein Verhalten wird immer noch gelobt. Er zieht aber immer noch lustige Grimassen, spielt den Komiker und tut was er kann, um bei den Mädchen gut anzukommen.

**Luis versteckte sich im Gebüsch und sein Babysitter rief die Polizei**

Luis, 5 Jahre, hatte funkelnde Augen und ein schelmisches Lächeln, als hätte er ein großes Geheimnis. Seine Kindergartenerzieherin verwies ihn an uns. Er war sehr liebevoll, konnte aber trotzig und störend in der Gruppe sein. Ohne ersichtlichen Grund rastete er aus. Luis war impulsiv und neugierig, was ihn und andere manchmal in Gefahr brachte. Wenn die Gruppe zusammen zum Park lief, sprang er ohne Vorwarnung auf die Straße. Wenn er die Hand eines Kindes nicht halten wollte, wie die Sicherheitsanweisung lautete, warf er sich auf den Gehweg und musste zum Kindergarten zurückgetragen werden. Seine Erzieherin war mit ihren Nerven am Ende und war kurz davor, Luis vom Kindergarten zu verweisen.

Luis lief gern weg und versteckte sich. Er verschwand und kam nicht, wenn er gerufen wurde; andere auf dieser Weise zu ärgern machte ihm offensichtlich Spaß. Dieses Verhalten wurde einmal zu einem großen Problem, als sein Babysitter ihn nicht finden konnte. Sie rief verzweifelt die Polizei; einige Minuten später sprang Luis verschmitzt aus dem Gebüsch. Er hatte sich auch einen Ruf als Rasensprenklerdieb verschafft, was ihn während Trockenperioden besonders unbeliebt machte.

Luis's Kreativität und Fantasie waren unbegrenzt. Er schrieb seitenlange Fantasiegeschichten. Er zeichnete ein wunderschönes, detailliertes Bild von einer großen Spinne. Als Luis das Bild erklärte, sagte er, dass die Spinne die Erde ernähren würde, wenn sie starb. Er zeichnete Raupen auch besonders gern.

Luis tat sich schwer, während der Mahlzeiten still zu sitzen. Er belästigte seinen Bruder und neckte, stupste und zappelte. Wenn es ihm beim Mittagessen im Kindergarten langweilig wurde, zerbrach er das Plastikbesteck und warf mit Essen um sich. Er übernahm gern die Führungsrolle und sagte den anderen Kindern, was sie tun sollten. Wenn er sich mit seiner Schwester stritt, konnte er schlagen, treten und kneifen. Es war oft schwer, Luis zu strafen, weil er klugerweise seine Missetaten mit einer Umarmung oder einem Kuß wieder "gut" machte. Er schlich auch oft ins Schlafzimmer seines Bruders und klaute und versteckte seine Sachen; später gab er vor, nichts davon zu wissen. Als kleines Kind schnitt er seine Klamotten und Haare und beschuldigte jemand anders. Er erfand eine umfangreiche Geschichte von einer Katze, die seine kurze Hose zerschnitten hatte.

Luis hatte Angst vor Ungeheuern in seinem Schrank und Schatten an der Wand. Bei Gewittern schaltete er alle Lampen in seinem Zimmer ein. Er war so empfindlich auf Geräusche wie Staubsauger, Rasenmäher und Kettensäge, dass er manchmal Ohrenschützer aufsetzte. Er ging sehr liebevoll mit Tieren um, außer mit Spinnen und Insekten - diese tötete er gern.

Luis sah sehr reizend aus, aber er ging anderen auf die Nerven mit seinen Streichen. Er war aufgeweckt, intelligent und fast zu neugierig. Seine Beschäftigung mit Spinnen und Insekten interessierte uns. Was uns an Luis am meisten auffiel war sein Drang, sich vor anderen zu verstecken, ohne Rücksicht auf die Konsequenzen. Seine Ruhelosigkeit und das Verlangen, im Mittelpunkt zu sein, paßten zwar zu *Tarentula*, aber er zeigte keine Vorliebe für flotte Musik und Tanzen. Wir suchten für Luis ein anderes homöopathisches Mittel heraus, *Aranea ixobola*. Dieses Mittel wird auch von einer Spinne hergestellt und paßt zu Menschen, die andere übermäßig necken.

Luis's Eltern kannten die Homöopathie nicht und wußten nicht, was sie von einer Behandlung erwarten durften. Sie waren positiv überrascht. Seine Einstellung verbesserte sich eine Woche nach der Behandlung. Die Erzieherinnen beobachteten, daß er konzentrierter und weniger trotzig, abgelenkt und störend war. Seine Mutter fand ihn zufriedener und weniger aggressiv. Anstatt spät auf zu bleiben, konnte er abends leichter einschlafen. Er hörte auf, sich zu verstecken. Luis hörte besser zu. Er sprang nicht mehr so oft vom Tisch weg während der Mahlzeiten und zeigte mehr Durchhaltevermögen. Er hörte auch auf zu schlagen, treten und sich auf den Boden zu werfen. Beim Folgetermin erzählte Luis, daß er gern Würmer ausgrabe.

Diese positive Entwicklung hielt bei Luis wunderbar an. Er brauchte für eine kurze Zeit ein anderes Mittel, *Histaminum*, für seine Allergien. Sein Entdeckungsgeist blühte auf. Mit Hilfe seines Vaters rutschte er zu Hause auf der Wäscherutsche in den Keller hinunter. Jetzt verlor er die Kontrolle über sich nur, wenn er sehr hungrig oder müde war. In den letzten drei Jahren hat Luis keine weitere Behandlung benötigt.

# 15

# “Wenn ich schwarz sage, sagt er weiß” Oppositionelles, trotziges Verhalten

Alle Kinder haben ihre eigensinnigen Phasen. Manche dauern nur einige Augenblicke, andere dauern einige Jahre. Die Kinder in diesem Kapitel bringen mehr als das normale willensstarke “Ich mach’s selber” Verhalten an die Tagesordnung. Die Kinder in diesem Kapitel sind schlichtweg trotzig. Sie können die tollsten Ablenkungsmanöver ihrer Erzieher überlisten und ihre Eltern durch ihre Sturheit zum Wahnsinn treiben. Keine Angelegenheit ist zu unwichtig, als daß ein oppositionelles Kind nicht darüber streitet. Ein Geschwisterkind schlägt das eine Restaurant vor; das oppositionelle Kind besteht auf einem anderen. Hamburger waren bis jetzt seine Leibspeise, aber als sie sie jetzt servieren wollten, lehnte er ab. Selbst einfache Dinge, wie sich für die Schule anziehen oder Abendbrot essen, können zu großen Kämpfen führen. Solche Kinder strapazieren die Nerven ihrer Eltern aufs äußerste.

Zur Diagnose des Oppositionellen-Trotzsyndroms gehören u.a. jaulen, Atem anhalten, Wutanfälle; streiten mit Erwachsenen; sich aktiv gegen Bitten und Regeln auflehnen; andere absichtlich belästigen; andere für eigene Fehler beschuldigen; leicht reizbar, wütend und voller Ressentiments, boshaft oder rachsüchtig sein; fluchen[72]. Etwa 40 Prozent der Kinder mit ADHS werden auch mit Oppositionellem-Trotzsyndrom diagnostiziert. Viele zeigen Aggressionen.

Im nächsten Kapitel ziehen wir gewalttätiges Verhalten näher in Betracht.

## “Ich versuche gut zu sein, aber mein Kopf läßt es nicht zu”

Darrin, 5 Jahre, wurde mit ADHS diagnostiziert, einen Monat bevor seine Eltern uns anriefen. Sie probierten es zuerst mit Ritalin. Das Medikament verbesserte zwar seine Konzentration, aber seine Mutter wollte eine natürliche Alternative.

Darrin lächelte am Anfang unseres ersten Gesprächs. Seine Mutter erklärte, daß er sich schwer tat, Anweisungen zu folgen. Darrins Mutter unterrichtete ihn zu Hause, aber bisher konnte sie für ihn keine passende Vorgehensweise finden. Mutter und Sohn wurden dadurch regelmäßig frustriert. Als sie uns erzählte, daß er mit 3 Jahren in eine Kinderkrippe ging, verbesserte er sie: "Nein, ich war zwei." Er konnte sich selbst nicht beschäftigen. Er brauchte viel Bestätigung, daß er sich gut benahm oder etwas richtig tat. Er fragte seine Mutter oft: "Bin ich brav?" oder "Bin ich ruhig?" Darrin sagte seiner Mutter immer wieder: "Ich versuche, gut zu sein, alles richtig zu tun, aber mein Kopf läßt es nicht zu."

Darrin hatte Probleme, zuzuhören und Regeln zu beachten. Seine Mutter mußte ihn wiederholt bitten, etwas zu tun. Er schien ihre Bitten zu überhören. Er konnte sich abends nicht beruhigen vor dem Schlafengehen, tat sich überhaupt schwer, still zu sein und belästigte seinen Bruder häufig. "Darrin wird sehr unglücklich, wenn ich ihn tadele. Er fängt an zu weinen. Er möchte brav sein. Er braucht viel Zeit abends, um zur Ruhe zu kommen. Ich muß dreimal zu ihm ins Zimmer und fünf von sieben Nächten muß ich ihm einen Klaps geben, damit er endlich schläft. Das Ringen, Treten und Prügeln ist schwer in den Griff zu bekommen."

"Der Kindergarten berichtet, daß er sich schwer tut, still zu sein beim Gruppenprogramm. Er kann nicht still sitzen, er belästigt die anderen Kinder und beachtet direkte Anweisungen nicht." Darrin diskutierte ständig, auch über die einfachsten Angelegenheiten. Er verwickelte andere immer in einen Dialog. Seine Mutter führte näher dazu aus: "Gestern sah er ein paar Plätzchen. Ich sagte ihm, er dürfe sie nach dem Mittagessen haben. Er fragte mich noch fünf Minuten lang danach. Darrin sagt es mir sofort, wenn er etwas ungerecht findet. Wenn ich 'weiß' sage, sagt er 'schwarz', auch bei Kleinigkeiten. Er ist sich immer sicher, daß er recht hat. Für mich ist es sehr ermüdend. Mein Kind will alles nach seinem Kopf haben und rastet aus, wenn es nicht so geht. Er kann auf der Stelle in Tränen ausbrechen."

Enthusiastisch, aber ungeduldig konnte Darrin manches nicht erwarten. Er verlangte Zuneigung auf eine beinahe panische, ängstliche Weise. Seine Mutter beschrieb seine Stimmung als Verzweiflung. Er klammerte sich an sie und ließ sie weder lesen noch mit anderen sprechen. Bei Reisen zappelte er herum und belästigte seinen Bruder. Wenn er bei seinem Vater war - seine Eltern lebten in Scheidung - rief er seine Mutter schon nach ein paar Stunden an und klagte, daß er sie vermisse und zu ihr nach Hause wolle.

Darrin war zwar ängstlich und unsicher, aber entschlossen. Er wollte keine Stützräder, als er Fahrrad fahren lernte. Er hatte Angst vor Dunkelheit, wollte nicht allein schlafen und hatte oft Alpträume.

Als wir Darrins Mutter nach der Schwangerschaft fragten, erzählte sie, daß sie während der ganzen Schwangerschaft sehr unglücklich war. Sie fühlte sich frustriert und verwundbar, weil sie sich nicht auf Darrins Vater verlassen konnte. Sie vermißte ihre Familie und sehnte sich danach, zurück nach Hawaii zu ihren Eltern zu ziehen.

Wir fragten sie, ob Darrin eher nach seinem Vater kam oder nach ihr. Darrin ähnelte seinem Vater, der nicht gern allein war und sich nicht beschäftigen konnte. Er war immer unterwegs und war bekannt dafür, daß er Sachen immer vor sich herschob. Vater und Sohn waren beide leichtsinnig und hatten oft Unfälle. Keiner von beiden achtete darauf, wo er hinging.

Darrins einzige körperliche Symptome waren Ausschläge im Hüftbereich, und hin und wieder Kopfschmerzen. Sein Gesicht war immer blaß, seine Ohren rot, und seine Augen waren oft verschwollen.

Was war an Darrin am ungewöhnlichsten? Seine Konzentrationsschwierigkeiten? Daß er sich weigerte, auf die Anweisungen seiner Mutter zu hören? Daß er sich schwer tat, abends zur Ruhe zu kommen? Daß er seinen Bruder belästigte? Diese Eigenschaften haben viele Kinder mit ADHS. Was in unseren Augen an Darrin auffiel waren seine oppositionelle Natur, seine starke Reaktion auf Tadel und Kritik, sowie das Thema Heimweh bei ihm und seiner Mutter. Das Mittel, das zu diesen Symptomen am besten paßt, ist *Capsicum* (rote Paprika). Wir verabreichten Darrin eine Gabe.

Darrins Mutter kam mit ihm zwei Monate später zum Folgetermin. “Er hat sich allmählich verbessert. Er ist ruhiger. Er redet mehr und kann Konflikte besser austragen. Sein Appetit ist gut und er ist eher bereit, neue Sachen zu probieren. Er fragt mich nicht mehr, ob er brav oder ruhig ist und wir diskutieren nicht mehr so viel. Er ist vernünftiger und nicht mehr so oppositionell. Wenn ich ihm sage, daß er etwas nicht tun darf, widerspricht er mir nicht. Er kann noch schmollen, aber er kommt jetzt eher darüber hinweg. Er kann immer wieder trotzig werden, aber man kann ihn jetzt eher zur Vernunft bringen. Er ist allmählich entgegenkommender geworden. Er ist immer noch ungeduldig und empfindlich auf Tadel und traurige Ereignisse, aber sein Verlangen nach Zuneigung ist im normalen Rahmen. Er klammert sich nicht mehr an mich und ist weniger besitzergreifend. Er war ein paar Tage darüber unglücklich, daß ich wieder zur Arbeit gehe, aber jetzt kommt er gut damit zurecht."

Darin hatte keine Alpträume mehr. Er hatte kein Heimweh mehr, wenn er bei seinem Vater war. Seine Kopfschmerzen sowie die Hautausschläge waren verschwunden. Ihm ging es über ein Jahr gut nach der einen Gabe *Capsicum*. Die Familie zog dann weg und lässt sich im neuen Ort weiter homöopathisch behandeln.

**"Du bist eine gemeine, schlechte Mama!"**

Ben, 5 Jahre, hatte dunkelblondes Haar, Sommersprossen und ein verschmitztes Lächeln. Seine Eltern wußten keinen Rat mehr, als sie ihn zu uns wegen seines extremen Ungehorsams brachten. Ben hörte einfach nicht auf seine Eltern, obwohl sie verschiedene Erziehungsstrategien ausprobiert hatten. Wenn ihn seine Mutter oder sein Vater bat, etwas zu tun, weigerte er sich. Man konnte nicht mit ihm vernünftig reden. Sobald seine Eltern sagten "Du darfst nicht" wurde er hysterisch, schrie, weinte und warf Gegenstände herum. Er prügelte seine Mutter in der Öffentlichkeit, was ihr natürlich sehr peinlich war. Er schrie: "Ich habe keine Angst vor dir. Du bist ungerecht. Du bist eine gemeine, schlechte Mama." Bens Trotzverhalten kannte keine Grenzen.

Ben kam nicht gut mit anderen Kindern aus. Er schubste und schlug sie, warf ihnen aber Ungerechtigkeit vor, wenn sie es ihm heimzahlten. Er mochte Ringen und Karate und beharrte auf die

Führungsrolle, wenn er mit anderen Kindern spielte. Mit Tieren ging er schrecklich um. Seine Eltern mußten ihm jeden Tag zehnmal sagen, er möge die Katze und den Hund nicht quälen. Ben brauchte 30 bis 45 Minuten, um sich morgens anzuziehen. Er fing an und wurde ständig abgelenkt. Er überhäufte seine Eltern auch unaufhörlich mit Fragen, was sie allmählich zum Wahnsinn trieb.

Ben war altklug. Er war auch tollkühn und hatte Spaß daran, hoch hinauf zu klettern. Er konnte stundenlang plappern. Laute Geräusche störten ihn sehr. Gewalt, Waffen und Filme von Außerirdischen faszinierten ihn. Seine Stimmung konnte ohne Vorwarnung wechseln, als hätte jemand bei ihm einen Schalter betätigt. Wenn er wütend war, sagte er seinen Eltern, sie sollen ihn weder anschauen noch berühren. Wenn andere verletzt wurden, zeigte er mal Mitgefühl, mal Schadenfreude. Er redete sehr laut und war extrem starrsinnig.

Ben klagte über schmerzhafte Warzen an der linken Fußsohle und Wachstumsschmerzen. Er war ein ruheloser Schläfer und schlug mit Armen und Beinen um sich im Schlaf. Morgens wachte er oft verkehrt herum in seinem Bett auf. Er bohrte in der Nase und knirschte oft mit den Zähnen. Ben liebte Nudeln und Süßigkeiten. Er hatte viel Hunger und klagte oft, er "sterbe vor Hunger".

Wir verabreichten Ben ein homöopathisches Mittel, das sehr nützlich für zornige, reizbare, trotzige Kinder ist, die in der Nase bohren, den Hintern kratzen und mit den Zähnen knirschen. Sie sind quengelig, starrsinnig, bekommen Wutanfälle und wollen dann nicht berührt werden. Das Mittel, *Cina* (Wurmsamen) wird aus einer Pflanze hergestellt. Diese Kinder leiden manchmal an Spulwürmern oder anderen Parasiten. Ben reagierte dramatisch auf das homöopathische Mittel. Seine Mutter rief uns sechs Wochen nach der Verabreichung an und freute sich, zu berichten, daß die Warzen an seiner Fußsohle vollkommen verschwunden waren. Das Zähneknirschen hatte deutlich nachgelassen. Am wichtigsten aber war sein besseres Verhalten. "Jetzt ist er ein normaler Junge." Er schlug seine Mutter nicht mehr und bekam auch keine Wutausbrüche. Er war weniger trotzig. Zur Erleichterung seiner Mutter sagte er nicht mehr, daß sie gemein und böse sei. Er bohrte auch weniger in der Nase. Gewalt interessierte ihn weniger. Die

Wachstumsschmerzen waren verschwunden und er klagte nicht, wenn ihn jemand berührte. Zehn Wochen später benötigte Ben eine zweite Gabe *Cina*, worauf er sich weiter positiv entwickelte. Seine Geräuschempfindlichkeit verbesserte sich auch so weit, daß sogar eine Kettensäge ihn nicht störte.

Fünf Jahre später bekam Bens Mutter ein zweites Kind. Sie rief uns an und bat um Rat für ihren hungrigen, quengeligen Säugling. Bens kleiner Bruder brauchte *Chamomilla* (Kamille), ein Mittel, das *Cina* stark ähnelt.

***Cina* (Wurmsamen)**

"Giftzwerg" könnte der zweite Vorname für Kinder sein, die *Cina* brauchen. Sie können aus unersichtlichem Grund sehr reizbar sein. Sie wissen nicht genau, was sie wollen und lehnen alles ab, was ihnen angeboten wird. Sie lassen sich gern schaukeln aber nicht gern tragen (außer auf der Schulter). Sie lassen sich nicht gerne berühren oder anschauen. Diese Kinder kneifen, treten und schlagen aus Reizbarkeit und Widerspruch. Würmer sind in manchen Fällen die Ursache, besonders Spulwürmer. Die Kinder bohren in der Nase und in den Ohren, kratzen sich am Hintern und knirschen nachts mit den Zähnen. Krampfanfälle können bei ernsthaften Fällen auch auftreten.

## Ein Plagegeist

Kaylie, eine Viertklässlerin aus New York, war ein richtiger Plagegeist. Sie machte es allen klar, daß sie ihr Zimmer nicht aufräumen wollte und daß sie ihre Eltern ziemlich lästig fand. Sie fand es besonders ärgerlich, wenn ihre Eltern auf sie einredeten oder sie aufweckten. Kaylie grinste listig. Dieses Kind war sicher nicht einfach. Wenn jemand sie um etwas bat, was für sie unwichtig war, oder wenn sie ihre Privatsphäre bedroht sah, bekam sie einen Wutanfall. Sie schrie und knallte ihre Türe zu und warf ihre Stofftiere im Zimmer herum. Kaylies Vater beschrieb ihre Ausbrüche: "Sie explodiert und ist vollkommen außer Kontrolle. Sie schreit: 'Ich hasse mein Leben und alles was dazu gehört!' Sie ist leicht frustriert, z.B. wenn ihre Haare nicht gut genug aussehen." Dieses "dramatische" kleine Mädchen war mit Gesten wie: zornig blicken, stampfen und Augen rollen bestens vertraut. Ungeduldig und mürrisch war Kaylie, zu stolz, um einen eigenen Fehler zuzugeben.

Dieses Mädchen verurteilte andere hart und zeigte keine Toleranz. Ihre Eltern waren nicht die Einzigen, die sie ärgerten. Es gab auch Kaylies "ehemalige beste Freundin", die einmal gemein zu ihr war, und eine Lehrerin, die "zornig auf mich wird und dann bin ich auch zornig auf sie." Kaylie war aktiv und liebte Bewegung, besonders Geräteturnen. Bei dieser Disziplin war sie ausgezeichnet, obwohl ihr nicht alles leicht fiel bei den Kraftübungen. Sie war eine geborene Künstlerin und trat gern vor anderen auf. "Ich bin die beste in meinem Verein!" sagte sie stolz. Kaylie war auch ein Schelm und legte andere bei jeder Gelegenheit herein.

Kaylie hatte Angst vor "großen, dicken, bösen Hunden", Bienen, Bergstraßen, allein sein und einschlafen. Sie war ein Nachtmensch und tat sich schwer, abends ins Bett zu gehen und morgens aufzustehen. Ihre Eltern beobachteten auch, daß ihr Umstellungen schwer fielen, z.B. der Schulanfang nach den Sommerferien.

Kaylie klagte oft über Schmerzen in ihren Oberschenkeln, Sprunggelenken und Knien, besonders nach dem Turnen. Sie litt auch hin und wieder an Kopfschmerzen und Halsweh beim Schlafengehen. Kaylies Leibspeisen waren Pizza mit Peperonisalami, Eis, Süßigkeiten und Obst.

Das Mittel, das Kaylie brauchte, war von vornherein ziemlich klar: *Calcarea phosphorica* (Kalziumphosphat). Dieses Mittel paßt hervorragend zu sportlichen, leicht frustrierten, mürrischen, heiklen Kindern, die oft Wutanfälle bekommen. Kaylies Beinschmerzen, Angst vor Hunden, Höhenangst und Verlangen nach geräuchertem Fleisch (Salami) sind auch recht typisch für Kinder, die dieses Mittel benötigen.

Fünf Wochen nach der ersten Gabe *Calcarea phosphorica* berichteten uns Kaylies Eltern, daß sie in der Schule besser zurecht kam und weniger zornig und frustriert war. Ihre Selbstbeherrschung war besser. Beim Folgegespräch - vier Monate später - berichtete Kaylies Mutter freudig: "Die Wahnsinns-Wutanfälle kommen nicht mehr vor." Ihre Knie- und Sprunggelenkschmerzen waren deutlich besser, sowie ihre gesamte körperliche Kraft.

Kaylie bekam neun Gaben dieses Mittels in 3 1/2 Jahren. Sie hat sich weiter positiv entwickelt und hat seit mehr als einem Jahr keine weitere Behandlung gebraucht

***Calcarea phosphorica* (Kalziumphosphat)**

Frustriert und unzufrieden sind die besten Worte, um manche Kinder zu beschreiben, die *Calcarea phosphorica* brauchen. Diese Kinder haben das Gefühl, die Kirschen in Nachbars Garten wären besser, und sie wollen sie auch probieren. Kleinkinder sind oft ärgerlich und nicht leicht zufrieden zu stellen. Wenn diese Kinder eingeschult werden, kann dieses Mittel vielen mit ihren Lernschwierigkeiten helfen. Schulbedingte Kopf- und Bauchschmerzen sowie Wachstumsschmerzen und Knochenbrüche treten bei diesen Kindern häufig auf. Sie essen gern Wurst und geräuchertes Fleisch.

## Es geht auch ohne Fluoxetin

Je früher ein Kind mit ADHS mit einer homöopathischen Behandlung beginnt, desto besser. Das passende Mittel kann einem Kind Jahre von sozialen Schwierigkeiten, Schulfrust, unbeherrschbarer Impulsivität und Minderwertigkeitsgefühlen ersparen. Es ist jedoch nie zu spät, mit Homöopathie anzufangen. Wir lernten Dylan, einen Schüler aus dem Osten Oregons kennen, als er 16 Jahre alt war. "Dylan lebt in seiner eigenen Welt" erklärte seine Mutter. "Seine Probleme mit Aufmerksamkeit und Gehorsam fingen in der dritten Klasse an. Diese Probleme führten dazu, daß ich Dylan in den folgenden drei Jahren zu Hause unterrichtete. Danach probierten wir eine kleine private Schule, aber er kam dort nicht zurecht und ich machte mit ihm zu Hause weiter."

"Wir haben Depression und manische Depression in unserer Familie. Man hat bei Dylan viele Medikamente probiert, u.a. Lithium, aber es gab keine dauerhafte Verbesserung. Zur Zeit nimmt er Fluoxetin. Dylan hat eine sehr sensible, mitfühlende Seite. Wenn er gut drauf ist, ist er wirklich gut drauf. Dann gibt es auch eine Kehrseite: kämpferisch, aggressiv und unverschämt. Er streitet gern. Dylan hat ein starkes Gefühl für Gerechtigkeit und persönliche Rechte. Wenn er Ungerechtigkeit sieht, brennen bei ihm die Sicherungen durch."

Dylan konnte nie bei einer Sache bleiben, Pläne machen und durchführen, noch seine Gedanken organisieren. Er führte dies auf seine eigene Faulheit und Mangel an Motivation zurück und sagte uns, er habe einfach keine Lust. Dylan und sein Vater waren von Ideen fasziniert und diskutierten gern, besonders über Politik und Rush Limbaugh (ein sehr konservativer amerikanischer Journalist). Dylan ließ sich ungern umarmen, berühren und bemuttern.

Dylan hatte seinen Anteil an Freunden in der Schule, kam aber nicht mit den "Drogen- und Null-Bock-Typen" zurecht. Sie betrachteten ihn als leichte Beute und zogen ihn bei jeder Gelegenheit auf. Dylan hatte keine Angst, gegen den Strom zu schwimmen und war sogar stolz darauf, anders zu sein, aber er konnte es nicht ertragen, beleidigt zu werden. Er wurde extrem wütend, wenn andere Schüler ihn "schwul" nannten, einfach um ihn zu ärgern. Je mehr Dylan von diesen Schülern angegriffen wurde, desto mehr isolierte er sich.

Früher war Dylan hyperaktiv gewesen. Er war inzwischen ruhiger geworden, obwohl er gestand, eine Band zu mögen die "Musik für Hyperaktive" machte. Er verhielt sich hin und wieder auffällig, in dem er z.B. auf die Straße ging und Plakate mit kontroversen oder provozierenden Sprüchen trug. Hoch kreativ bastelte er gern Roboter und komponierte Lieder. Er hatte einen trockenen Humor, ähnlich wie die Briten.

Dylan hörte nicht gern auf Anweisungen. Wenn man ihn bat, etwas zu tun, kam als Antwort Widerspruch, etwas Halbfertiges, oder er vergaß einfach, die Sache zu erledigen. Trotz seiner Empfindlichkeit auf Necken genoß er es, andere zu provozieren. Er konnte schlichtweg respektlos und streitsüchtig mit seinen Geschwistern umgehen.

Dylans Eltern hatten die Nase so voll von ihm, daß sie ihm am liebsten die Tür gezeigt hätten. Er weigerte sich, seine Sachen aufzuräumen und war schlecht in der Schule. Seine Noten waren allerdings in letzter Zeit deutlich gestiegen, seit er seinen Unterricht wieder zu Hause bekam.

Warmblütig wie Dylan war, lief er zu jeder Jahreszeit gern barfuß. Er mochte Hitze nicht und brauchte kühle Luft zum Schlafen. Er liebte Orangensaft und Oliven.

Das erste und einzige Mittel, das wir Dylan verabreichten ist *Sulphur*. Dieses Mittel paßt zu seinen Eigenschaften, u.a. Faulheit, Motivationsmangel, Freude an Streitgesprächen und Diskussionen,

Gerechtigkeitssinn, Konzentrationsschwierigkeiten, Schlamperei und Warmblütigkeit. Dylan schlief mehr als sonst, zwei bis drei Wochen lang nach der Mittelgabe, was durchaus beim passenden Mittel passieren kann. Viele positive Änderungen stellten sich ein, u.a. weniger Streitsucht, mehr Liebenswürdigkeit und Kooperation und deutlich bessere Schulleistungen. Sein Zorn hatte nachgelassen und er hatte keine "Erzfeinde" mehr. Dylans Symptome kehrten in milderer Form zurück nachdem er Kaffee getrunken hatte; das *Sulphur* wurde wiederholt. Er nahm das Fluoxetin nur noch nachts ein. Mit der Zeit waren Dylans Eltern so beeindruckt von seiner Reaktion auf die Homöopathie, daß sie das Fluoxetin absetzten. Er hat es nicht mehr gebraucht.

Dylan hat *Sulphur* sechsmal in den letzten 2 1/2 Jahren gebraucht, hauptsächlich weil ihm der Kaffee schmeckte. Wenn Kaffee die Mittelwirkung stört, lässt Dylans Aufmerksamkeit nach und er wird deutlich impulsiver und trotziger. Einmal mußten seine Eltern die Polizei rufen, weil er sich nicht an die Regeln halten wollte. Nach jeder Gabe *Sulphur* lassen diese Symptome nach. Seine Mutter beschrieb einmal seine Veränderung nach dem Mittel "wie der Übergang vom Krieg zum Frieden."

Dylan ist jetzt in dcr 12. Klasse und braucht hin und wieder *Sulphur*. Er merkt selbst, daß er wieder eine Gabe braucht, wenn sein Selbstbewußtsein nachläßt, er sich sozial ungeschickt fühlt, weniger witzig ist und dazu neigt, "dumme Bemerkungen" zu machen. Wenn er das *Sulphur* wieder nimmt, spricht er sehr positiv darauf an. Ihm geht es in der Schule gut, er hat zwei Teilzeitjobs und er kommt mit seiner Familie problemlos aus. Er möchte sich nächstes Jahr nach seinem Schulabschluß weiterbilden. Dylan merkt, wie gut ihm das *Sulphur* tut und versucht, Kaffee möglichst zu meiden, damit jede Gabe länger wirken kann.

# 16

## “Ich hacke ihm den Kopf ab!”
## ADHS mit Gewalt und Wut

In den letzten vier Jahren seit dieses Buch zuerst erschien haben wir fast täglich Anrufe von Eltern in den USA und aus dem Ausland bekommen, die Kinder mit ADHS und anderen Problemen haben. Eine beträchtliche Anzahl von Kindern, die wir für ADHS behandelt haben, vielleicht sogar die Hälfte, zeigen auch wütendes, aggressives und gewalttätiges Verhalten. Weil wir erkannten, wie hilfreich die Homöopathie bei solchem Verhalten sein kann, schrieben wir “Rage-Free Kids” (“Wutfreie Kinder”).[73] Es war eine tragische Ironie des Schicksals, daß wir unser fertiges Manuskript am Tag nach dem tödlichen Amoklauf in der Columbine High School in Colorado ablieferten.

Mehr Gewalttaten sind von und gegen Kinder und Jugendliche verübt worden, als wir in diesem Buch jemals aufzählen könnten. Wir beschreiben einige beeindruckende Fälle, um darauf hinzuweisen, wie wichtig es ist, wirksame Alternativen wie z.B. die Homöopathie bei der Bekämpfung der Epidemie von sinnloser Gewalt in diesem Land einzusetzen. Wir zitieren vom Vorwort zu “Rage-Free Kids”: “Der Gedanke, auf sein Nintendo-Spiel verzichten zu müssen, war für einen 12-jährigen Jungen aus Edmonds (Washington) zu überwältigend. Er wurde am Dienstag verhaftet, nachdem er versucht hatte, seine Mutter zu erwürgen, weil sie ihm die Steuerung für das Spiel weggenommen hatte, berichtete die Polizei...Die Mutter hatte einen Bericht von seinem Lehrer bekommen, daß der Junge seit mehreren Tagen keine Hausaufgaben gemacht hatte und sich in der Klasse schlecht benahm. Als sie ihn damit konfrontierte, leugnete er, Hausaufgaben gehabt zu haben, bekam einen Wutanfall und griff sie an. Einen ähnlichen Vorfall gab es in Edmonds vor knapp einem Jahr, als eine Mutter ihrem Sohn seine Sony PlayStation wegnehmen wollte. Der Junge wurde wütend und versuchte angeblich, sie zu erwürgen.”

Ein Bericht über Jugendkriminalität, "The Rise of the Young and Ruthless" (zu Deutsch: "Der Aufstieg der jungen und rücksichtslosen") warnte, daß die Kriminalitätsrate amerikanischer Kinder derartig alarmierend schnell steigt, daß sich die Zahl der Jugendverhaftungen bis 2010 wahrscheinlich verdoppeln wird. Jugendliche waren für eine von fünf Gewalttaten verantwortlich. Zwischen 1983 und 1992 gab es mehr als doppelt so viele Waffenverstöße in jeder Rassengruppe. Von 1983 bis 1992 stiegen Waffenmorde von Jugendlichen um das fünffache. Die Autoren stellten fest, daß ein viertel der jugendlichen Mordopfer von anderen Jugendlichen getötet wurden. Und von 1980 bis 1992 verdreifachte sich die Zahl der Kinder, die Opfer von Mißbrauch und Vernachlässigung wurden, von einer Million auf fast drei Millionen.[74]

Zwischen der ersten Auflage von "Ritalin-Free Kids" in 1996 und "Rage-Free Kids" drei Jahre später wucherte die Gewalt noch weiter. Gewalt in den Schulen, Tötungsdelikte (Unfälle mit Waffen sowie Morde) und Gewalt in Fernsehen, Filmen und Videospielen durchdringen unsere Gesellschaft weiter. Schußwaffen bleiben weiterhin für beinahe jedermann erhältlich. Dieser Tendenz muß offensichtlich auf verschiedenen Ebenen entgegengesteuert werden. Die Homöopathie kann individuellen aggressiven Kindern und Jugendlichen helfen, manchmal auf dramatischer Weise, ihr Verhalten umzustellen. Die Zukunft dieser Kinder dreht sich zum Positiven und in einigen Fällen werden womöglich zukünftige Selbstmorde oder Morde verhindert.

Diese gewalttätigen,kriminellen Verhaltensmuster gehören zur diagnostischen Kategorie der "Störung des Sozialverhaltens". Etwa vier bis zehn Prozent aller Kinder sind von dieser Störung betroffen. Die Diagnose wird auf Grund mehrerer Verstöße gegen die Rechte anderer und soziale Normen gestützt.[75] "Kinder mit einer Störung des Sozialverhaltens zeigen Verhaltensmuster, die u.a. Aggressivität, Diebstahl, Vandalismus, Brandstiftung und Widerstand gegen Autorität einschließen."[76] Ein Kind wird mit dieser Störung diagnostiziert, wenn es mindestens drei der folgenden Verstoße mindestens sechs Monate lang ausübt: Stehlen, von zu Hause weglaufen, Lügen, Brandstiftung, Schuleschwänzen, Einbruch, Vandalismus, Tiere oder Menschen quälen, sexueller Mißbrauch, kämpfen mit Waffen und Kämpfe anzetteln. Lehrer, Berater und andere Eltern beschweren sich oft darüber, wie diese Kinder andere verletzen und wie sie sich untragbar, unverschämt oder sogar bösartig benehmen.

Die gute Nachricht ist, daß die Homöopathie solchen Kindern helfen kann. Wir haben bei solchen Kindern festgestellt, daß Wut tiefer liegende Gefühle - meistens Furcht oder panische Angst - verbirgt oder kompensiert.

**"Ich bringe dich um!"**

Peter, 7 Jahre, war ein lebendiger Junge mit blonden Haaren. Er sah aus wie ein typischer "Little Leaguer" (Baseballmannschaft für kleine Jungen) mit seinem Pullover und Baseballmütze. Peters Mutter beschrieb ihn als "neurologisch chaotisch". "Er war nicht in seiner Mitte von Geburt an." Er war überempfindlich auf Licht und Geräusche; sein Nervensystem schien nicht ausgeglichen zu sein. Als Säugling weinte er auch unaufhörlich. Man konnte ihn nur beruhigen, wenn man ihn schaukelte.

Peter redete laut und hatte starke Stimmungsschwankungen, wie Jekyll und Hyde. Er konnte lieb sein und im nächsten Augenblick drohen, jemanden umzubringen. In seinen Wutanfällen trat er um sich, warf Gegenstände, zerschmetterte seine Spielsachen, fluchte und sprach wiederholt von Mord. "Ich werde mir eine Waffe holen und dich erschießen. Ich werde dich verprügeln. Ich hasse dich!" schrie er. Als er jünger war, biß er andere Kinder. Als wir ihn zum ersten Mal sahen, traten diese Wutanfälle mindestens zweimal im Monat auf; früher kamen sie mehrmals in einer Woche vor.

Diese war nur die eine Seite von Peter. Seine Kehrseite war lieb, intelligent und könnte nicht einmal einer Fliege schaden. Peter klagte zu seiner Mutter: "Ich bin wirklich blöd - dumm. Hilf mir, daß ich nichts Schlimmes tue!" Ihm fehlte die Selbstbeherrschung. Er war auch ein begnadeter Schauspieler und Sänger und lebte zum Teil in einer bunten Fantasiewelt.

Peter hatte Konzentrationsprobleme in der Schule und sprang häufig herum, anstatt still zu sitzen. Es kam auch oft zu Streit mit anderen Kindern. Peter hatte panische Angst vor der Dunkelheit und vor Hunden und konnte mit seinem Kopf nicht unter Wasser tauchen. Er träumte wiederholt von Ungeheuern, die ihn fangen wollten; oft schrie er deswegen laut mitten in der Nacht.

Was uns an Peter am meisten beeindruckte war die Heftigkeit seiner Reaktionen. Ob aus Angst oder Wut reagierte er auf seine Umgebung als wäre er in unmittelbarer Gefahr und müßte sich retten. Diese Heftigkeit, sowie die Anzahl von Ängsten, besonders vor Hunden, Ungeheuern und Wasser, sind sehr typische Anzeichen für *Stramonium*. Die Wutausbrüche bei Menschen, die dieses Mittel brauchen, scheinen unbewußte, rohe, tierische Instinkte hervorzurufen. Diese Menschen haben das Gefühl, allein in einem Wald und von gefährlichen wilden Tieren umzingelt zu sein. Sie fühlen sich ständig bedroht, besonders nachts.

Peters Mutter bemerkte einen Unterschied in ihrem Sohn nur drei Tage nach dem *Stramonium*. Er war viel lieber. Er bekam keine Wutanfälle. Er war sehr kooperativ und hilfsbereit und war insgesamt zufriedener mit sich selbst. Peter zeigte mehr Durchhaltevermögen beim Lesen und war eher bereit, sich anzustrengen. Er sprach nicht mehr davon, jemanden umbringen zu wollen. Seine Wut war auf etwa ein Zehntel des vorigen Zustands reduziert.

Peter ging es insgesamt viel besser nach dem *Stramonium*. Von töten sprach er erst ein Jahr später, woraufhin wir ihm eine höhere Potenz des Mittels verabreichten. Er hat insgesamt fünf Dosierungen in den letzten 2 ½ Jahren gebraucht.

## ***Stramonium*** **(Datura stramonium oder Dornapfel)**

Kinder, die *Stramonium* brauchen, zeigen eine Mischung aus extremer Angst und Gewalt. Man fühlt sich, als wäre man in einem dunklen Dschungel, umgeben von wilden Tieren, die jederzeit angreifen könnten. Die Reaktion darauf ist Gewalt und Wut. Diese Kinder haben viel Angst vor der Dunkelheit, besonders wenn sie alleine sind, und sie können sich an den Eltern regelrecht festklammern. Sie können eventuell gewalttätig werden, wenn provoziert. Sie haben Angst vor Tieren, Wasser und einem gewaltsamen Tod. Alpträume begleitet von Schreianfällen kommen häufig vor. Stottern, fluchen, Eifersucht und Wut sind oft vorhanden. Diese Kinder reagieren sehr heftig. Ein furchterregendes oder traumatisches Ereignis, wie z.B. schwere Mißhandlung oder ein Geburtstrauma kann ein Kind in einen *Stramonium*-Zustand versetzen.

**Vom Kindergarten suspendiert!**

Antonios Mutter rief uns aus Idaho an, als ihr Sohn acht Jahre alt war. Die Familie störte sich an seinen heftigen Wutausgrüchen über Kleinigkeiten, z.B. weil jemand sein Brot falsch schnitt oder den Stöpsel in der Badewanne zum falschen Zeitpunkt herauszog. Antonios aggressives Verhalten tauchte erst im Kindergarten auf. Er fing an, andere Kinder zu schlagen, beißen und mit Bällen bewerfen. Er wurde einmal sogar vom Kindergarten suspendiert, weil er versucht hatte, ein Kind zu erwürgen.

In der ersten Klasse wurde Antonio mit ADHS diagnostiziert und bekam Ritalin. Das Medikament half ihm, sich zu konzentrieren, aber seine Aggressivität und Labilität blieben unbeeinflußt. Er wurde von der Schule suspendiert, weil er auf dem Schulhof gekämpft hatte. Antonios Mutter erzählte uns, daß sein Vater auch ein Draufgänger gewesen war. Er war ein begeisterter Kletterer und Fallschirmspringer gewesen und kam bei einem Motorradunfall ums Leben, als Antonios Mutter schwanger war. Der Vater wurde früher auch von der Schule wegen seiner Streitsucht verwiesen. Sein Tod kam als fürchterlicher Schock für die Mutter, und sie machte sich viele Gedanken darüber, ob sie ihr Kind überhaupt allein aufziehen konnte.

In der zweiten Klasse wurde Antonio wieder wegen seines kombativen Verhaltens suspendiert. Er hatte kein Respekt vor Alter, noch vor Autorität. Er behandelte Erwachsene und Kinder mit der gleichen Rücksichtslosigkeit und war weit bekannt für sein freches Mundwerk. Dieses Kind nahm es mit jedem auf. Manchmal wurden seine Ausbrüche durch Necken oder Kritik von anderen ausgelöst, aber meistens brauchte er keinen Anlaß. Jetzt war er in der dritten Klasse und kämpferisch wie immer.

Antonio war exzentrisch, hochbegabt und brilliant. Er hatte einen ausgesprochen großen Wortschatz und erzählte gern von sich. “Ich bin verwöhnt. Alles muß nach meinem Kopf gehen. Meine Großeltern verhätscheln mich, weil ich so bezaubernd bin. Wissen Sie, was ich an meiner Pinwand habe? Ein Bild von Bill Clinton, eine Zeichnung von einem Haifisch, der versucht, einen Goldfisch zu fangen, und ein Foto von mir mit der Überschrift ‘Bin ich nicht süß?’” Antonio war nicht besonders sportlich und kam in Gruppen nicht gut zurecht. Er rastete aus bei Familientreffen. Antonio und sein Stiefvater kamen gut mineinander aus, obwohl Antonio immer "Du bist nicht mein echter Vater!" schrie, wenn sein Stiefvater ihn tadelte.

Es war uns ein Vergnügen, mit Antonio zu sprechen, weil er sich so klar ausdrücken konnte. "Ich war nicht sehr freundlich letztes Jahr," vertraute er uns an, "weil ich immer so früh aufstehen mußte. Da war ich grantig. Wenn jemand gegen mich gestoßen ist, ohne sich zu entschuldigen, war ich schon kampfbereit. Ich bin eigentlich sehr sensibel. Besonders wenn Kinder mich wegen meiner Brille hänseln. Oder wenn sie mir Ausdrücke sagen oder schlimme Streiche spielen. Ich finde, wir sind alle gleich."

"Ich habe gute Noten. Lesen ist mein bestes Fach. Kunst folgt danach. Ich lese Theaterstücke, Geschichten, Märchen und Sagen. Und ich liebe Naturwissenschaften. Und Insekten! Mein Lehrer erzählt uns zur Zeit von roten und schwarzen Ameisen. Ich mag jedes Fach außer Mathe. Ich begreif Addieren und Subtrahieren einfach nicht. Ich will nicht studieren. Ich möchte in meinem Beruf früh anfangen - als Architekt. Ich konstruiere schon Sachen zu Hause. Ich habe eine 'Zukunftseisenbahn' auf einer zylindrischen Bahn mit vielen Ketten und Stangen gebaut, und ein Restaurant aus Legosteinen."

Antonio mochte Schokolade und Kaffeemilchshakes, sowie Pizza und Milchreis. Er aß auch gern italienisch und chinesisch, besonders scharf-sauere Suppe.

Die Mittel *Tungsten* (Wolfram) und *Angustura* (Galipea Cuspariarinde ) brachten keine Änderung in Antonio. Er bekam *Veratrum album* einige Monate später, als er anfing, andere Kinder unangemessen zu küssen und umarmen. Dieses Mittel verbesserte seine Symptomatik nur teilweise. Nach sieben Monaten Behandlung verabreichten wir Antonio *Sulphur*, das am meisten verschriebene homöopathische Mittel, aber nicht oft bei aggressiven Kindern angezeigt. Die Mittelwahl wurde endlich klar, als Antonio seine starke Abwehrreaktion auf Hänseln und Kritik betonte. Antonios Mutter fügte dazu hin, daß sie auch als Kind gehänselt wurde, obwohl sie nicht darauf aggressiv reagierte. Sie war auch sehr intelligent und redegewandt und wollte immer das letzte Wort haben. *Sulphur* paßte gut zu Antonios auffälligsten Eigenschaften: hoch intelligent, exzentrisch, trotzig, streitsüchtig und altklug. Dazu kamen seine Schlampigkeit und Erfindergeist, sowie seine Empfindlichkeit auf den Geruch anderer und gleichzeitige Unempfindlichkeit auf den eigenen Geruch.

Bei der Folgeuntersuchung sechs Wochen später konnten wir eine Änderung feststellen. Antonio war kooperativer und rastete seltener aus. Zu Hause war er weniger streitsüchtig und entschuldigte sich jetzt, wenn er sich untragbar benahm. In der Schule wurde er allerdings zweimal diszipliniert - einmal, weil er auf andere Kinder gespuckt hatte und einmal, weil er jemanden geschlagen hatte.

Beim nächsten Termin berichtete seine Mutter, daß die Meldungen von der Schule bezüglich Antonios Verhalten deutlich positiver waren. Zum größten Teil war er entgegenkommender geworden. Antonio kommentierte: "Jetzt schlage ich mit Worten zurück statt mit den Fäusten."

In der Schule ging es Antonio weiterhin gut. Es kamen keine weiteren Meldungen über Verhaltensprobleme, obwohl sein Stiefvater in dieser Zeit starb. Antonios Noten waren gut und er kämpfte nicht mehr mit seinen Klassenkameraden. "Ich führe ein ziemlich neutrales Leben", sagte er, "ziemlich gleichmäßig und langweilig." Wenn er etwas tun mußte, was ihn nicht interessierte, empfand er seine Gedanken "wie windgetriebene Wolken". Er verhält sich noch gut, bis auf die gelegentliche Sandbombe oder Radiergummi, das ihm aus der Hand rutscht, wenn jemand ihn provoziert.

Bei unserem letzten Termin erzählte uns Antonio von parabolischen Strahlen-Reflektorschüsseln, die gebogenes Licht ausstrahlen, das gewünschte Ziel zerschmelzen und mehr Energie erzeugen. Er fügte hinzu, daß er dabei war, ein riesiges Raumschiff zu konstruieren, das überall in der Galaxie hinfliegen kann. Er sah eine neunköpfige Besatzung vor, sowie einen hochentwickelten Stromgenerator. Das ganze Schiff wäre von einer Kraftfeldblase umgeben, "die dich kleiner macht als ein Lichtteilchen."

Die Homöopathie hat Antonio geholfen, mit seiner Energie und Streitsucht konstruktiver umzugehen. Eltern beschweren sich oft, daß Ritalin und andere Medikamente die Kreativität ihrer Kinder dämpft. Antonio wird ein lebhaftes, fortschrittlich denkendes, schelmisches Kind bleiben, aber sein Verhalten ist jetzt im sozialen Rahmen.

**“Alles, was er tut, ist zu heftig”**

Kirks Mutter wußte nichts von der Klassischen Homöopathie, aber sie hatte einen Artikel von uns über die homöopathische Behandlung von ADHS gelesen und war bereit, alles zu probieren, um ihren Sohn zu sozialisieren. Bei Kirk (7 Jahre) hatte man alle gängigen ADHS-Medikamente ausprobiert; jedes Medikament rief Nebenwirkungen hervor. Das letzte Medikament, ein Antidepressivum, verursachte Augenblinzeln, Schulterzucken und Tics. Kirks erschöpfte Mutter beschrieb ihren Sohn: “Er belästigt andere; er läßt sie nicht in Ruhe. Er kann sich weder beruhigen noch konzentrieren. Er bewegt sich sehr schnell. Er ist lästig. In Gruppen ist er immer das schwarze Schaf. Er kann es nicht erwarten, bis er an der Reihe ist. Wenn er zornig wird, schlägt und tritt er. Er ist insgesamt unausstehlich. Impulsiv ist er auch. Er muß alles sofort haben. Er zieht sogar seine Wackelzähne aus, bevor sie von allein herausfallen. Er denkt nie an Konsequenzen.”

Kirks Mutter unterrichtete ihn zu Hause, was wir oft in unserer Praxis erleben. Mathe fiel ihm leicht, aber er konnte immer noch nicht lesen. Er konnte das Gelernte nur schlecht im Gedächtnis behalten.

Macht und Kontrolle waren Kirk sehr wichtig. Seine Familie hatte einen Bauernhof, und er hatte Spaß daran, die Hühner zu jagen und auf dem Kalb zu reiten. Wenn er wütend wurde, wurde Kirk sehr zerstörerisch. Er warf seine Spielsachen und trat auf ihnen herum. Er war auch sehr nachtragend und konnte niemanden verzeihen. Er zeigte keine Reue, wenn er andere verletzte. Andere zum Stolpern zu bringen war für ihn eine vergnügliche Sportart.

Kirks Mutter erzählte weiter: “Alles, was er tut, ist zu heftig. Er läuft über seine kleine Schwester ohne etwas dabei zu denken. Er schlägt seine Geschwister und grinst dann und behauptet, sie hätten es verdient. Er zeigt überhaupt viel Schadenfreude. Er belästigt seinen Bruder und seine Schwestern unaufhörlich.” Kirk war “empfindlich mit einer harten Schale.” Er hatte wenig Selbstachtung und fühlte sich ungeliebt.

Kirk war in seinen ersten drei Jahren ein "Engel". Als seine Schwester geboren wurde, schlug sein Verhalten um. Er packte seine neugeborene Schwester am Hals; seine Mutter befürchtete, er würde seine Schwester erwürgen und ließ Kirk kaum an sie heran. Einmal schlug er den Säugling. Ein anderes Mal steckte er seine Finger in den Hals des Säuglings.

Kirk hatte panische Angst vor der Dunkelheit und brauchte seine Mutter an seiner Seite. Er haßte laute Geräusche und weinte, wenn er Feuerwerke oder den Rasenmäher hörte. Als Kleinkind hatte er schlimme Alpträume.

Kirk war immer noch nicht sauber; er näßte jede Nacht ein und hatte auch tagsüber Probleme mit Einnässen. Er klagte auch über Kopfschmerzen, "als würde jemand auf meinen Kopf schlagen."

Wir gaben Kirk *Stramonium* aufgrund seiner Gewaltneigung. Bei der Folgeuntersuchung vier Monate später berichtete seine Mutter über eine deutliche Verbesserung in jedem Bereich. Die Tics von dem Antidepressivum waren auch verschwunden. "Jetzt ist er sensibel. Gestern pflückte er mir sogar eine Blume. Früher hatte er nicht mal ein Gewissen. Jetzt läßt er andere Kinder nur dann stolpern, wenn sie ihn provozieren."

Kirks Verhalten verbesserte sich weiter mit *Stramonium*. Er brauchte eine Gabe etwa alle drei Monate. In der Regel hält eine Dosis eines homöopathischen Mittels vier bis sechs Monate oder noch länger.

Zwei-und-einhalb Jahre nach Beginn der Behandlung hatte Kirks Mutter das Gefühl, daß das *Stramonium* nicht mehr wirkte. Sie gab dazu nähere Einzelheiten über Kirks Verhalten an. Seine Streitkämpfe mit seiner Schwester fingen mit verbalen Ausdrücken an und eskalierten zu körperlichen Auseinandersetzungen mit Tritten, Schlägen und Haarziehen. Es ging um Macht und Kontrolle.

Was Kirks Mutter am meisten störte war sein Mangel an Mitgefühl und Reue. Wenn seine kleinere Schwester ihren Finger in der Autotür einklemmte, bot er keine Hilfe an. Kirk und ein paar andere Jungen warfen Steine aufeinander bei einem Kirchenfest. Als sein Stein einen anderen Jungen am Auge traf, schien er sich zu freuen und behauptete, der Junge sei daran schuld.

Kirks Mutter erzählte uns auch über seine Taten mit dem Luftgewehr. Er schoß auf einen fliegenden Vogel, auf die Euter einer Ziege sowie auf die Familienkatze. Später log er seine Eltern an und erzählte, der Hund hätte die Katze angegriffen. Als sein Vater drohte, den Hund deswegen zu erschießen, rückte Kirk immer noch nicht mit der Wahrheit heraus. Als die Eltern die Katze zum Tierarzt brachten, wurden die Kugeln gefunden. Kirk benahm sich, als wüßte er nichts davon.

Kirks Mangel an Gewissen war sehr auffällig. Er verhielt sich anderen gegenüber bösartig und zeigte absolut keine Reue, wenn er andere verletzte. Wir konnten uns ausmalen, wo dieses Verhalten ihn mit zunehmendem Alter hinführen würde, wenn es nicht in Schach gehalten würde. Diese Art von gewissenloser Bosheit führte uns zu *Scorpion* (Skorpion), ein passendes Mittel für Menschen, die sich wenig um andere kümmern, sich isolieren und eine gewaltige Wut in sich aufbauen, die irgendwann grausam ausbricht. Diese Menschen können sogar derartig schonungslose Wutausbrüche bekommen, daß sie jemanden ohne Reue umbringen. Ihnen fehlt das moralische Bewußtsein, das man braucht, um in der Gesellschaft zurechtzufinden.

Drei Monate nach der *Scorpion*-Verschreibung berichtete Kirks Mutter von einer deutlichen Besserung. Anstatt seine Geschwister zu verletzen wenn er wütend wurde, lief er jetzt einfach weg. Er half ihnen jetzt mehr und war eher beschützend. Er war nicht mehr körperlich aggressiv. Auszeiten, die früher bei ihm nichts halfen, funktionierten jetzt gut. Seine Aufmerksamkeit und Einstellung hatten sich auch verbessert. Kirks Mutter sagte: "Er ist netter. Wir können mit ihm zusammenleben." Kirk hat einige Gaben von *Scorpion* gebraucht. Wenn er zurückfällt, wird er ein anderer Mensch, einer, den seine Mutter haßt. Sie ruft uns dann sofort an. Zum Glück dürfen wir Kirks Mutter und seine Geschwister auch homöopathisch behandeln, damit sie mit Kirk besser zurecht kommen.

### ***Scorpion* (Androctonos Skorpion)**

Der Skorpion wohnt unter Felsen in der Wüste und sticht und tötet seine Beute durch einen plötzlichen Angriff. Kindern, die *Scorpion* brauchen, mangelt es an Gewissen und Mitgefühl für das Leid anderer. Sie können extrem gewalttätig sein und andere aus Spaß verletzen oder sogar töten. Die Eltern dieser Kinder können sich um ihre Sicherheit fürchten. Sie befürchten auch, daß ihre Kinder zu einem Leben von krimineller Gewalt verurteilt sind. Diese Kinder sind von anderen distanziert und sind gern allein, entfernt von gesellschaftlichen Pflichten, als würden sie die Welt durch ein kleines Loch im Felsen betrachten. Sie sind absolut egozentrisch. Freude und Leid; Pflichten und Verantwortungen; und den Meinungen anderer sind ihnen gleichgültig. Sie leben in selbstauferlegter Isolation.

**Wir nennen ihn "Mad Brandon"**
("mad": verrückt)

Brandons Mutter rief uns aus Oklahoma mit großen Hoffnungen an, daß wir ihrer Familie helfen könnten. "Ich habe Ihr Buch im Reformhaus gesehen, um die Homöopathie hört sich gut an für uns. Sie können meinen Sohn heute behandeln, mich später in dieser Woche und wenn alles gut geht, ist mein Mann in ein paar Monaten dran. Wir steigen ein!"

"Brandon hielt uns von Anfang an ganz schön in Trab - er war quengelig, schwer zufrieden zu stellen und ständig hungrig. Mit drei Monaten mußte er ins Krankenhaus mit einer fieberhaften Erkrankung. Es war keine Meningitis, aber er bekam Antibiotika intravenös. Brandon hatte viele Koliken als Säugling. Er war nicht scharf auf Zärtlichkeit und schien irgendwie nie zufrieden zu sein. Als er zwei war, konnten wir sehen, daß er überaktiv war und Augenkontakt und Gruppenspiele mit anderen Kindern mied." Brandon war hoch empfindlich und bekam jedes Mal einen Wutanfall, wenn seine Eltern ihn zum Friseur brachten. Sein Vater mußte ihn festhalten. Weil die Eltern sich Sorgen machten, daß er mit zwei immer noch nicht sprach, empfahl der Arzt einen Hörtest. Dies war ohne Beruhigungsmittel unmöglich, weil Brandon seinen Kopf nicht berühren ließ.

Erkrankungen mit hohem Fieber kamen bei Brandon häufig vor. Als Säugling spannte er sich an, als würden ihm sein Genick und seine Wirbelsäule ihm weh tun, wenn seine Mutter ihn hochnahm. Damals weinte er den ganzen Tag lang, sein Gesicht wurde rot und seine Augen glasig, und jede plötzliche Bewegung um ihn herum störte ihn. Brandons Großvater war sehr ähnlich gewesen. Er wurde "Mad Sam" genannt und ließ niemand nah an ihn heran. Er haßte auch laute Geräusche und Berührung im Gesicht und am Kopf - in seiner Nähe mußte man wie auf Eierschalen gehen. Verständlicherweise war Sam nicht beliebt. Er blieb ein verbitterter Mensch, bis er mit 88 Jahren starb.

Brandon war jetzt vier, und obwohl seine Eltern die ersten Jahre mit ihm überlebt hatten, war er nach wie vor voller Temperament. Ihn ins Bett zu bringen war ein Kampf: Er schrie, bekam einen Wutanfall, zog an seiner Kleidung und "bekam blitzende Augen wie ein eingesperrtes Tier." Er haßte es, irgendwo eingesperrt zu sein. "Mad Brandon" legte seine Arme und Beine übereinander, neigte seinen Kopf nach unter, drehte sich um und knurrte. Wenn die Familienhunde bellten, bellte Brandon mit. Er schlich auf dem Boden herum trank und aß aus den Futternäpfen und machte mit, wenn die Hunde die Hühner jagten. So bald er nach Hause kam, zog sich Brandon aus und lief "splitternackt" herum.

"Brandon ist immer auf Achse. Er ist eigenwillig, manipulativ und sieht reizend aus. Das weiß er auch. Ein richtiger Charmeur. Aufregende Spiele und Fahrten ziehen ihn an. Wenn er etwas im Kopf hat, kann er nicht loslassen. Brandon kann wochenlang das gleiche Gericht essen oder das gleiche Video anschauen, wie z.B. "Thomas die Lokomotive" oder "Kriege der Sterne".

"Unser Sohn kann sich schwer von uns trennen und sträubt sich zur Zeit dagegen, zum Kindergarten zu gehen. Einmal stieg er an der falschen Stelle aus dem Bus aus, und so bald es ihm klar war, was er getan hatte, lief er dem Bus nach. Er dominiert gern zu Hause und im Kindergarten. Er ist ein geborener Führer und verlangt, daß die Gruppe das tut, was er vorgibt. Brandon ist in einer Sondereinrichtung für verhaltens- und entwicklungsgestörte Kinder.

"Das Leben mit Brandon ist kein Zuckerschlecken. Er nimmt keinen Babysitter an; wir sind wie Gefangene im eigenen Haus. Ihn in die Öffentlichkeit mitzunehmen ist unmöglich, weil er ausrastet. Er schreit wie am Spieß, tritt herum, tritt auf Türen wenn wir ihn stehen lassen, und in letzter Zeit schlägt er uns.

"Das seltsame ist, daß es ihm irgendwie bewußt ist, was er tut, aber er kann sich nicht beherrschen. Wenn er lieb ist und alles gut läuft, ist er ein vorbildliches Kind. Er lacht laut im Schlaf und wenn wir versuche, ihn zu wecken, bleibt seine Zunge oben im Mund kleben. Wenn er Orgelmusik hört, wird er zu Tränen gerührt. Man weiß nie, was bei ihm als nächstes kommt!"

Brandon hatte viele Ängste, u.a. Dunkelheit und Gewitter. Er flippte aus, wenn ein Tropfen Wasser auf ihn fiel und bestand darauf, sich komplett umzuziehen. Er wollte nicht einmal seine Füße naß machen. Dieser Junge verlangte immer lauwarme oder kalte Getränke und Speisen. Ein heißes Bad war für ihn ausgeschlossen.

Brandon paßte zum Symptomenbild von *Belladonna*: Infekte mit hohem Fieber; Überempfindlichkeit auf Lärm, Berührung und Hitze; Drang zu fliehen; Schreien; Wutanfälle; und Angst vor Wasser, Dunkelheit und Gewittern. Zwei Monate nach Mittelgabe berichtete seine Mutter, daß er viel umgänglicher war, seine Wutanfälle nicht mehr so traumatisch waren, man ihn erreichen konnte und er nun dabei war, ein Gewissen zu entwickeln. Er bekam einen Wachstumsschub, was auch typischerweise beim passenden Mittel vorkommt. Brandon war hinaufgestiegen in die beste Gruppe in seinem Sonderkindergarten und seine Sprache hatte sich dramatisch verbessert. Es war "als wäre ein Licht angegangen". Vor der homöopathischen Behandlung hatte er sich gegen Vorschularbeiten gesträubt. Jetzt nicht mehr. "Der Rektor sieht keine Anzeichen mehr von ADHS und will Brandon nächstes Jahr in eine normale Grundschule einschulen. Man sagt uns, daß er jetzt ausgezeichnet lernt."

"Unserer Verwandtschaft fiel die Veränderung in Brandon sofort auf - er wirkte ausgeglichener. Als sie ihm sagten, er müsse jetzt wieder nach Hause, blieb der gewöhnliche Wutanfall aus. Brandon ist jetzt viel liebevoller, sagt uns wie sehr er uns liebt und kann sich entschuldigen, wenn es angebracht ist. Wir müssen die Etiketten nicht mehr aus seinen Klamotten schneiden und er bellt nicht mehr wie ein Hund. Er kann auch auf die Futternäpfe verzichten und läßt die Hühner in Ruhe. Sein Bettnässen hat sich deutlich gebessert. Seine Wangen sind nicht mehr so rot wie früher und er schläft etwas besser."

Brandon war noch schnell dabei, seine Eltern zu korrigieren und diskutierte weiter mit allen, "sogar mit dem Gartenzaun". Seine niedrige Schmerzschwelle hatte sich auf ein normales Niveau eingependelt, er kämpfte nicht mehr gegen des Schlafengehen, seine Augen waren nicht mehr die eines eingesperrten Tieres und seine Geräuschempfindlichkeit hatte nachgelassen. Ihm machte es nichts mehr aus, wenn seine Füße naß wurden, er freute sich eher auf den Kindergarten und hatte aufgehört, zu schreien und Türen einzutreten.

Drei Monate nach dem *Belladonna* war das Bettnässen vorbei. Die positive Entwicklung hielt weiter an. Sechs Monate später war Brandon ruhiger, sein Geduldsfaden war länger und seine Einstellung zu Hause und im Kindergarten war deutlich besser. Seine Eltern berichtteen, er sei viel glücklicher, schlafe gut, streite nicht über jede Kleinigkeit und sei viel kreativer geworden. "Wir haben jetzt viel mehr Geduld mit Brandon. Es ist wie ein Wunder." Seine Eltern lassen sich auch homöopathisch behandeln und fühlen sich jetzt erheblich wohler. Der neue, nicht mehr "Mad" Brandon machte neulich seinen Kindergartenabschluß, komplett mit Doktorhut und Talar!

**"Mädchen können auch gewalttätig sein"**

Rachel machte einen heftigen Eindruck auf uns, so bald sie in unsere Praxis hereinkam. Sie hatte knallrote (gefärbte) Haare, einen durchdringenden Blick und strahlte eine gewisse Entschlossenheit aus. Man hatte sie neulich beim Ladendiebstahl ertappt. Lügen war für sie eine Gewohnheit. Ihr Verhalten war seit dem Kleinkindalter gewalttätig. Sie wurde manchmal so selbstzerstörerisch, daß sie sich selbst verstümmelte - sie brachte sich tiefe Kratzwunden in ihrem Gesicht bei, schlug ihren Kopf an die Wand und zog ihre Haare "büschelweise" heraus.

Rachel erzählte uns: "Es gibt viele Menschen, die mich hassen. Sie beschimpfen mich, machen sich über mich lustig und sagen, daß sie mich hassen. Ich kann es nicht leiden. Seit meiner Einschulung ist es so. Überall, wo ich hingehe, sind Menschen, die mich hassen. Sie sagen schlimme Ausdrücke zu mir. Sie nennen mich eine Räuberin. Im Schulbus sagten es alle. Ich versuche, sie nicht zu beachten."

Ihre Mutter fügte einiges hinzu. Rachel hatte schon als kleines

Mädchen andere Menschen verbal angegriffen, was jedes Mal zu einer Krisensituation führte. Sie schrie häufig in der Grundschule und konnte sich nicht beruhigen. Sie schlug ihre Mutter, wenn sie sich ungerecht behandelt fühlte. Treten und prügeln waren für sie an der Tagesordnung. Manchmal schubste Rachel ihre Mutter nur deswegen, weil ihre Mutter zu laut sprach. Rachel bereute ihre Wutausbrüche meistens im nachhinein und entschuldigte sich.

Ein paar Monate bevor wir sie kennenlernten drohte Rachel, sich mit einem Messer zu verletzen. Wenn sie wütend auf ihre Mutter war, kratzte sie ihr eigenes Gesicht. Je mehr ihre Mutter versuchte, mit ihr vernünftig zu reden, desto tiefer kratzte sie. Wenn Rachel fest zuschlug, sagte sie oft: "Ich bin böse. Ich bin blöd. Ich dürfte gar nicht leben." Sie hinderte Katzen daran, wegzulaufen und belästigte ihr Kätzchen häufig. Rachel hatte Aufmerksamkeitsdefizite. Sie wurde leicht überwältigt und schwebte ab "in ein anderes Land, wo sie nichts hört".

Wir fragten Rachels Mutter nach der Schwangerschaft, denn der Zustand der Mutter in der Schwangerschaft kann dem Homöopathen oft wertvolle Hinweise zum Zustand des Kindes und zur Mittelfindung liefern. Rachels Eltern hatten während der Schwangerschaft ständig gestritten. Ihr Vater war cholerisch und dominierend. Er schrie und fluchte wiederholt und manchmal warf er Gegenstände. Rachels Mutter hatte Angst vor den besonders heftigen Wehen bei der Geburt und bekam Demerol zu Schmerzlinderung. Rachel wurde mittels einer Saugglocke herausgeholt.

Rachels Mutter beschrieb ihre kleine Tochter als "Buddha-Baby": kahl am Kopf, zufrieden und aufgeweckt. Ihr Verhalten änderte sich, als sie von einem fünfjährigen Mädchen im Kindergarten sexuell belästigt wurde. Von diesem Vorfall erzählte sie ihrer Mutter nur, daß das Mädchen Rachel gezwungen hatte, etwas zu tun, was sie nicht wollte.

Rachel hatte Angst vor der Dunkelheit und hatte immer noch ein Nachtlicht in ihrem Zimmer, falls sie nachts aufwachte und sich nicht orientieren konnte. Sie hatte auch Angst vor großen, bösartigen Hunden - daß sie "herausspringen" könnten und ihr den Kopf "abbeißen". Ihre Angst vor Hunden wurde durch die "katzentötenden Hunde" gestärkt, die Rachel immer anbellten, als sie aus dem Schulbus ausstieg. Mit drei

Jahren war Rachel von einem Hund im Gesicht gebissen worden, nachdem sie ihn belästigt hatte. Als ihre Mutter sich genau überlegte, wann sich Rachels Verhalten geändert hatte, leuchtete ihr ein Zusammenhang mit dem Hundebiß ein.

Rachel war ein Pechvogel: Sie stolperte regelmäßig und hatte sich "zigmal" verletzt. Einmal brach sie sich das Handgelenk bei einem Fahrradunfal. Zweimal brach sie sich ein Fingergelenk - einmal als sie auf eine Wand einschlug und einmal, als sie ein anderes Kind prügelte. Hinzu kamen Sehnenverletzungen, leichte Verbrennungen und Verstauchungen.

Rachel hatte früher Angst vor Vampiren unter ihrem Bett. Sie träumte, daß Vampire ins Haus hereindrängten und die ganze Familie angriffen. Dann gingen die Vampire weg und versteckten sich unter ihrem Bett. Sie wurde dieser Angst wieder los, als sie von kleinen Vampiren auf Skateboards träumte. Der Traum brachte sie zum Lachen und ihre Angst ließ nach.

Wir verabreichten Rachel *Lyssin*, ein Mittel, das aus dem Speichel eines tollwütigen Hundes hergestellt wird. Dieses Mittel paßte zu ihren heftigen Wutausbrüchen, die immer von kratzen, schreien, schlagen und treten begleitet wurden. Der Mißbrauch und Rachels Gefühle von Ablehnung und Verfolgung, sowie ihre Angst vor Hunden und Vampiren paßten auch ins Symptomenbild. Schließlich fing ihre Verhaltensänderung an, nachdem sie von einem Hund gebissen wurde. Zusätzliche Faktoren waren die cholerische Natur ihres Vaters und die häufigen Auseinandersetzungen der Eltern während der Schwangerschaft.

Fünf Tage nach Mittelgabe schrieb uns Rachels Mutter einen Brief, in dem sie die dramatische Veränderung in ihrer Tochter beschrieb: "Ich sehe das Buddha-Wesen wieder zurückkommen, begleitet von einer wachsenden Bereitschaft, die Höhen und Tiefen des Lebens als 'normal' hinzunehmen."

Rachel hat sich weiterhin bemerkenswert positiv entwickelt. Als erstes konnte sie ihre Wutausbrüche bewußter beherrschen und die Ausbrüche kamen seltener vor. Ihre Neigung zu Unfällen verschwand beinahe sofort. Nach drei Monaten waren die Wutanfälle deutlich weniger heftig. Ihre Gewalt begrenzte sich auf Treten und Gegenstände werfen. Jetzt hatte sie Freundinnen und kaufte ihnen Weihnachtsgeschenke. Sie hatte “eine Menge guter komischer Träume” statt der Alpträume der Vergangenheit, und sie schlief insgesamt besser. Ihre Schulleistungen waren viel besser - 1er und 2er bis auf eine 3+ in Mathe. Ihre Noten vor der homöopathischen Behandlung waren u.a. eine 6 in Sport und eine 5 in Mathe. Sie hörte auf zu stehlen und ihr Gesicht zu kratzen. Hin und wieder spürte sie den Drang, sich zu verletzen, aber jetzt schlug sie sich mit etwas Weichem anstatt sich zu schneiden.

Neun Monate nach Beginn der Behandlung ging es Rachel ausgesprochen gut. Sie hatte keine Wutanfälle mehr. Sie hatte seit langem nichts mehr kaputt geschlagen, noch hatte sie etwas geworfen oder getreten. Sie schlug sich auch nicht mehr. Ihre Noten waren weiterhin gut. Rachel hatte gerade die Nachricht bekommen, daß sie von der Sonderschule in die normale Schule wechseln durfte. Sie war zufriedener mit sich selbst, zeigte keine Anzeichen von Gewalt und hatte keine Unfälle mehr. Rachels Mutter läßt sich inzwischen auch homöopathisch behandeln und spricht gut darauf an. Die Mutter-Tochter Beziehung ist seit der Behandlung viel besser geworden.

Als wir diesen Fall für unser Buch aufschrieben, fiel uns der Brief von Rachels Mutter wieder auf. Sie verwendete das Wort “reizend”. Das gleiche Wort würden wir jetzt auch verwenden, um unsere Begegnungen mit Rachel zu beschreiben. Sie ist wirklich reizend.

## ***Lyssin*** **(Tollwutnosode)**

Das Hauptgefühl bei einem Patienten im *Lyssin*-Zustand ist Peinigung begleitet von Wut, wie bei einem Hund, der vom Herrn ständig getreten und mißhandelt wird, bis er zubeißt. Dieses Mittel könnte bei Kindesmißbrauch angezeigt sein, besonders bei sexuellem Mißbrauch. Die *Lyssin*-Wutanfälle werden schnell von Bitten um Entschuldigung gefolgt. Diese Kinder sind unter den gewalttätigsten und schwierigsten zu handhaben. Manchmal liegt in der Vergangenheit ein Hundebiß oder ein furchterregender Vorfall mit einem Hund. Angst vor Wasser und Hunde, sowie Platzangst sind typische Anzeichen für dieses Mittel. Oft besteht auch den Drang, sich selbst oder andere mit einem Messer oder ähnlichem Gegenstand zu verletzen. Diese Kinder können sich am Geräusch oder am Anblick von laufendem Wasser stören. Bettnässen kann auch ein Problem sein.

# 17

## “Werde ich aus diesem Zustand nie herauswachsen?”

### Erwachsene mit ADHS

Die Zahl der Erwachsenen mit ADHS wird auf 2 bis 7 Prozent der Bevölkerung geschätzt.[77] Uns ist aufgefallen, daß viele Kinder, die zu uns wegen ADHS kommen, das genaue Ebenbild eines oder beider Elternteile sind. Eine Mutter berichtet z.B.: “Billy ist genau wie sein Vater. Er kann für sein Leben nicht aufpassen. Ich muß meinen Mann sechsmal etwas fragen; mit Billy ist es auch so.” Andere Mütter erzählen, daß der Ehemann, der sich jetzt unauffällig verhält, auch als Kind Ärger für sein schlechtes Benehmen bekam.

Vielleicht sind Sie zu dem Schluß gekommen, daß Sie selbst von ADHS betroffen sind, weil eines oder mehrere Ihrer Kinder damit diagnostiziert wurden oder weil Sie sich in einem Artikel über ADHS wiederfinden. Vielleicht leuchtet es Ihnen jetzt ein, warum Sie sich früher als Kind und jetzt als Erwachsener schwer tun, sich anzupassen. “Driven to Distraction”, ein Buch von zwei offenen und bewanderten Psychiatern, die selbst ADHS haben, hat viele Erwachsene auf die Idee gebracht, daß sie selbst oder ihr Partner eventuell von ADHS betroffen sind.[78]

Niemand kann genau sagen, wie viele Kinder mit ADHS zu Erwachsenen mit ADHS werden. Einige Forscher belegen, daß die Verbreitung von ADHS exponential mit zunehmendem Alter abnimmt und daß die ADHS-Rate von einer bestimmten Altersgruppe alle fünf Jahre um etwa 50 Prozent zurückgeht.[79] Nur etwa 4 Prozent der Erwachsenen, die als Kinder mit ADHS diagnostiziert wurden, hatten das Syndrom noch mit 24 Jahren,[80] jedoch beklagten sich 2/3 der 25-jährigen Patienten, die als Kinder hyperaktiv waren, über mindestens ein Symptom von ADHS (dieses Symptom konnte das alltägliche Leben beeinträchtigen).[81] Erwachsene leiden in der Regel weniger an der extreme Ruhelosigkeit und Impulsivität die ADHS Kinder an den Tag legen, obwohl es doch einige Erwachsene gibt, die diese nervtötenden Eigenschaften beibehalten. Eine Anzahl von Eltern, deren Kinder wir behandeln, beschweren sich, daß sie selbst noch betroffen sind. Zum Glück ist es nie zu spät, eine homöopathische Behandlung für ADHS anzufangen. ADHS-betroffene Erwachsene können derartige Probleme mit Aufmerksamkeit und Konzentration erleben, daß routinemäßige Büroarbeiten schier unmöglich erscheinen. Trotz hoher Intelligenz bleiben sie ständig hinter den Erwartungen zurück. Sie werden leicht abgelenkt und müssen oft an unerledigte Aufgaben erinnert werden - vielleicht wird die Aufgabe dann fertig, vielleicht auch nicht. Diese Menschen scheinen manchmal in einer anderen Welt zu sein und hören nicht immer, was ihnen gesagt wird. Sie wirken abwesend auf Familie, Freunde und Arbeitskollegen. Sie vergessen, wo sie ihre Schlüssel, Handtasche, Flugkarte oder ihr Testament hingelegt haben; verwechseln oder vergessen Termine und verlegen oder vergessen fällige Rechnungen. Dies führt dazu, daß diese Menschen als unverantwortlich gelten, obwohl sie sich eventuell darum bemühen, ihre Schwächen zu kompensieren. Durcheinander, Zerstreutheit, Zaudern und Wunschdenken sind typische Merkmale. ADHS ist aber nicht mit verminderter Intelligenz oder geistiger Fähigkeit gleichzusetzen. In der Tat können Menschen mit ADHS genial sein und sich in ihrem Bereich auszeichnen, wie z.B. Winston Churchill. Ihm wurde als Kind kein Erfolg im späteren Leben in Aussicht gestellt. Menschen mit ADHS werden Erfinder, Wissenschaftler, Philosophen, Künstler, Neurochirurgen - sie leben voll in ihren Berufen, während andere sich für sie um die täglichen Details kümmern.

Erwachsene mit ADHS können sich mit sozialen Fähigkeiten schwer tun. Impulsive ADHS-Kinder, die vom Dach herabspringen oder hoch hinaufklettern können zu Erwachsenen werden, die rücksichtslos Auto fahren, im Börsenmarkt spekulieren, riskante sexuelle Praktiken betreiben oder sich in andere gefährliche Aktivitäten engagieren. Solche Erwachsene können durch ihre extreme Ruhelosigkeit auffallen, wie früher als sie Kinder waren; sie wechseln Arbeitsplätze, Aufgaben und Pläne besonders schnell. Sie blühen auf oder brechen zusammen unter Druck oder Übererregung.

**Wer hat Zeit zu schlafen?**

Carl war 37 Jahre alt, als er uns aufsuchte. Krebs war stark in seiner Familie vertreten und er hoffte, wir könnten ihm helfen, sein Immunsystem zu stärken, damit er eine Krebserkrankung möglichst vermeiden konnte. Carl litt an einem vererblichen Hörschaden.

"Ich arbeite krisenbezogen. Ich schiebe alles vor mir her und erledige alles umständlich. Es gibt viele Krebserkrankungen in meiner Familie: Mein Vater, meine Mutter und viele andere Verwandten haben Krebs gehabt. Präventive Vorsorge paßt nicht immer zu meiner Lebensführung. Ich habe immer tausend Ausreden. Ich betrachte mich als ausgeglichen, aber ich muß zugeben, daß ich mit Streß nicht gut umgehen kann. Ich sträube mich gegen die Erwartungen anderer, in dem ich alles vor mir herschiebe. Dann schäme ich mich, wenn ich ihre Erwartungen nicht erfülle. Ich schelte mich für meine Faulheit."

Carl hatte eine Vorgeschichte von Saufgelagen und weichen Drogen. Er trieb alles zum Übermaß; wenn er mit etwas anfing, konnte er nicht mehr aufhören. Er suchte möglichst oft Geschlechtsverkehr und masturbierte häufig. Genitalwarzen waren auch in seiner Vorgeschichte, sowie Herpesbläschen und Apthen im Mundbereich. Uns fiel auf, daß Carl ständig während des Gesprächs zappelte.

Carl war ein Softwareprogrammierer. Er beschrieb seine Konzentration und sein Gedächtnis als gut, aber er führte Arbeiten oft nicht durch. Bei ihm war es alles oder nichts. Er konnte weder seine Kraft noch seine Zeit sinnvoll einteilen. Wenn er ein schönes Lied hörte, mußte er es immer wieder hören. An der Uni hatte er sich angewöhnt, die ganze Nacht durchzuarbeiten. Er konnte 48 Stunden am Stück arbeiten, dann sechs Stunden schlafen und den nächsten Arbeitszyklus beginnen. Carl wäre es am liebsten, er könnte bis 2 oder 3 Uhr morgens arbeiten und anschließend bis 10 oder 11 Uhr schlafen. "Ich war noch nie ein Frühaufsteher. Ich stehe nur unter Zwang auf."

Carls Eßgewohnheiten waren auch übermäßig. Er bevorzugte saure Speisen und Limettentorte. Je saurer, desto besser. Als Kind hatte Carl Zitronensaft aus dem Kühlschrank geholt und mit Zucker zu einer sauren Paste gemischt. Er mochte auch saure Äpfel, salzige Speisen und Buttermilch. Er trank am liebsten Limonade.

Carl litt an wiederkehrenden Nebenhöhlenentzündungen und

Heuschnupfen. Er knirschte oft mit den Zähnen und fragte sich, ob dies ein Ausdruck von unterdrückter Wut sein könnte. Carl war furchtlos. Er ging gern Risiken ein.

Wir verabreichten Carl *Medorrhinum* (Trippernosode). Was uns an Carl auffiel war seine Intensität in allen Tätigkeiten. Für Carl gab es keinen Mittelweg - er mußte alles übertreiben. Er war entweder im schnellsten Gang oder im Leerlauf. Wir verschrieben dieses Mittel auch für seine ruhelose, unbeständige Veranlagung. Carls Intensität war aber sehr ausgeprägt. Für ihn war das Leben ein aufregendes Erlebnis nach dem anderen. Menschen, die dieses Mittel brauchen, sind schlecht im Durchziehen, wie Carl es beschrieb. Sie können Gedächtnisprobleme haben (davon war Carl nicht betroffen), sowie einen triebhaften Zug, eine Vorgeschichte von Warzen und ein Verlangen nach sauren Speisen und Salz.

Beim Folgegespräch sechs Wochen später berichtete Carl, daß er zwei Tage lang nach der Behandlung launischer und gereizter als sonst war. Danach wurden seine Haarschuppen und Zähneknirschen zwei Wochen lang schlimmer. Dann fing er an, morgens um sechs Uhr aufzuwachen, egal wann er ins Bett gegangen war. Er fühlte sich auf einmal produktiver und konnte viel Arbeit erledigen.

Zwei Monate später beschrieb Carl seine Gedanken als klar und zügig. Er schob nicht mehr so viel vor sich hin. Er wartete nicht bis auf den letzten Drucker, um Berichte zu schreiben. Er engagierte sich zunehmend in langfristige Planung. Nachts blieb er nicht mehr so spät auf; jetzt ging er spätestens um 1 Uhr ins Bett. Seine Warzen verschwanden vollkommen. Er hatte eine neue Freundin, mit der er eine aktive sexuelle Beziehung hatte und spürte nicht mehr das Bedürfnis zu masturbieren.

Die homöopathische Behandlung half Carl weiterhin, außer wenn er zu weichen Drogen zurückgriff. Diese störten die Mittelwirkung. Während der 2 ½-jährigen Behandlung lernte Carl, seine Energie in einer positiveren Richtung zu lenken. Er konnte mit den Erwartungen anderer offener und ehrlicher umgehen. Er hörte auf zu behaupten, er hätte eine Arbeit erledigt, wenn das nicht der Fall war. Früher hatte er oft Ärger dafür bekommen. Seine übermäßige Lebensführung verlor an Reiz und er ging nun bewußter mit seiner Zeit und seinen Kräften um.

***Medorrhinum* (Trippernosode)**

Die Gedanken dieser Menschen rasen blitzschnell; ihre Köpfe sind voller Ideen. Sie sind "Nachteulen" und bleiben gern bis in die Morgenstunden auf; sie sind keine Frühaufsteher. Diese Kinder und Erwachsenen sind leidenschaftliche Menschen und verlangen reizvolle, extreme Erlebnisse. Gedächtnisstörungen sind häufig vorhanden. Sie können ihre Fingernägel oder sogar Zehennägel bis zum Fleisch abkauen. Windeldermatitis, Sinusitis, Warzen, Asthma und Arthritis sind typische körperliche Beschwerden. Die Patienten verlangen oft Orangen, unreifes Obst, Eiswürfel, Süßigkeiten, Salz und Fett.

## "Ich habe das Gefühl, ich könnte aus der Haut fahren"

Die leistungsstarke Jill, 25 Jahre, kam zur homöopathischen Behandlung wegen "nervlicher Symptome". Sie hatte sich immer nervös und gehetzt gefühlt. Es war ein innerliches Gefühl, das anderen nicht auffiel. "Es gibt unheimlich viel, was ich nicht erledigen kann. Ich werde angespannt und habe das Gefühl, ich könnte aus der Haut fahren. Mir wird es heiß. Es ist wie eine Hitzewallung, ein Adrenalinstoß. Wenn ich nervös bin, werde ich schwach in den Knien, mein Bauch fängt an zu gurgeln und ich bekomme Durchfall. Bei mir wurde vor drei Jahren eine Colitis diagnostiziert, aber ich hatte schon mit 19 die Anfänge eines Magengeschwürs."

Jill fühlte sich unsicher über ihre Familie und ihre Fähigkeit, mitzuhalten. Sie hatte ihren jungen Sohn als alleinerziehende Mutter aufgezogen und hatte gleichzeitig Physiotherapie studiert und den besten Abschluß gemacht. Als verantwortungsbewußter Mensch machte sie sich Sorgen im ihre Pflichten wie besessen. Sie wurde oft so nervös, daß sie überventilierte und ihre Finger blau wurden. Entspannung fiel ihr schwer, außer wenn sie erschöpft oder krank war. Sie konnte sich erinnern, daß sie die Grippe als Kind genossen hatte, weil sie sich endlich entspannen konnte. Zu ihrem dritten Geburtstag wünschte sie sich, daß der Aktienmarkt wieder steigen würde, damit die Familie keine finanziellen Sorgen hätte. Jills Spitzname als Kind war "Chatterbox" (Plappermaul). Ihre Mutter mußte sie trainieren, andere Leute nicht zu belästigen. Es war schwer für Jill, die Locken anderer Mädchen oder die Waren in Einkaufsläden nicht zu berühren.

Jill beschwerte sich über eine gesteigerte Empfindlichkeit gegenüber ihrer Umwelt. Sie war überempfindlich auf Musik, wechselnde Wetterlagen und geschlossene Zimmer. Sie nahm alles auf und war äußerst schreckhaft. Sie fühlte sich, als könnte sie gleich explodieren. Ihre Wut beängstigte sie manchmal. Früher hatte sie viel getrunken. Einmal als sie betrunken war, versuchte sie, ihren geschiedenen Mann zu erwürgen.

Jill mußte ständig "gegen eine unruhige Depression" kämpfen. "Ich muß mich dauernd beschäftigen. Mir geht's nicht gut zu Hause, wenn ich nichts zu tun habe. Ich möchte mich beim Nichtstun wohler fühlen. Ich habe den Drang, Leute anzufassen, mit ihnen am Tisch zu ringen, meine Hände auf ihre Köpfe zu tun. Aber ich halte mich zurück, weil das sich nicht gehört. Ich habe auch das Verlangen, Menschen, die ich nicht kenne, zu küssen, aber ich tue es nicht. Ich treffe selten ein Paar, bei dem ich mir keine Gedanken mache, wie sie es miteinander im Bett machen. Mein Kopf ist voller sozial untragbarer Gedanken."

Jills Mutter sagte ihr, daß sie von anderen ungeliebt wäre, falls sie dick würde; sie entwickelte Magersucht und Eßbrechsucht. Schon in der Unterstufe wurde sie eine aktive Sportlerin. Obwohl sie nur Größe 34 trug, fing sie an zu essen und zu hungern. Abführmittel waren für sie an der Tagesordnung im Alter zwischen 19 und 22 Jahren. Sie litt an Menstruationsschmerzen. Sie hatte Alpträume von zu viel Verantwortung und daß sie andere enttäuschen mußte. Sie bekam oft Heißhunger auf Brot. Während ihrer Schwangerschaft schälte sie Zitronen und aß sie auf. Sie mochte immer noch saure Limonade, Grapefruit und Essiggurken. Von Milch und Eis bekam sie Durchfall.

Was Jill auszeichnete war ihr Drang, immer beschäftigt zu sein, ganz anders als Carl mit seiner "alles-oder-nichts" Einstellung. Die zwei hatten die Eigenschaften von Ruhelosigkeit und hoher sexuellen Energie gemeinsam, aber ihre Lebensweisen waren sehr unterschiedlich. Jill wollte berühren, küssen, reden. Sie war gezwungen, jeden Augenblick beschäftigt zu sein. Wir verabreichten Jill *Veratrum album* (weiße Nieswurz) aus folgenden Gründen: innere Unruhe; Drang, andere zu berühren und zu küssen; Hetze; Menstruationsschmerzen; Durchfall nach Milchprodukten und Verlangen nach sauren Speisen. Drei Monate später trafen wir uns wieder. Sie berichtete, daß es ihr eine Woche nach Mittelgabe deutlich besser ging. Sie sagte: "Meinem Magen geht es viel besser, wie damals als ich 20 war. Ich hatte vergessen, wie gut es sein kann. Ich fühle mich viel entspannter. Die Unruhe und Hetze sind viel besser, sowie meine Empfindlichkeit auf die Umwelt." Jill hat insgesamt zwei Dosierungen *Veratrum album* bekommen und fühlt sich ruhiger, obwohl ihr Leben weiter streßvoll bleibt.

### Der Traumkämpfer

Rob, 47 Jahre, war ein Chiropraktiker aus Kalifornien. Er hatte früher als Kieferchirurg praktiziert und hatte auch Akupunktur, orientalische Massage, Reflexologie, Irisdiagnose und östliche Philosophien studiert. Er hatte den schwarzen Gürtel in Kampfkunst und unterrichtete Yoga. Er hatte sogar ein Jahr damit verbracht, sich als Priester vorzubereiten. Trotz seiner vollen Praxis fand Rob die Zeit, zwei Stunden täglich zu meditieren. Er beschrieb sich als "sehr zielorientiert und entschlossen. Meine Energiepegel ist normalerweise sehr hoch, aber ich brauche ein Stimulanz, um in den Gang zu kommen. Ich verwende Kräuterstimulanzien. Ich möchte immer mehr wissen, mehr sein. Ich suche nach vollkommener Einheit. Ich versuche, Menschen glücklich zu machen. Ich könnte mein Leben ohne weiteres für einen guten Zweck opfern, oder um das Leben eines Anderen zu retten.

Rob brachte Leben in jede Party und spielte gern den Komiker. Er genoß es, im Mittelpunkt zu sein. "Ich habe viel über begabte Menschen wie Michelangelo, Buddha und verschiedenen Komikern gelesen und habe micht gefragt, was in ihren Gedanken vorging. Die großen Komiker haben zynische Gedanken. Ich auch. Ich habe einen schneidenden Humor, aber ich bin nicht bösartig. Kürzlich war ich in einem Aufzug mit einer übergewichtigen Dame. Hinten an ihrer Jeanstasche stand das Wort 'Guess' (rate!). Ich dachte mir '200 Kilo'. Ich denke mir ausgeflippte, verrückte Witze über Leute aus, die ich sehe, dann freunde ich mich mit ihnen später an. Ich kann mich leicht mit anderen anfreunden."

Rob lebte auf, wenn er Menschen helfen konnte. "Ich kann 80 bis 90 Patienten am Tag behandeln und Energie daraus schöpfen. Es ist wie ein Adrenalinstoß. Ich neige dazu, Sachen zu übertreiben. Ich bin gut in allem, was ich tue. Ich kann aber nie inne halten und mich selbst auf die Schulter klopfen. Mein Vater erwartete immer von mir, daß ich fehlerfreie Arbeiten in der Schule schrieb. Er kritisierte mich, wenn ich 92 bis 95 Prozent richtig hatte und sagte nichts, wenn ich 100 Prozent hatte. Ich war einer der drei besten Tischtennisspieler an der Uni. Ich mache etwas wirklich gut, dann lasse ich es bleiben." Rob hatte viele weiche Drogen konsumiert, besonders während seiner langen Reise durch Südamerika.

Rob suchte Hilfe für seine Reizbarkeit. Dieses war das einzige zugrundeliegende Problem, das er nicht hatte lösen können. In High School wurde er in viele Streitkämpfe verwickelt. "Es gab immer Kämpfe. Ich hatte keine Lust auf Blut und kaputte Zähne, aber ich mußte mich und andere verteidigen. Wenn ich heutzutage mit jemandem in Streit gerate, bleibe ich irgendwie daran hängen. Ich möchte meine Wut loslassen können." Robs Großvater erzählte ihm, daß es ihm auffiel, wie Rob auf seinem Standpunkt beharrte. Rob genierte sich über seine Wut. Sein Vater hatte früher auch Probleme mit Wut gehabt.

Ein weiterer Punkt interessierte uns: Robs Träume. "Meine Träume drehen sich immer um das gleiche Thema. Ich kämpfe mit jemandem, und ich bin immer der Gute - ich verteidige Menschen und helfe ihnen. Ich mache Nahkampf in den Träumen - ohne Waffen. Letzte Woche träumte ich fünfmal vom Kämpfen. Ich träume fast jede Nacht davon, manchmal mehrmals in einer Nacht. Meistens muß ich eine Ungerechtigkeit bekämpfen. Ich wünsche, diese Träume würden aufhören."

Rob litt an Hämorrhoiden und Verstopfung. Seine Gelenke knackten zu leicht. Er war sehr sportlich und machte Jogging und Krafttraining. "Ich gehe im Training ganz auf." Kälte mochte er nicht. Er liebte Süßigkeiten und Brot. Manchmal wurde er "ganz wild auf Milchprodukte", mußte sie aber mit Vorsicht genießen, weil sie bei ihm Nebenhöhlenkatarrh auslösten.

Obwohl Rob nicht mit ADHS diagnostiziert worden war, erkannten wir typische Merkmale wie Impulsivität, Waghalsigkeit und schwaches Durchführungsvermögen wieder. Er nahm etwas in einem Studien- oder Arbeitsbereich auf, stürzte sich darauf, dann ließ er es fallen und ging zum nächsten. Er war einer der intensivsten und faszinierendsten Menschen, die wir jemals kennengelernt haben. Rob hatte etwas Übermenschliches an sich. Er konnte Ziele in der Hälfte der Zeit erreichen, die andere dafür gebraucht hätten. Aktivitäten, die die meisten Menschen erschöpft hätten, spendeten ihm mehr Energie. Er zeigte eine unablässige Sehnsucht nach neuen Lebenserfahrungen und den unermüdlichen Wunsch, anderen zu helfen. Rob zeigte ein Art "Überfokussierung", die wir oft bei ADHS-Patienten beobachten. So wie Kinder sich stundenlang in Nintendo-Spielen verlieren können, können Erwachsene mit ADHS sich äußerst intensiv auf einer Sache konzentrieren. Die Sache wird nach kurzer Zeit uninteressant und man wechselt die Arbeit oder den Beruf. Diese Erwachsenen brauchen ständige Anregung und Abwechslung. Sie brauchen intellektuelle Herausforderungen, manchmal sogar in ihren Träumen.

Wir verabreichten Rob *Agaricus muscaria*, eine Pilzsorte, die als Halluzinogen von Ureinwohnern in verschiedenen Teilen der Welt verwendet wird. Dieses Mittel ist angezeigt bei Patienten, die gewaltige Abenteuer unternehmen und die bei Wutausbrüchen fast übermenschliche Kräfte zeigen. Für uns war es keine Überraschung, daß Rob diesen Pilz mehrmals während seiner Südamerikareise konsumiert hatte.

Bei der Nachuntersuchung sechs Wochen später erzählte Rob: "Mir ging es nie besser. Früher träumte ich von Konflikten. Ich kämpfte immer mit Gegnern. Seit dem Mittel habe ich nur ein paarmal davon geträumt. Ich bin nicht mehr so gereizt. Meine Verdauung ist besser."

Rob schrieb uns einen Brief fünf Monate später: "Das Mittel scheint ein Volltreffer zu sein. Ich habe nur zwei- oder dreimal in den letzten fünf Monaten von Kämpfen geträumt. Früher träumte ich mehrmals in einer Nacht davon. Weg! Jetzt werde ich nur selten wütend. Ich habe mehr Energie und ich bin glücklicher. Ich habe mehr geistige Klarheit, mehr Zielrichtung (FOCUS), mehr Zielbewußtsein und ich fühle mich näher bei Gott. Ich friere auch weniger. Das könnte man als Erfolgsgeschichte bezeichnen."

Als wir fünf Monate danach mit Rob telefonierten, berichtete er: "Ich habe immer viel Energie. Meine Träume haben mich damals ausgezehrt. Ich mußte andere immer beschützen - drei, vier, fünf Kämpfe pro Nacht. Manchmal wachte ich mitten im Traum auf, weil mein Leben in Gefahr war, dann schlief ich wieder ein und träumte weiter. Ich habe nur drei Kampfträume gehabt, seitdem Sie mir das Mittel vor einem Jahr gegeben haben. Alles in meinem Leben hat sich verbessert. Ich bin viel ausgeglichener und nicht mehr so heftig. Ich bin entspannter, bin aber innerlich wacher. Meine Reizbarkeit hat deutlich nachgelassen. Meine Hämorrhoiden haben mich nur zweimal gestört. Ich habe keine Blähungen mehr. Null. Meine Gelenke knacken viel weniger. Ich blühe auf."

Rob hat bis jetzt keine weitere Dosis *Agaricus* benötigt.

**Ich lebe im dauernden Notstand**

"Ich habe einen Artikel über ADHS gelesen, und er hat mich genau beschrieben," sagte Rebecca. "Ich bin ziemlich nervös. Es ist schwer für mich, abzuspannen. Ich muß immer etwas zu tun haben, auch wenn es putzen ist. Ich wünschte, ich könnte mich mehr entspannen. Seit mein Sohn vor sechs Jahren geboren wurde, habe ich das Gefühl, dauernd im Notstand zu leben. Seitdem hetze ich herum. Andere Leute können sich hinsetzen und unterhalten. Ich nicht. Die Geduld habe ich nicht. Sie bremsen mich aus. Hetzen, hetzen, hetzen. Ich möchte mich entspannen. Es ist kein Wunder, daß ich so schlecht gelaunt bei der ganzen Hetzerei bin."

"Mein Akne fing um die gleiche Zeit an. Man gab mir Antibiotika; daraufhin bekam ich eine Scheidenpilzentzündung. Meine Haare fingen an, grau zu werden, als ich 30 war."

"Ich bin ziemlich zurückhaltend, wahrscheinlich weil ich nervös unter anderen Menschen bin. Mir fällt es schwer zu glauben, daß sie ehrlich sind. Die Leute sagen alles mögliche hinter deinem Rücken, nicht wahr? Wenn ich nervös werde, bleiben meine Gedanken stehen. Ich vergesse, was ich gerade gesagt habe. Oder ich gehe in ein Zimmer und weiß nicht, warum ich dorthin gegangen bin. Wenn ich viele Dinge auf einmal tue, ist es schwer, etwas fertig zu stellen, was mich noch ungeduldiger macht. Ich arbeite an einer Sache und dabei denke ich schon an die nächste. Wenn ich unter der Dusche stehe, stelle ich mir vor, wie viele Dinge ich sonst erledigen könnte. Seit mein Sohn geboren urde, habe ich nie aufgehört, herumzuhetzen."

"Ich bin mit diesem ADHS aufgewachsen. Ich mochte die Schule nicht und schwänzte und ging zu Bücherei wenn ich nur konnte. Ich weiß immer noch nicht genau, wie ich versetzt wurde und gute Noten bekam. Sobald ich eine Seite Mathe anschaute, wurde es mir schwindelig. Ich erinnere mich am meisten daran, daß ich nicht denken konnte. Ich konnte einen Text nur verstehen, wenn der Inhalt mich interessierte. Meine Zeugnisse wiesen darauf hin, daß ich mir von Anfang an schwer tat, zuzuhören und Anweisungen zu folgen. Ich war aber nie hyperaktiv."

"In der fünften Klasse fing ich an, Streiche zu spielen, herumzublödeln und Ärger zu bekommen. Zwei Jahre später fing ich an zu schwänzen. Ich kann mich nicht daran erinnern, viele Hausaufgaben gemacht zu haben. Die Lehrer sagten, ich wäre eine gute Schülerin, wenn ich mich nur bemühen würde, aber ich tat es nie. Ich hatte ziemlich genug von der Schule nach der achten Klasse. Ich lernte nichts, mir war es langweilig und ich paßte nicht hinein. In Mathe hinkte ich dermaßen hinterher, daß ich damit aufgab. Ein paar Fächer mochte ich: Betriebswirtschaft, Maschinenschreiben und amerikanische Literatur."

"Mein Vater war Alkoholiker. Er konnte längere Zeiten normal sein, dann ging er ein paar Tage auf Sauftour und wurde verrückt. Wir hatten Angst zu schlafen. So ging es bis meine Eltern sich scheiden ließen, als ich im Teenageralter war. Damals wurde ich auch ziemlich wild. Ich machte mir keine Sorgen um Konsequenzen. Ich lernte einen Typ kennen und zog zu ihm hin. Er schlug mich ein paarmal und ich versuchte, ihn zu verlassen, aber ich wußte nicht wo ich hingehen sollte. Ich wollte niemandem anderen zur Last fallen. Ich weiß nicht, warum ich bei ihm blieb. Mein Freund war so mißtrauisch - er wollte mich immer im Auge behalten. Endlich kam er ins Gefängnis und mein Leben wurde besser."

"Als Kind hatte ich Angst vor Donner und Blitz. Ich verstecke mich immer noch bei Gewittern. Ich habe Höhenangst und auch Furcht vor Schlangen. Ich habe Angst, sie werden mich anfallen, besonders die großen wie Klapperschlangen und Kupferkopfschlangen. Ich habe auch Furcht vor Pferden, Hunden und Tausendfüßler. Und vor zu schnellem Tempo beim Skifahren, daß ich nicht anhalten kann. Ich bekam jedes Mal so einen Schreck, wenn mein Freund leise ins Zimmer kam, daß ich fast eine Meile hoch in die Luft ging."

"Ich träume viel, besonders vom Fliegen oder von jemandem, der mich verfolgt und umbringt. Als ich klein war, hatte ich viele Schlangenträume. Ich lief auf der Straße und vor mir waren eine Menge Schlangen. Mir ist so etwas wirklich passiert als kleines Mädchen. Eine große Schlange schlängelte direkt vor mir vorbei."

Rebecca fühlte sich anders als andere Leute, mochte keine oberflächliche Konversation und fühlte sich wohler allein. Sie machte sich Sorgen, daß andere sie nicht mochten und machte keinen Versuch, Freundschaften zu schließen. Was wäre, wenn sie eine dumme Bemerkung machte und sich dann genierte? Ihr Unbehagen unter anderen Menschen wurde durch ihre Ungeduld mit ihnen verschlimmert.

Wir fragten uns, ob Rebeccas Mißtrauen und Zurückgezogenheit durch ihre Angst vor den Wutanfällen ihres betrunkenen Vaters ausgelöst wurden. Sie hatte diese nie miteinander in Zusammenhang gebracht, aber sie gab zu, daß sie die Glühbirnen damals in ihrem Zimmer ausschraubte, damit ihr Vater sie nicht sehen konnte. Nur so konnte sie sich entspannen. Sie hatte Angst, er würde sie schlagen wie er ihre Mutter schlug. Einmal träumte sie, daß er sie durch ihr Schlafzimmerfenster anschoß.

Am Ende des Gesprächs fragten wir, wie Rebecca enge Kleidung vertrug. "Ich kann es kaum erwarten, meine Jeans auszuziehen," sagte sie. "Ich haßte Rollkragen als Kind und mag sie immer noch nicht." Wir verschrieben *Crotalus cascavella* (Klapperschlange) für Rebecca aufgrund ihres gehetzten Gefühls; Furcht, getötet zu werden; Verschlimmerung durch enganliegende Kleidung; Mißtrauen; Furcht vor Schlangen, Tausendfüßler und Pferden, sowie Träume von und Begegnungen mit Schlangen. Obwohl Rebecca angab, nie hyperaktiv in Zusammenhang mit dem ADHS gewesen zu sein, war ihr gehetztes Gefühl schon in ihrer Kindheit vorhanden.

Rebecca reagierte dramatisch auf die Homöopathie. Ihr Akne und ihre Pilzentzündung verschwanden und ihre Gedanken wurden klarer. Die Verbesserung stellte sich zuerst bei den körperlichen Symptomen ein, dann fühlte sie sich unter anderen Menschen nicht mehr nervös. Rebecca fühlte sich ruhiger und vor allem wurden ihre Gedanken klarer und ihr Gedächtnis scharfer. Ihre sexuelle Energie stellte sich nach zwei

Jahren Ruhe wieder ein. Obwohl einige Änderungen sofort stattfanden, brauchte sie fünf Monate, bis sie sich deutlich besser fühlte. Die Verbesserung hält auch an. “Ich fühle mich ganz anders. Nicht so zerstreut. Nicht mehr so frustriert mit mir selbst. Die Homöopathie hat mein Leben verändert. Darüber werde ich immer staunen! Als ich Ihr Buch las, wußte ich, spürte ich, daß es das richtige für mich war. Und so war es auch.” Rebeccas lebendiger und vergnügter Sohn spricht auch sehr gut auf die Homöopathie an.

**“Ich bin zerstreut. Es ist schwer, in Fahrt zu kommen”**

Genevieve, 40 Jahre, hatte kein diagnostiziertes ADHS, aber viele ihrer Symptome passen in den diagnostischen Rahmen. Sie suchte uns vorwiegend wegen ihrer Verdauungsstörungen auf, aber sie beschwerte sich häufig über schlechte Konzentration. “Ich neige dazu, Dinge zu vergessen. Ich benutze Listen; sonst wird nichts erledigt. Ich kann nicht nach einem Plan arbeiten. Es ist sehr schwer, in Fahrt zu kommen. Mein Leben fließt nicht so leicht. Ich verstehe, warum ich so gestreßt bin, aber ich kann nichts dagegen tun. Es gibt so viele Anforderungen, so viele Dinge, die ich jonglieren muß. Mein Mann und ich verstehen uns nicht gut. Wir können nicht gut miteinander kommunizieren, was zu Reibereien führt.

“Ich bin zerstreut und mir fällt es schwer zu fokussieren. Ich habe ein gutes Herz und gut Absichten, aber es läuft so viel auf einmal. Ich springe von einer Sache zur nächsten. Für mich ist das nichts neues - das ist seit langem mein Modus operandi. Ich mag Abwechslung, Unterhaltung, Geselligkeit. Aber ich wäre gern zentrierter, statt wie eine Feder im Wind oder ein Schmetterling. Bevor ich Kinder bekam, zog ich einfach nach Lust und Laune um. In nur ein paar Jahren hatte ich bestimmt 17 verschiedene Adressen in Arizona. Dann pendelte ich zwischen Arizona und Mittelamerika.”

“Ich brauche Harmonie. Ich möchte ausgeglichener werden, aber ich möchte nicht lang irgendwo in Behandlung sein. Ich habe kein gutes Durchhaltevermögen. Mein Mann sagt immer, ich sollte das, was ich anfange, auch fertig machen. Ich komme mir vor wie ein Versager in jedem Bereich meines Lebens und fühle mich zerschlagen, wenn ich darüber spreche. Ich kann nicht sehr gut organisieren. Ich habe so viele Organisationshilfen gekauft, daß ich einen Second-Hand Laden aufmachen könnte."

Genevieve hatte Diverticulose, (Ausstülpungen in der Darmwand), was bei ihr Blähungen verursachte. Sie wollte Hilfe für ihre Verdauungsstörungen und hatte keine Ahnung, daß die Homöopathie ihr im geistigen Bereich auch helfen könnte.

Genevieves größte Einschränkungen waren ihre geistige Zerstreutheit und ihre Unfähigkeit, Aufgaben fertig zu stellen. Sie war tatsächlich wie eine Feder im Wind, früher von einem Zuhause zum nächsten, von einem Kontinent zum anderen, und jetzt von einem Gedanken oder einer Idee zur Nächsten. In unseren Augen war die Eigenschaft, die Genevieve auszeichnete, daß sie viele Dinge unternahm aber kein Durchhaltevermögen zeigte; sie war unbeständig. Wir gaben ihr *Plantago* (breitblättriger Wegerich).

Menschen, die Pflanzenmittel brauchen, sind oft wie Pflanzen. Pflanzen sind sensibel, sanft, diffus, wechselhaft und bewegen sich mit dem Wind. Diese Eigenschaften beschreiben Genevieves Natur. Patienten, die *Plantago* brauchen können auch sehr verwirrt sein und so ruhelos und nervös, daß sie auf und ab laufen. Sie arbeiten hastig.

Die Beschreibung "Eile oder Hast bei der Arbeit; Verlangen, viele Sachen auf einmal zu tun aber kann nichts fertig stellen" steht in der homöopathischen Literatur und scheint auf Genevieve perfekt zu passen. Genevieve kam fünf Wochen später zurück und berichtete, daß es ihr viel besser ging. "Zuerst bemerkte ich, daß ich mich ruhiger und geduldiger fühlte. Ich konnte tief einatmen und in mir ruhen. Ich glaube, ich habe meine Mitte gefunden."

"Ich denke jetzt eher daran, Sachen aufzuschreiben. Ich bin klarer im Kopf. Ich kann mir Details eher merken und mehr erreichen. Ich fühle mich nicht mehr so chaotisch. Ich bleibe bei einer Sache trotz der vielen Ablenkungen. Obwohl es in der Natur einer Mutter liegt, von einer Aufgabe zur anderen zu springen, komme ich besser damit zurecht. Ich werde nicht mehr so leicht frustriert. Meine Ausbrüche sind sehr selten geworden. Früher regte ich mich furchtbar auf über Dinge, die nicht liefen, wie ich wollte. Meine innere Stimme spricht jetzt lauter und deutlicher."

Das einzige Mal, daß wir *Plantago* vorher verschrieben hatten, war für Zahnschmerzen, bei denen es sehr gut wirkte. Als Genevieve zum Folgegespräch kam erwähnte sie, daß sie vor der Behandlung Schmerzen im Mund gehabt hatte. Jetzt waren die Schmerzen weg.

# TEIL VIER

## Die Homöopathische Behandlung von Lernschwächen, Autismus und anderen geistigen und seelischen Störungen

# 18

## Die Lernkurve durch Homöopathie positiv beeinflussen
## Lernbehinderungen und Entwicklungsverzögerungen

1977 waren in den USA etwa 800.000 Kinder als lernbehindert eingestuft. Bis 1986 war diese Zahl auf 1,9 Millionen gestiegen. Andere Kategorien beschreiben entwicklungsbehinderte Kinder, deren Zahl sich im gleichen Zeitraum um knapp 300.000 verringerte und schwer behinderte Kinder, deren Zahl um knapp 60.000 zurückging. In 1992 bekamen zirka 11 Prozent der amerikanischer Schulkinder Förderunterricht.[82]

In unserer Praxis behandeln wir viele Kinder, die eine Anzahl von Problemen mit Konzentration, Informationsverarbeitung und –Speicherung, Sprachbehinderungen und –Verzögerungen sowie anderen Kommunkationsstörungen aufzeigen. Eine wachsende Anzahl von Eltern sucht nach Alternativtherapien für ihre autistischen Kinder. Diese Kinder haben Autismus, Aspergersyndrom und andere tiefgreifende Entwicklungsstörungen. Zu uns kommen auch Kinder mit ungewöhnlichen genetischen Störungen wie z.B. Downsyndrom, Fragiles X Syndrom, Praeder-Willi-Syndrom und anderen.

Dieses Kapitel geht auf lernbehinderte sowie schwerbehinderte Kinder ein, weil wir die Erfahrung gemacht haben, daß Kinder in beiden Kategorien von einer homöopathischen Behandlung profitieren können. Unsere Erwartungen als homöopathische Ärzte müssen dem individuellen Kind angepaßt werden. Kinder, die entwicklungsbehindert sind, ob mit oder ohne Verhaltensprobleme, können manchmal erstaunliche Fortschritte in Verhalten und Sozial- und Lernfähigkeiten erreichen. Sie bleiben weiterhin eingeschränkter in ihren Fähigkeiten als "normale" Kinder, es sei denn, sie wurden ursprünglich falsch diagnostiziert.

Wir haben viele Kinder im Förderunterricht gesehen, die sehr intelligent sind. Sie haben eventuell wenig Selbstvertrauen, schlechte Lernmethoden oder eine Vorgeschichte von Mißhandlung oder Vernachlässigung, wodurch sie keine Ermutigung bekommen, an sich selbst zu glauben. Sie haben eventuell Legasthenie oder Hör- oder Sehstörungen. Es kann ihnen auch an inspirierenden Vorbildern fehlen. Manche leiden an den physiologischen Konsequenzen des Alkohol- oder Drogenmißbrauchs in der Schwangerschaft. Und manche Kinder sind einfach gelangweilt.

Jedes Kind kann von sich erzählen, wenn wir uns die Zeit nehmen, zuzuhören. Ein Kind braucht vielleicht einen anderen Lehrer, einen Schulwechsel oder würde eher von Unterricht zu Hause profitieren. Das Kind braucht eventuell eine pädagogische Vorgehensweise, die seinem individuellen Lernstil gerecht wird. Viele dieser Kinder machen gewaltige Fortschritte nach einer homöopathischen Behandlung.

## Legasthenie und Perfektionismus

Kory, 6 Jahre, arbeitete gern mit den Händen. Er liebte Autos, Lastwagen, Flugzeuge, Legosteine – alles, was mit Mechanik zu tun hatte. Er war lebhaft, aufgeweckt, wißbegierig und hatte seine eigenen Interessen. Obwohl er zunächst mit anderen Kindern gut auskam, war er sehr empfindlich darauf, von anderen verspottet oder ausgelacht zu werden. Gruppenaktivitäten und Mannschaftssportarten mochte er nicht. Leider gefiel ihm die Schule auch nicht. Im Vorschuljahr zeigte Kory eine aktive und kreative Fantasie, aber wenig Aufmerksamkeit. Er tat sich schwer, Laute mit Buchstaben in Verbindung zu bringen und verwechselte oder vertauschte Buchstaben oft. Für ihn wurde alles noch verwirrender, wenn er etwas aufschreiben mußte.

Schwierige Aufgaben fand Kory frustrierend. Er fühlte sich oft überfordert. Kory war ein Perfektionist und wollte etwas lieber gar nicht tun, wenn er es nicht gut tun konnte. Prüfungen machten ihn nervös; er mochte sie nicht. Wenn Kory merkte, daß er etwas nicht gut gemacht hatte, bezeichnete er es als Mißerfolg und grübelte nachher darüber nach. “Ich hab's vermasselt. Es ist alles falsch” war eine typische Bemerkung. Kory war auch ausgesprochen pingelig; es störte ihn, schmutzige Hände zu haben.

Morbus Crohn (eine ernsthafte Darmstörung, die mit Krämpfen und Durchfall einhergeht) war in der Vorgeschichte seiner Familie mütterlicherseits aufgetreten. Kory hatte seinen Anteil an Verdauungsstörungen, besonders für ein sechsjähriges Kind. Er litt an häufigen Magenschmerzen, hatte oft Durchfall nach den Mahlzeiten, und sein Stuhlgang roch sehr stark. Sein After wurde wund wenn er Durchfall hatte. Er schlief gut, brauchte aber morgens Zeit zum Aufwachen.

*China* (Chinarinde), ein passendes Mittel für Konzentrationsprobleme, periodisch auftretende Symptome, Bauchschmerzen und Durchfall, beseitigte diese Symptome vollkommen. Es zeigte jedoch keine Wirkung auf Korys Legasthenie. Buchstaben und Zahlen, sowie links mit rechts zu verwechseln waren seine einizigen bleibenden Beschwerden.

*Germanium* half bei diesen bleibenden Symptomen. Dieses Mittel paßte zu seinem Perfektionismus, Versagensängste, Sprach- und Schreibfehler und Legasthenie. Obwohl dieser Fall noch im Gange ist, haben zwei Gaben *Germanium* in den letzten neun Monaten Korys Legasthenie, Lesefähigkeiten und seiner Fähigkeit geholfen, links und rechts zu unterscheiden. Er verwechselt Buchstaben jetzt deutlich seltener. Kory stört sich nicht mehr so viel daran, daß er nicht alles perfekt machen kann. Seine Verdauungsstörungen sind nicht zurückgekehrt.

## Naiv, leichtgläubig und sachlich

Justin war 7 Jahre alt, als seine Eltern uns aufsuchten. Er war mit Aspergersyndrom diagnostiziert worden, und seine Eltern machten sich Sorgen, wie er mit seinen beschränkten Fähigkeiten im Leben zurechtkommen sollte. "Er lebt in seiner eigenen Welt," sagte seine Mutter. "Manchmal ist er nicht einmal fähig, ein Gespräch zu führen. Oder er macht eine völlig irrelevante Bemerkung." Justin lernte spät sprechen; sein Wortschatz bestand aus 20 Wörtern, bis er vier Jahre alt war. Naiv, leichtgläubig, sachlich – diese Worte beschrieben Justin genau. Seine Aufmerksamkeit war sehr beschränkt und er ließ sich leicht ablenken. Die Schule übte deswegen Druck auf seine Eltern aus. Dieses Kind begriff einfache Inhalte schnell, aber er brauchte viel Struktur, damit er lernen konnte.

Justin war anders als seine Schulkameraden – er sang vor sich hin, wirkte abgelenkt, bemerkte die sozialen Signale anderer nicht. Er schaute andere nicht direkt an und sprach, wenn andere ihm gar nicht zuhörten. Er wiederholte sich oft in Gesprächen und konnte von den kleinsten Details seiner Computerspiele erzählen. Während unseres Gesprächs redete Justin ausführlich über die Feinheiten von Nintendo und Winnie-Puuh. Justin war ein tolpatschiges Kind und hatte keine Ahnung, wie man mit einem Fußball umgeht. Im Sommer plantschte er gern im Schwimmbad, konnte aber nicht schwimmen. Er spielte gern mit seinen kleinen Stofftieren.

Wenn er einen Bewegungsdrang spürte, lief Justin auf und ab – drei Schritte in einer Richtung, drei Schritte in der anderen. Wenn er impulsiv und unbeherrscht wurde, faßte er alles um ihn herum an, und wenn er sehr aufgeregt war, schrie er: “Ich bringe sie um!” Dies war jedoch nur eine leere Drohung. Er kämpfte immer wieder mit seinem Bruder Lyndon; einmal hatte er ein Radiokabel um Lyndons Hals gewickelt. Trotz dieser aggressiven Neigungen war Justin ein hilfsbereites Kind, das seine Familie liebte. Er tat alles, um die Aufmerksamkeit Erwachsener auf sich zu lenken. Wenn seine Eltern miteinander redeten, spielte er sich auf, um sie zu unterbrechen, damit sie seine Wünsche erfüllen könnten.

Wir fragten Justins Mutter nach dem Schwangerschaftsverlauf. Sie erzählte, daß sie und Justins Vater viel Uneinigkeit hatten und daß sie Angst hatte, er würde sie verlassen wie ein ehemaliger Freund es auch getan hatte. Als wir weiter nachfragten, stellten wir fest, daß Justins Mutter an Unzulänglichkeitsgefühlen gelitten hatte. Sie glaubte, es spielte keine Rolle wie sie sich verhielt; jemand würde sie wieder verlassen.

Justins körperliche Symptome waren u.a. “ein juckender Hintern”; häufig weicher Stuhlgang und ein Nesselausschlag, der ihn neun Monate lang nach seiner Masern-Mumps-Röteln Impfung plagte. Ein anderer Homöopath hatte Justin *Sulphur* gegeben, was teilweise zu einer Verbesserung führte.

Das einzige homöopathische Mittel, das Justin von uns bekommen hat, ist *Baryta sulphuricum* (Bariumsulfat). Barium paßt zu seiner Schüchternheit, Entwicklungsverzögerung und Unbeholfenheit. Sulfur paßt zu seiner Neigung, in seiner eigenen Welt zu leben und die Signale anderer nicht zu bemerken, sowie zu der Angst seiner Mutter, verachtet zu werden, was in unseren Augen auch auf Justin wirkte.

Nach 2 ½ Monaten beschrieb Justins Mutter ihren Sohn als bewußter, weniger in seiner eigenen Welt lebend. Seine Rechtschreibung hatte sich verbessert, er war nicht mehr so wild und widerspenstig, soziale Kontakte fielen ihm leichter, und er zeigte mehr Mitgefühl. Diese positiven Veränderungen setzten sich über die folgenden Monate hinweg fort: Er bekam weniger Wutanfälle, er verletzte niemanden mehr und seine leeren Gewaltdrohungen kamen seltener. Er hörte auf, auf und ab zu laufen und konnte Gespräche besser führen. Ein Jahr und vier Monate sind vergangen, seit Justin mit der homöopathischen Behandlung anfing. Er hat *Baryta sulphuricum* sechsmal in diesem Zeitraum gebraucht. Er hat keine Psychopharmaka benötigt und seine Eltern schwärmen über ihr "neues" Kind.

### Autistisch und Elektrisch

Tylers Mutter rief uns zum ersten Mal im Herbst 1997 aus Ottawa (Canada) an. Wie es der Fall mit manchen unserer Patienten ist, haben wir Tyler nie persönlich kennengelernt. Seine Diagnose war Autismus und seine Mutter fragte, ob die Homöopathie Tyler helfen könnte, nachdem sie unser Buch gelesen hatte. Tyler war jetzt 10 Jahre alt. "Die Schwangerschaft war nicht schlecht," erzählte sie uns, "nur viel Müdigkeit und morgens viel Übelkeit." Dann kam die Aufregung. Tyler war zwei Wochen über dem Geburtstermin, die Fruchtblase ging auf und der erste große Schneesturm des Winters brach ein. Für zwei Krankenhäuser stand nur ein Frauenarzt zur Verfügung und er war im anderen Krankenhaus beschäftigt. Tylers Herztöne wurden schwach. Der Arzt wurde in einen Autounfall auf seinem Weg zu Tylers Mutter verwickelt. Fünf Stunden später wurde Tyler durch einen Kaiserschnitt geholt.

Tylers Mutter beobachtete, daß ihr Sohn im Vergleich zu anderen Säuglingen ziemlich schlaff war. Er konnte sich schlecht beruhigen und schlief nicht gut. Seine Mutter hörte auf mit Stillen nach drei Monaten und ging zurück zur Arbeit, als er sechs Monate alt war. Er kam in einen Kinderhort. Tyler bekam häufig Mittelohr- und Bindehautentzündungen, sowie ein paar Bronchitisanfälle.

Tylers Eltern hatten das Gefühl, daß etwas an ihm anders war. Obwohl er recht aufgeweckt im Umgang mit Gegenständen war, interessierte er sich wenig für andere Menschen. Lichtschalter und Druckknöpfe faszinierten ihn. Als er zwei Jahre alt war, schien seine Entwicklung rückwärts statt vorwärts zu laufen. Er sagte nur ein Wort auf einmal, meistens um eine Forderung zu äußern, dann schrie er bis er den erwünschten Gegenstand in die Hand bekam. Er war fordernd und unruhig und beharrte darauf, im Haus herumgetragen und begleitet zu werden. Er lehnte es ab, in seinem Kinderbett zu bleiben.

Tyler zum Einkaufen mitzunehmen war für seine Mutter "ein Alptraum". Wie ein Blitz lief er im Supermarkt herum. Seine arme Mutter mußte jeden Augenblick auf der Hut sein. Er hatte Spaß daran, Gegenstände in Steckdosen hineinzustecken und konnte die Kindersicherungen schneller als seine Mutter herausnehmen. Er versteckte Sachen auch gerne, besonders in den Heizungskonvektoren. Seine Mutter hatte einige ihrer Schmuckstücke immer noch nicht wiedergefunden. Tyler schlief nachts nur vier bis sechs Stunden lang; tagsüber hatte er seit dem Alter von einem Jahr nicht mehr geschlafen.

Die Familie zog in ein anderes Bundesland, als Tyler 3 ½ war. Er wurde wild; sein Verhalten wurde noch auffälliger. Als er sechs Monate später in den Kindergarten kam, verhielt er sich ganz anders als die anderen Kinder. Tyler isolierte sich und spielte lieber allein. Zu diesem Zeitpunkt wurde er mit ADHS von einem Psychiater mißdiagnostiziert; diese Diagnose blieb vier Jahre lang an ihm haften. Tylers Wortschatz entwickelte sich nicht weiter, und es war unmöglich, seine Aufmerksamkeit zu gewinnen. Seinc Eltern überlegten, ob er taub sein könnte. Er konnte weder Buchstaben noch Farben erkennen, machte nicht mit bei Gruppenprojekten und lernte überhaupt sehr langsam. Dazu kam, daß er ständig auf Zehenspitzen lief. Tylers Verhalten verschlechterte sich zusehends. Er schlug, biß und ohrfeigte seine Gruppenkameraden und war nicht bereit, mit seiner Erzieherin zu kooperieren. Ein Psychiater verordnete Ritalin, was eine leichte Verhaltensverbesserung brachte.

Zu diesem Zeitpunkt rief uns Tylers Mutter an. Er war jetzt in einer normalen Klaase, war aber als teilweise lernbehindert klassifiziert. Tylers Lehrer beobachteten, daß er sich Sorgen machte, ob er mit seinen Klassenkameraden mithalten konnte. Jede Kleinigkeit konnte bei ihm einen Ausbruch hervorrufen – dann weinte, schrie und lief er hysterisch auf und ab. Wenn er zu Hause frustriert war, quetschte er den Familienhund zu fest. Er beharrte oft auf seinem Standpunkt, auch wenn er wußte, daß er unrecht hatte. Der Psychiater verschrieb Dextroamfetamin zusätzlich zum Ritalin.

Ohne seine Medikamente war Tyler sehr zappelig und lief im Kreis herum. Er trommelte mit seinem Stift, spielte mit der Klebflasche und lief im Klassenzimmer herum und führte Selbstgespräche dabei. Er suchte keine Spielkameraden auf dem Schulhof auf; er schien sie gar nicht wahrzunehmen. Er weigerte sich, mit anderen Kindern etwas zu tun, außer wenn er dazu gezwungen wurde. Erwachsenen, die ihm helfen wollten, zeigte er den Rücken. Obwohl Tyler gute logische Denkfähigkeiten und keine Probleme mit Mathe und komplizierten Spielen hatte, nahm er die Körpersprache anderer nicht wahr. Er konnte das, was er lernte, nicht immer auf die nächste Aufgabe übertragen und tat sich schwer bei der Umstellung von einer Aktivität zur nächsten.

Tyler hatte viele andere Schrullen. Als Säugling haßte er Wasser und er mochte es immer noch nicht, wenn sein Gesicht naß wurde. Haarschnitte und Kämmen waren schmerzhafte Ereignisse für ihn. Er machte gern lustige Sachen wie Shampoo in den Ausguß zu schütten oder Puder im Bad herumzustäuben um, wie seine Mutter sagte, eine "Winterlandschaft" zu machen. Tyler war mechanisch begabt und brachte es einmal fertig, das Gepäckkarussell im Flughafen zum Stillstand zu bringen. Wenn Batterien für die Taschenlampe fehlten, wußten Tylers Eltern, wer sie genommen hatte. Er wandelte im Schlaf und litt an Alpträumen; früher hatte er schreckliche Nachtängste gehabt. Tyler konnte trotzdem recht furchtlos sein und dachte sich nichts dabei, bis zum Rand eines Abhangs zu laufen, was seinen Eltern immer einen furchtbaren Schreck einjagte.

Eigenartige Merkmale bei diesem jungen Mann zu finden war kein Problem. Obwohl seine Neigungen, sich zu isolieren und auf und ab zu laufen, sowie die Schwierigkeit mit Umstellungen, die Altklugheit kombiniert mit Lernbehinderungen und das Laufen auf Zehenspitzen doch recht gewöhnlich für ein autistisches Kind waren, waren viele seiner Symptome seltsam. Er war fasziniert mit Steckdosen und Geräten. Er hatte Angst vor Wasser. Er litt an Alpträumen und schlafwandelte. Er biß zu, wenn er wütend war. Tyler war kein gewöhnliches Kind.

Tyler profitierte beträchtlich von *Helium*, einem Mittel für distanzierte, unzugängliche Kinder, die kaum auf andere reagieren. Es ist seltsam, daß Helium als Substanz keinen elektrischen Widerstand vorweist und somit nach oben gegen die Schwerkraft klettern kann. Dazu fiel uns Tyler ein, wie er furchtlos bis zum Rand eines Abhangs laufen konnte.

In den darauffolgenden zwei Monaten bemerkte Tylers Mutter einige beeindruckende Veränderungen. Tyler interessierte sich mehr dafür, Freundschaften zu schließen und träumte nachts von Gesprächen mit anderen Menschen. Er lief nicht mehr so oft im Kreis herum und auf Necken wurde er weniger empfindlich. Er fing an, seine Eltern ausführlich über seine Erlebnisse zu erzählen. Er war jetzt in der Lage, ein Gespräch angemessen zu beenden und sich der nächsten Aufgabe zu widmen. Tyler konnte seine eigenen Haare schmerzlos kämmen. Das Schlafwandeln hörte auf und er ging sanfter mit dem Familienhund um.

Wir hörten erst sechs Monate später von Tylers Mutter wieder. Sie war der Meinung, daß er sich weiterhin gut entwickelte. Bei Kindern mit beträchtlichen Entwicklungsstörungen machen wir oft bessere Erfahrungen, wenn wir mehrere Monate zwischen Terminen abwarten, um die Gesamtentwicklung besser beurteilen zu können. Tyler spielte immer noch gern mit anderen Kindern. Das Schlafwandeln kam nicht mehr vor, und er hatte seine Impulsivität besser unter Kontrolle. Seine Sprachfähigkeiten hatten sich verbessert.

Im folgenden Jahr machte Tyler Fortschritte auf allen Ebenen, zu Hause und in der Schule. Er war insgesamt anpassungsfähiger, nicht mehr so leicht frustriert, und er ernährte sich ausgewogener. Er brauchte keine 20 Ausreden mehr, um das abzulehnen, was er hätte tun sollen. Seine Mutter schätzte seine Impulsivität als "fast 100 Prozent besser" ein. Knöpfe zu drücken und die Fernbedienung dabei durcheinander zu bringen interessierte ihn nicht mehr. Tyler ging immer noch in den Förderunterricht für Lesen und Schreiben, aber er verbesserte sich ständig. Er bekam sogar am Ende des Jahres eine Belobigung. Die Lehrer machten die Bemerkung, daß seine Leistungen sich sehen lassen konnten. Tyler konnte sich inzwischen fast alle Namen seiner Klassenkameraden merken. Wenn ein Thema ihn interessierte, redete er viel mit. Er konnte sogar einen Besuch beim Friseur überstehen, ohne einmal zu schreien.

Tylers Eltern hatten sich entschlossen, seine Medikamente weiter laufen zu lassen, trotz seiner Verbesserung durch die Homöopathie. Nach einem Jahr erkannten sie jedoch, daß es keine Rolle spielte, wenn er seine Dosis Dextroamfetamin vergaß. Zu diesem Zeitpunkt fragte Tyler zum ersten Mal, ob er mit uns sprechen konnte. Er erzählte uns, daß er keinen Förderunterricht mehr bekäme und daß es ihn nicht mehr so viel störte, wenn andere Kinder ihn hänselten. Seine Mutter berichtete, daß er weniger Hilfe in der Klasse brauchte, mit Verantwortung besser umgehen konnte und seine Aufgaben pünktlich abgab. Nun war es möglich, das Dextroamfetamin langsam abzusetzen.

Zwei Jahre nach der ersten Behandlung waren die Beschwerden bei weitem nicht so extrem wie früher. *Helium* hatte Tyler deutlich geholfen. Jetzt war sein Hauptproblem, daß er nach der Schule zu viel auf dem Sofa herumsaß. Seine Aufmerksamkeit war auf seine "Power Rangers" (Kampffiguren) gerichtet statt auf die Menschen um ihn herum. Baden und sich waschen wollte er nicht gern. Wir gaben ihm eine Dosis *Sulphur*. Daraufhin konnte er wieder besser mit seinen Schulkameraden umgehen, lebte weniger in seiner eigenen Welt und achtete mehr darauf, seine Aufgaben rechtzeitig fertig zu stellen. Als er sechs Monate später einen Rückfall erlitt, wurde das *Sulphur* wiederholt, woraufhin seine Symptome sich verbesserten. Meistens machen wir die Erfahrung, daß ein einziges Mittel, hin und wieder wiederholt, am besten wirkt. Tyler profitierte jedoch von drei Mitteln: *Helium, Sulphur* und in letzter Zeit *Helleborus* (schwarze Nieswurz). *Helleborus* hat ihm im sozialen Bereich noch weiter geholfen. Zur Zeit schätzt seine Mutter seine Gesamtverbesserung seit Beginn der Behandlung auf 75 bis 80 Prozent.

## Der Junge, der das Küssen nicht lassen konnte

Jerry, 17 Jahre, hatte eine schwere Entwicklungsstörung. Er war groß, blond, kräftig gebaut und hatte ein liebliches, kindliches Aussehen und Wesen. Er lächelte meistens. Wir bemerkten beim ersten Gespräch, daß er keine Augenbrauen hatte. Seine Mutter erklärte, er habe sie gerade abrasiert. Jerry krabbelte und saß aufrecht mit neun Monaten und lernte erst mit 2 ½ Jahren laufen. Mit drei Jahren wurde er als geistig behindert diagnostiziert, mit einer IQ von 50. Die Ursache schien nicht genetischen Ursprungs zu sein.

So weit seine Mutter zurückblicken konnte, hatte Jerry Probleme mit Koordination und Tiefenwahrnehmung. Er litt an Krampfanfällen im Alter von drei bis dreizehn Jahren und nahm dafür Antiepileptika ein. Er hatte eine schwerwiegende Aufmerksamkeitsstörung und konnte Augenkontakt nicht halten. Seine Hände waren immer beschäftigt; er wollte ständig etwas anfassen oder in die Hand nehmen. Im Säuglingsalter schlief er tagsüber nie länger als fünf Minuten am Stück; nachts schlief er fünf bis sechs Stunden. Mit zehn Jahren war Jerry so hyperaktiv, daß seine Mutter ihn keinem Babysitter zumuten konnte.

Jerry ging in eine Sonderschule, wo er für den Arbeitsmarkt vorbereitet werden sollte. Er konnte nicht länger als eine Stunde still sitzen. Er war im allgemeinen eine Frohnatur und neckte andere gern. Er faßte andere beim Handgelenk an und umarmte und küßte sie. Er umarmte und küßte auch Gegenstände wie Rolltreppengeländer oder Lastwagen. Körperlich war er noch recht ungeschickt. Er hatte neulich zum ersten Mal einen Kopfsprung ins Schwimmbad gemacht.

Obwohl Jerry eine reizende, spielerische Veranlagung hatte, fanden ihn andere oft überwältigend und aufdringlich. Seine Lehrer berichteten, daß er schwächere Kinder belästigte. Er war gern im Mittelpunkt. Er spielte mit Lichtschaltern und Feuermeldern.

Weil seine Sprachfähigkeiten sehr eingeschränkt waren, verständigte sich Jerry durch Gesten. Sein Wortschatz bestand aus einfachen Wörtern wie "Mama", "Papa", "Laster" usw. Er konnte nicht deutlich artikulieren; deswegen klangen die meisten seiner Worte sehr ähnlich. Was er einmal gelernt hatte, wurde leicht wieder vergessen.

Jerrys Urteilsvermögen war schlecht. Wenn seine Mutter ihn nicht beaufsichtigte, lief er weg. Zwei Jahre vor unserem ersten Gespräch war er weggelaufen und wurde von einem Auto angefahren. Er brach zwei Knochen im linken Fuß. Auf der Toilette benutzte er eine halbe Rolle Papier oder gar keines. Ohne Aufsicht stellte er alles mögliche an, wie z.B. Glykol ins Kurbelgehäuse hineinzuleeren.

Jerry war schüchtern mit fremden Leuten. Als Kind versteckte er seinen Kopf unter ein Badetuch, wenn seine Eltern Besuch bekamen. Er liebte Tiere, konnte aber nicht sanft mit ihnen umgehen. Er hob Katzen am Hals auf, obwohl er ihnen nicht weh tun wollte. Wut zeigte er nur selten und er hatte Angst vor den Wutanfällen seines Stiefvaters. Er weinte nur selten, brauchte jedoch viel Bestätigung.

Jerry hatte kaum körperlich Symptome, nur etwas Akne und eine Neigung zu steifen Gelenken. Er liebte Süßigkeiten.

Viele von Jerrys Eigenschaften sind typisch für geistig behinderte Menschen. Der Homöopath interessiert sich eher für die eigenartigen Symptome und Eigenschaften an einem Patienten. Jerry brauchte ständig Beschäftigung und umarmte und küßte andere Menschen; diese auffälligen Eigenschaften führten uns zu *Veratrum album*. Menschen, die dieses Mittel brauchen, neigen dazu, ständig beschäftigt und gehetzt zu sein und können auch den Drang haben, andere Menschen zu umarmen und küssen. Jill, die wir im vorigen Kapitel beschrieben haben, war eine erwachsene Frau, die die gleichen Impulse unterdrücken konnte. Jerry konnte sich nicht beherrschen und küßte mit Leib und Seele.

Wir gaben Jerry eine Dosis *Veratrum*. Seine Mutter brachte ihn vier Monate später zurück. Sie berichtete, daß sein Verhalten nach dem Mittel vorübergehend schlimmer wurde, dann wurde es deutlich besser. Er küßte nicht mehr auf unangemessener Weise. Seine Aufmerksamkeit war besser, sowie sein Augenkontakt und sein Urteilungsvermögen. Neulich hatte er einen ganzen Tag damit verbracht, einen Holzstapel zu versetzen, was vorher nie möglich gewesen wäre. Er konnte zuhören und seine Koordination war besser. Jerry hatte kürzlich bemerkt, daß ein Gegenstand kurz davor war, auf den Boden zu fallen. Er fing den Gegenstand rechtzeitig auf. Dies war für ihn extrem ungewöhnlich. Seine Reaktionen waren schneller und er konnte einen Ball fangen. Vor der Behandlung hatte er Bälle auf das Dach geworfen und dabei gelacht. Jetzt konnte er sehr gut werfen und fangen. Er konnte einen Ball auch gezielt kicken, was für ihn neu war. Ihm machten Ballspiele soviel Spaß, daß er den ganzen Tag damit verbringen wollte.

Jerry konnte Aufgaben besser erledigen. Er räumte alle seine Klamotten auf, anstatt mittendrin aufzuhören. Die Lehrer berichteten, daß er sich besser beherrschen konnte und andere nur selten anfaßte. Der Betreuer im Ferienlager fand sein Verhalten deutlich besser als im Jahr zuvor. Jerrys Mutter bemerkte, daß er versuchte, mehr zu sprechen. Er hatte angefangen, vor anderen zu singen, sogar vor der ganzen

Nachbarschaft. Er versuchte, passende Endungen an Worte heranzubringen. Er konnte Informationen besser speichern und artikulierte etwas besser. Er hatte seit Jahren Kochen als Schulfach gehabt, aber erst seit dem Mittel machte er das Frühstück für seine Mutter. Er wußte, wie man Arme Ritter macht und brauchte nur Hilfe, den Herd auf die richtige Stufe einzuschalten. Jerry hat in den letzten 5 ½ Jahren nur fünf Dosierungen *Veratrum album* benötigt.

**Todd brauchte zwei Stunden zu entscheiden, welches Spielzeug er wollte**

Todd hatte knallrote Haare, ein volles Gesicht, rote Backen und ziemlich viel Übergewicht für ein neunjähriges Kind. Er hatte Entwicklungsstörungen und ging in eine Sonderklasse. Seine Mutter hatte auch Entwicklungsstörungen. Sein Vater war unbekannt. Todd hatte einen älteren Bruder mit normaler Intelligenz und eine entwicklungsgestörte Schwester, die drei Jahre älter war. Sie biß und kratzte Todd häufig. Er tröstete sich mit Essen. Todd, der jetzt bei der Schwester seiner Mutter lebte, hatte in fünf Monaten 20 Kilo zugenommen.

Todd konnte in Gruppenaktivitäten mit Gleichaltrigen nicht richtig mitmachen. Er nahm Bälle und Spielsachen von anderen Kindern weg und hörte nicht auf sie, wenn sie protestierten. Er ignorierte allerlei Ermahnungen. Er war sehr unruhig. Seine Tante nahm ihn nicht gern mit zum Einkaufen, weil er immer weglief. Fremden gegenüber war er zu freundlich.

Todd tat sich schwer mit Entscheidungen. Wenn seine Tante ihn zum Spielwarenladen mitnahm, brauchte er zwei Stunden, um ein Spielzeug herauszusuchen. Manchmal wurde er ohne Vorwarnung gewalttätig. Zwei Wochen vor unserem ersten Termin hatte er den Schulbusfahrer geschlagen und geohrfeigt. Oft verstand Todd nicht, was man ihm sagte. Er saß teilnahmslos da und wußte weder was er tun sollte, noch wie er Anweisungen folgen sollte. Seine Lernfähigkeiten waren sehr eingeschränkt, weil er häufig nicht wußte, was die Lehrerin von ihm erwartete. Er konnte nicht lesen.

Todd masturbierte nicht, aber er zog sich vor anderen nackt aus. Er machte sich keine Gedanken darüber, wie er aussah, und lief oft mit herunterfallender Hose herum. Er kratzte ungeniert in der Öffentlichkeit an seinen Genitalien.

Todds Hauptbeschwerde auf der körperlichen Ebene war ein Mikropenis. Seine Genitalien waren bei der Geburt nicht vollständig entwickelt. Er bekam Testosteronspritzen mit drei und vier Jahren ohne Erfolg. Es war schwer für ihn, im Stehen zu urinieren, weil sein Penis zu klein zu halten war. Die Harnleiter war sonst normal gebildet. Seine Hoden blieben auch seit der Geburt unterentwickelt, und er wurde mit drei Jahren wegen eines Hodenhochstands operiert. Todd hatte einen Sprachfehler, besonders mit dem S-Laut. Seine Wangen erröteten leicht und körperlich hatte er nicht viel Ausdauer. Er nahm lieber den Aufzug, als Treppen hoch zu laufen. Seine Füße wurden schnell warm.

Todds Hauptprobleme im psychologischen und Verhaltensbereich waren seine eingeschränkte Intelligenz; Unfähigkeit, Anweisungen zu verstehen und Mangel an Bewußtsein, wie er auf andere wirkte. Als erstes Mittel gaben wir ihm *Baryta carbonica* (Bariumcarbonat) ohne Erfolg. Ein Mittel, das zu den Symptomen des Patienten nicht optimal paßt, zeigt meistens gar keine Wirkung.

Wir schauten uns Todds Anamnese noch mal an und kamen zu einem anderen Schluß. Seine eingeschränkte Intelligenz und sein Mangel an Schamgefühl waren besonders auffällig. Dieses Mal suchten wir *Bufo rana* (Kröte) für ihn heraus. *Bufo* wird oft für Kinder mit Lernverzögerungen oder –Einschränkungen verschrieben. Diese Kinder können viel intelligenter sein, als sie zunächst erscheinen. Sie wirken schwerfällig und können kompliziertere Inhalte nicht begreifen. In der Schule können sie mit Gleichaltrigen nicht mithalten, aber sie können eventuell in einem Bereich hoch begabt sein, wie ein "Idiot Savant". Sie können dumm aussehen, manchmal mit vorstehender Zunge. Menschen, die *Bufo* brauchen, sind oft ungeniert auf Sex fixiert und neigen zu häufiger Masturbation. Die Figur James im Film "To Die For" (Dafür zu sterben) paßt zum *Bufo*-Symptomenbild. Der begriffsstützige junge Mann schaut abends Pornovideos an und masturbiert dabei. Er ist bereit, alles zu tun, sogar einen Mord zu begehen, um sich sexuell zu befriedigen. Als er lebenslänglich ins Gefängnis kommt, träumt er weiter von sexuellen Begegnungen.

Zwei Monate nach der Verabreichung rief Todds Tante an. Todd konnte seinen Penis jetzt beim Urinieren halten. Der Penis schien zwei Zentimeter in sechs Wochen gewachsen zu sein. Todd hatte auch deutlich abgenommen. Seine Tante brachte ihn zu einem Urologen, der den Peniswachstum bestätigte. Er führte hinzu, daß der Wachstum nicht nur mit der Gewichtsabnahme in Zusammenhang stehen konnte. Todd errötete nicht mehr so leicht im Gesicht. Ein Jahr später hörten wir, daß Todd eine normale erste Klasse besuchte und sich gut entwickelte.

***Bufo rana* (Kröte)**

Das giftige Schweißsekret der Kröte wird in der Homöopathie für Kinder verwendet, die langsam und grob sind und ein starkes Interesse an Sex und Masturbation zeigen. Diese Kinder sind schwer von Begriff. Sie haben oft einen belanglosen Gesichtsausdruck, sowie dicke Lippen, die sie mit ihrer Zunge lecken. Sie sind triebhaft und suchen nach sofortiger Befriedigung. Musik und grelle Gegenstände sind für sie unerträglich. Sie vertragen es auch nicht, mißverstanden zu werden. Krampfanfälle kommen häufig vor.

## Er lebt in seiner eigenen Welt

Shakur, 5 Jahre, sang und sprach normal bis zum Alter von zwei Jahren, als seine Mutter anfing, Drogen zu nehmen. Sie zog vorübergehend aus dem Haus und ließ ihren Sohn bei seiner Großmutter. Shakurs Mutter hatte während der ganzen Schwangerschaft Kokain genommen, Bier getrunken und Zigaretten geraucht. Shakur wurde nach sechs Monaten geboren und wog 1 ½ Kilo. Er litt an chronischen Lungenproblemen seit der Geburt und brauchte in den ersten drei Jahren einen Respirator. Nachher bekam er Asthmamedikamente. Wenn er schwer erkältet war, brauchte er den Respirator immer noch, um Asthmaanfälle zu verhindern. Mit zwei Monaten wurde bei ihm ein Herzfehler diagnostiziert; er mußte damals neun Monate lang im Krankenhaus bleiben.

Während des ganzen Gesprächs beobachteten wir, daß Shakur Grimassen zog und unverständliche Laute von sich gab. Uns fiel auf, daß dieses Kind wie ein alter Mann aussah. Seine Großmutter beschrieb ihn als hyperaktiv und wenig aufmerksam. Er war ständig in Bewegung. Weil er nicht sprechen konnte, war er in seiner eigenen Welt, ob andere Kinder um ihn herum waren oder nicht. Er spielte lieber allein und schien unfähig,

Kontakt mit anderen Kindern aufzunehmen. Shakur klatschte laut, sogar mitten in der Nacht. Wenn er frustriert war, klatschte er noch lauter. Das Klatschen hörte auf, kurz nachdem seine Mutter von einer Drogenentzugskur zurückkam. Shakur zuckte seinen Kopf häufig hin und her; manchmal zuckte sein ganzer Oberkörper krampfartig. Er machte viele spastische Bewegungen und Gesten. Er schrie laut und voller Angst, wenn er in die Nähe eines Nintendospiels kam.

Shakur schrie oft, um die Aufmerksamkeit seiner Mutter zu bekommen. Morgens sagte er "Hi" zu ihr und streichelte ihr Gesicht. Ab und zu grüßte er sie sogar mit "Morgen". Je aufgeregter er wurde, desto mehr Laute er von sich gab. Sein Verhalten in einem offenen Raum war sehr unkontrolliert; er war überall. Er knurrte häufig und rollte sich im Gras oder auf einem Teppich wie ein junger Hund. Er berührte alles mit seinem Mund und schleckte Sachen gern. Laute Geräusche wie Trommeln mochte er. Schmerzen schien er nicht zu spüren; er weinte nie, wenn er sich verletzte. Allerdings haßte er Ärzte und die damit verbundenen Untersuchungen.

Shakurs Großmutter hatte keine Ahnung, ob die Homöopathie ihrem Enkelkind helfen konnte, aber sie kannte eine Familie, die wir behandelt hatten und wollte es probieren. Sie erzählte, sie habe das Gefühl, Shakur sei irgendwo steckengeblieben und sie wolle ihm helfen, einen Ausweg zu finden.

Shakur hatte viele eigenartige Eigenschaften. Er kam als Crack-Baby (Crack ist eine abgewandelte Form von Kokain, die besonders schnell und stark wirkt und süchtig macht) auf die Welt und seine Chancen standen nicht gut. Er wurde drei Monate zu früh geboren und hatte folglich ein niedriges Geburtsgewicht und unvollständig entwickelte Lungen. Er war immer noch sehr anfällig für Krankheiten. Sein Herzfehler deutete auch auf eine angeborene Störung des Herzkreislaufsystems. In solchen Fällen erwartet der Homöopath keine vollständige Heilung, sondern lediglich eine deutliche Verbesserung. Die Reichweite der Verbesserung liegt am individuellen Patienten. Die Art von Shakurs Hyperaktivität war auffällig, besonders die spastischen, ruckartigen Bewegungen. Auch auffällig war sein Drang, alles zu schlecken; seine autistische Veranlagung; Mangel an Schmerzempfindlichkeit und tierartiges Verhalten. Man könnte seinen Zustand als krampfartig bezeichnen. Seine Bewegungen, Gesten und Laute waren ruckartig, spastisch.

Aus diesem Grund gaben wir Shakur *Zincum metallicum* (Zink). Dieses Mittel ist sehr nützlich für spastische, ruckartige, krampfartige Bewegungen und Hyperaktivität. Menschen, die dieses Mittel benötigen, haben oft zwei ungewöhnliche Eigenschaften, die wir bei Shakur auch feststellten: das Aussehen eines Greises und den Drang, alles zu schlecken.

Shakurs Großmutter brachte ihn erst vier Monate später zurück. Sie berichtete, daß er sich enorm beruhigt hatte, was uns auch sofort auffiel. Er hatte angefangen, Worte auszusprechen wie "Mama" und sogar kurze Sätze wie "Was gibt's, man?" Seine Erzieherin merkte, daß seine Aufmerksamkeit besser war.

Shakur konnte jetzt mit Spielsachen umgehen. Er hatte angefangen, mit anderen Kindern zu spielen und lebte nur noch 40 Prozent in seiner eigenen Welt statt 100 Prozent. Schreien und schlecken tat er immer noch. Jetzt weinte er, wenn er verletzt wurde. Er knurrte immer noch wie ein Tier. Er zuckte mit dem Kopf nicht mehr, bewegte sich aber manchmal noch krampfartig. Wir staunten selbst, wie dramatisch Shakur sich verändert hatte.

Wir behandelten Shakur für zehn Monate und er verbesserte sich weiter. Er hörte auf, Gegenständc zu schlecken, konnte Trickfilme im Fernsehen für kurze Zeiten aufmerksam verfolgen und lernte "Fange" und Basketball zu spielen. Sein Schreien ließ nach und er zuckte seinen Kopf nur noch, wenn er zu rhythmischer Musik tanzte. Sein Wortschatz war noch minimal. Wir zogen mit unserer Praxis zu einem Ort 20 Minuten nördlich von Seattle um, was bedeutete, daß Shakurs Großmutter ihn nicht mehr zu uns bringen konnte. Wir boten ihr an, ihn telefonisch weiter zu behandeln, aber sie ging bis jetzt nicht darauf ein. Wir waren sehr traurig, daß wir ihn nicht weiter behandeln konnten, weil er sich durch die Behandlung so dramatisch verbessert hatte. Wir werden oft gefragt, ob die Homöopathie Kindern von alkohol- und drogensüchtigen Müttern helfen kann. Shakurs Fall gibt uns einen Einblick in die Möglichkeiten der Homöopathie bei solchen benachteiligten Kindern.

## *Zincum metallicum*

Dieses Mittel paßt auf zappelige, unruhige Kinder, deren Nervensystem überladen ist. Ihre Bewegungen sind ruckartig, und Krampfanfälle können vorkommen. Ein Schlüsselsymptom für dieses Mittel sind unruhige Beine im Bett. Die Patienten beschweren sich viel. Sie sind sensibel, reizbar und können Wutanfälle bekommen. Manche haben ständig das Gefühl, ein Verbrechen begangen zu haben und werden besorgt, wenn die Polizei in ihrer Nähe auftaucht. Sie können schwer vom Begriff sein und viele Sprach- und Schreibfehler machen. Manchmal neigen Kinder dazu, alles schlecken zu wollen. Sie können wie kleine Greise aussehen.

# 19

# Eine furchterregende Welt
# Ängstliche, besorgte Kinder

## Homöopathie: eine Lösung für viele ängstliche Kinder

Wir begegnen selten einem Kind, das nicht zugibt, vor irgendetwas Angst zu haben. Auch wenn sich ein Kind bemüht, lässig und furchtlos zu wirken, berichten die Eltern von einer oder mehreren Ängsten oder Phobien. Wir nehmen als Beispiel eine 21-jährigen Ringer, der zu uns in die Praxis kam. Dieser junge man war knallhart. Sein einziger Wunsch im Leben war, seine Gegner zu besiegen. Je größer die Gegner, desto größer die Herausforderung. Der Patient wurde zwar wütend, wenn er in einen Streitkampf verwickelt wurde und seine Freunde nicht zu ihn hielten, aber er hatte keine Angst in der Situation. Erst nach mehreren Sitzungen erwähnte er seine angeborene Angst vor Spritzen und Blutuntersuchungen.

Ängste tauchen manchmal nach traumatischen Ereignissen auf, wie z.B. dem Tod eines Elternteils, Verlassensein, körperlichen oder sexuellem Mißbrauch, Gewalt in der Familie oder Verletzung durch ein Tier. Die Ursache kann aber auch subtil, andauernd oder heimtückisch sein, wie z.B. elterlichen Streit ständig mitverfolgen zu müssen oder jahrelang schreckliche, gewalttätige Szenen in Fernsehen, Filmen, Video- und Computerspiele mitzubekommen.

Bücher über Kinderpsychologie ordnen bestimmte Ängste zu bestimmten Altersstufen zu. Von der Geburt bis zum Alter von sechs Monaten, z.B., zeigen Säuglinge Angst vor lauten Geräuschen und fehlender Unterstützung. Trennungsangst tritt später ein, etwa im Alter von ein bis zwei Jahren. Zweijährige entwickeln Ängste vor Ungeheuern, Einbrechern und großen herannahenden Gegenständen. Mit drei, behaupten Psychologen, befürchten Kinder Tiere, Dunkelheit und

Einsamkeit. Vierjährige befürchten laute Geräusche, wie z.B. Feuerwehrautos, Dunkelheit, wilde Tiere und daß die Eltern sie nachts verlassen. Bei Fünfjährigen werden die Ängste konkreter, u.a. Verletzung, Hinfallen und Hunde. Mit sechs Jahren reden Kinder über Ängste vor Gespenster, Hexen und jemand unter dem Bett, sowie Naturkatastrophen. Subtilere Ängste tauchen im Alter von sieben bis zehn Jahren auf, wie z.B. Versagen und Kritik, Tod, Unbekanntem, und medizinischen und zahnmedizinischen Eingriffen.[83] Einige Experten gehen sogar ein Schritt weiter und drücken diese Ängste in Zahlen aus. Eine Studie belegte, daß Kinder im Alter von zwei bis sechs Jahren im Durchschnitt drei Ängste haben, und 40 Prozent der Kinder zwischen sechs und zwölf Jahren bis zu sieben Ängste haben.[84] Wir fragen uns, wie es bei Erwachsenen wohl aussehen würde!

Ängste zu kategorisieren und quantifizieren mag interessant sein, aber Homöopathen gehen auf die Erfahrungen eines Kindes individuell ein und suchen ein passendes Mittel heraus. Wenn Sie Ihr Kind darum bitten, seine Ängste oder Alpträume zu beschreiben, könnte die Antwort Sie überraschen. Wir haben oft erlebt, daß Kinder uns vor ihren Eltern von Ängsten erzählen, von welchen ihre Eltern keine Ahnung hatten. Die Ängste eines Kindes, ob logisch und glaubhaft oder nicht, können einen großen Einblick in den Zustand des Kindes verschaffen. Die Homöopathie kann Ängste und Phobien oft lindern, ungeachtet deren Ursprung. Ob die Angst mit Schule, Trennung, Ungeheuern, wilden Tieren, Bakterien, Gewittern, Brücken, Sterben, Schlangen oder drohender Gefahr zu tun hat, kann ein homöopathisches Mittel viel helfen, wenn es insgesamt zum Zustand des Kindes paßt.

Ängste können uns bis ins Erwachsenenleben begleiten. Eine 38-jährige Patientin mit ADHS erzählte uns, daß sie seit ihrer Kindheit Furcht vor Dunkelheit hatte. Als kleines Mädchen lief sie von einem Lichtschalter zum nächsten, um die schreckliche Finsternis in Schach zu halten. Als junge Erwachsene lag sie nachts in ihrem Bett, voller Furcht, daß böse Geister sie in ihrem dunklen Zimmer umsingeln könnten. Sie hat immer noch Angst vor Dunkelheit, aber sie kann inzwischen damit umgehen. Jetzt versucht sie, ihrem Kind durch seine Ängste hindurch zu helfen.

**Man hatte das Gefühl, es ginge um Leben und Tod**

Annie, 6 Jahre, wollte schon immer bei ihren Eltern schlafen. In ihren ersten zehn Lebenswochen schlief sie gut und gedieh prächtig. Danach hatte ihre Mutter nicht genügend Milch; sie stellte Annie auf Flaschennahrung um. Ab diesem Zeitpunkt wachte Annie nachts mehrmals auf, und so ging es in den folgenden fünf Jahren. Sie wollte bei ihren Eltern schlafen. Annies Mutter versuchte, Annie zurück in ihr eigenes Bett zu bringen. Annie sagte, daß sie Angst hatte und nur schlafen konnte, wenn die Mutter sich zu ihr hinlegte, bis sie einschlief. Sonst lag sie im Bett und weinte. Jede Nacht wachte sie auf und ging zu ihren Eltern.

Annies Mutter beschrieb ihre Tochter als nervös und angespannt. Auch als Baby wirkte sie wie ein Erwachsener im Körper eines Kindes. Sie war recht aufgeweckt und intelligent, aber ihre Denkweise war mehr erwachsen als kindlich. Annie war ziemlich dominierend und dazu veranlagt, ihren Eltern Anweisungen zu geben, als wäre sie die Mutter und ihre Eltern die Kinder. Von ihnen erwartete sie Gehorsam.

Annies Eltern waren seit 25 Jahren verheiratet. Annie war sehr eng mit ihrer 23-jährigen Schwester verbunden und wollte ihre Schwester und ihre Mutter ständig bei sich. Wenn sie ihre Schwester besuchte, rief sie ihre Mutter mehrmals zu Hause an. Annie ließ ihre Mutter nicht mal kurz einkaufen gehen, ohne sie mitzunehmen.

Annies Angst vorm Alleinsein fing vier Monate vor unserem ersten Gespräch an. Die ganze Familie bekam eine Lebensmittelvergiftung, aber Annie war am schlimmsten betroffen. Sie hatte starke Bauchkrämpfe und Erbrechen. Seitdem hatte sie Angst, daß es wieder passieren könnte. Sie bestand darauf, daß sie nicht in die Schule gehen konnte, weil sie Bauchschmerzen wieder bekommen könnte (wenig später fing ihre Mutter an, sie zu Hause zu unterrichten).

Annies Furcht um ihre Gesundheit wurde so schwerwiegend, daß sie das Haus ungern verließ und wollte auch nicht, daß ihre Eltern weggingen. Sie bekam Angst vor Autofahrten, auch wenn ihre Mutter dabei war. Sie versuchte, zweimal aus dem Auto zu springen, weil sie nach Hause gehen wollte. Manchmal kam Annies Schwester zum

Aufpassen, damit die Mutter weggehen konnte, aber oft mußte die Mutter bald wieder zurückkommen, weil Annie Bauchschmerzen bekam. Sobald Annie wußte, daß ihre Mutter unterwegs zu ihr war, ging es ihr wieder gut. Wenn ihre Mutter versuchte, ohne sie wwegzugehen, wurde Annie hysterisch und klammerte sich an ihrer Mutter, um sie vom Weggehen abzuhalten. In letzter Zeit weinte Annie unaufhörlich, wenn ihre Mutter weg war. Sie weigerte sich, in die Schule zu gehen, was dazu führte, daß ihre Mutter sie zu Hause unterrichtete.

Annies Mutter hatte viel seelischen Kummer während der Schwangerschaft gehabt. Sie hatte ältere Kinder und fühlte sich in den ersten Schwangerschaftsmonaten wie gefangen. Sie machte sich Sorgen, ob sie noch in der Lage war, den Forderungen eines Neugeborenen nachzukommen. In dieser Zeit weinte sie viel. Die restliche Schwangerschaft lief sehr gut. Annie wurde durch einen Kaiserschnitt geboren, weil sie seitlich im Mutterleib lag. Sie wurde für neun Stunden auf die Intensivstation gebracht, weil sie Atmungsprobleme hatte. Sobald ihre Mutter sie abstillte, wurde Annie unruhig. Sie verlangte eine Flasche "ewig lang" (bis sie vier Jahre alt war).

Annie war ein forderndes Kind, das herumnörgelte, bis es seinen Kopf durchsetzte. Sie wurde angespannt vor großen Ereignissen und zählte die Tage ab am Kalender.

Annie war ausgesprochen schlampig. Fünf Minuten nachdem sie ihr Zimmer aufgeräumt hatte, sah es wieder aus, als wäre eine Bombe gerade eingeschlagen. Annies Mutter war zu ihrer Arbeitsstelle zurückgekehrt, als Annie vier Monate alt war. Annie war lange deswegen ärgerlich auf ihre Mutter. Annie kam nie in einen Kinderhort, sondern sie wurde zu Hause betreut. Seit neuem hatte Annie Angst vor Einbrechern. Beim Familienurlaub auf Hawaii waren Einbrecher in die Ferienwohnung eingedrungen, was erschreckend für Annie war.

Annie bekam hin und wieder Fieber um etwa 39°. Dabei bekam sie Fieberträume und sah Hexen mit langen Fingernägeln. Sie schlief im allgemeinen unruhig. Ihre Vorlieben beim Essen waren Pizza, Spaghetti, Süßigkeiten, Nachos und Schokoladenmilch.

Nun fragt sich der Homöopath: Was ist bei Annie am

ungewöhnlichsten? Ihre Angst vor Einbrechern? Nein. Jeder, der eine solche Urlaubserfahrung gemacht hätte, hätte anschließend Angst vor Einbrechern. Ihre Schlamperei? Diese war doch ziemlich typisch für ein Kind in dem Alter.

Was wir am auffälligsten an Annie fanden war ihre verzweifelte Angst davor, allein gelassen zu werden und ihre daraus entstehende, besitzergreifende Art gegenüber ihrer Mutter. Annie vermittelte den Eindruck, sie würde sterben, wenn ihre Bedürfnisse nicht sofort befriedigt wurden. Annies Leben war sehr eingeschränkt, weil sie sich in ständiger Gefahr glaubte, wenn ihre Mutter nicht zum Schutz in der Nähe war. Diese Furcht hinderte sie daran, in die Schule zu gehen oder bei einer Freundin zu übernachten.

Wir sahen Annie zum ersten Mal vor 2 ½ Jahren. Sie hat sich beträchtlich verbessert von *Arsenicum album*, einem Mittel, das aus Arsen gewonnen wird. Menschen, die dieses Mittel brauchen, sind beunruhigt, ängstlich und nervös. Sie befürchten, daß andere sie ausrauben werden, und sie machen sich Sorgen um ihre Sicherheit und ihre Fähigkeit, im Leben zurecht zu kommen. Manchmal brauchen Menschen dieses Mittel, nachdem ein Elternteil stirbt oder sie verläßt, und auch wenn sie einfach das Gefühl haben, verlassen zu sein, wie bei Annie als ihre Mutter zurück zur Arbeit ging. Es ist möglich in Annies Fall, daß sie Gefühle von Verlassensein, Gefahr und Unsicherheit schon in ihren ersten Lebensstunden spürte, als sie von ihrer Mutter weggenommen und auf die Intensivstation gebracht wurde. Wir möchten nicht damit sagen, Annies Mutter hätte anders agieren sollen; wir möchten nur darauf hindeuten, wie früh im Leben solche Gefühle und Eindrücke entstehen können.

Fünf Wochen nach der Behandlung kamen Annie und ihre Mutter zurück. Annies Mutter berichtete, daß Annie nicht mehr so anhänglich war. Jetzt konnte sie bei ihrer älteren Schwester oder zu Hause mit einem Babysitter bleiben. Ihre Mutter rief dann hin und wieder an, um sich nach Annie zu erkundigen. Annies Mutter erzählte uns, daß ihre kleine Tochter früher sogar nach ihr rief, wenn sie auf die Toilette gehen wollte. Wenn die Mutter antwortete, sagte Annie, "Wollte nur wissen, daß du da bist." Jetzt kam das nicht mehr vor. Annie wollte ihre Mutter noch dabei haben, wenn sie ins Bett ging, aber sie konnte jetzt neben dem Elternbett schlafen. Sie schlief die Nacht durch und kroch nicht mehr zu ihrer Mutter ins Bett. In der Kirche konnte sie allein auf die Toilette gehen, was früher unmöglich war. Sie wollte noch zu Hause unterrichtet werden, was ihre Mutter einwilligte.

Annie machte wieder eine Phase durch, in der sie sich um ihre Gesundheit fürchtete. Sie machte sich Sorgen um Bakterien und bestand darauf, daß ihre Mutter das Trinkwasser abkochte. Diese übertriebene Sorge bezüglich Gesundheit und Krankheitserreger ist oft vorhanden in Menschen, die *Arsenicum* brauchen.

Zwei Jahre später ging es Annie viel besser. Sie machte sich keine Sorgen mehr über ihre Gesundheit und brauchte kein abgekochtes Wasser mehr. Andere Menschen machten sie nicht mehr nervös. Annies Mutter beschrieb ihre Tochter als viel weniger nervös und reizbar. Sie fühlte sich gut in Aufzügen und auf Brücken; diese hatten ihr in der Vergangenheit Unbehagen bereitet. Ihre Mutter berichtete weiter, daß Annies Konzentrationsvermögen sich verbessert hatte. Früher hatte sich Annie oft auf ihren kleinen Neffen gestürzt und ihn manchmal geschlagen, wenn sie unzufrieden war. Jetzt behandelte sie ihn viel sanfter.

### ***Arsenicum album* (Arsen)**

Kinder, die *Arsenicum* brauchen, sind unruhig und unsicher und machen sich viele Sorgen um ihre Gesundheit. Sie haben Angst vor dem Tod, wie jemand, der mit Arsen vergiftet wurde. Oft befürchten sie auch Bakterien und ansteckende Krankheiten, und sie haben eine unverhältnismäßige Furcht vor Einsamkeit. Diese Kinder wirken ängstlicher und erwachsener als normal für ihr Alter. Sie sind fordernd, jämmerlich und ungeduldig. Brennende Schmerzen, Asthma, Durchfall und Bauchschmerzen sind bei diesen Kindern oft vorhanden. Sie frieren leicht und suchen die Wärme eines Ofens, eines Feuers oder einer Kuscheldecke. Wenn sie Durst haben, nehmen sie öfters kleine Schlücke.

---

Die vierjährige Hayley war ein süßes Mädchen mit strohblonden Haaren und blauen Augen. Sie kam aus einer eng verbundenen sechsköpfigen Familie. Die Mutter unterrichtete ihre Kinder zu Hause. Hayley war "Mamas Mädchen". Wie Annie war Hayley sehr anhänglich und wollte ihre Mutter in der Nähe haben. Sie teilte ein Bett mit einer älteren Schwester und schlief meistens die Nacht durch, aber etwa zweimal die Woche kam sie mitten in der Nacht zu ihren Eltern ins Bett. Hayley lag gern auf dem Schoß ihrer Mutter, und wenn sie dabei einschlief, klammerte sie ihre Arme um die Beine ihrer Mutter. Hayley klammerte sich entweder an ihre Mutter oder an ihre Schwester. Wenn die Familie sonntags in die Kirche ging, blieb Hayley bei ihrer Mutter, anstatt zur Kinderbetreuung zu gehen.

Hayley zog sich gern hübsch an, besonders Kleider mit vielen Rüschen und Spitzen. Sie weinte schnell, wenn sie aufgeregt oder verletzt war und lief sofort zu ihrer Mutter, um getröstet zu werden. Hayley war ein Plappermaul, voller wichtigen Fragen. Sie wurde leicht frustriert, wenn sie das Gefühl hatte, überhört zu werden oder wenn andere Hayleys Sätze zu Ende sprachen. Bei anderen gab Hayley gern den Ton an, egal wie alt die anderen waren.

Wenn ihre Mutter dabei war, stellte ihr Hayley viele Forderungen. Sonst war sie recht selbständig. Meistens benahm sie sich sehr gut, aber wenn sie schlecht gelaunt war, ließ sie es allen wissen. Weil Hayley ein quengeliger Säugling gewesen war, gewöhnte sich ihre Mutter daran, das Kind ständig herumzutragen, viel mehr als die anderen drei Kinder in dem Alter. Die mutter war während Hayleys ersten Jahre voll damit beschäftigt, ihren kleinen Wonneproppen zufrieden zu stellen. Sie stillte Hayley zwei Jahre lang.

Hayley war recht gesund bis auf eine Veranlagung zu wiederkehrenden Mittelohrentzündungen. Mit 18 Monaten wurden bei ihr deswegen Paukenröhrchen implantiert. Bei Erkältungen bekam sie dickflüssigen Schleim in der Nase und wollte, wie sonst immer, zu ihrer Mutter auf den Schoß. Ihre Mutter hatte ein Buch über Homöopathie für akute Krankheiten gelesen und gab Hayley *Pulsatilla* (Kuchenschelle) für ihre Erkältungen mit guten Ergebnissen. Hayley wurde relativ spät sauber und nässte nachts immer noch gelegentlich ein. Sie zog ihre Schuhe und Socken gern aus und deckte sich nachts auf. Sie mochte es, wenn kalte Luft an sie wehte. Hayley mochte Eis, Käse und Erdnußbutter mit Marmelade auf Brot und hatte einen normalen Durst.

Wenn wir Hayley und Annie vergleichen, können Sie einen Einblick in die homöopathische Denkweise bekommen, und wie man lernt, die feinen Unterschiede zwischen Kindern zu sehen. Annie und Hayley waren beide von der Mutter abhängig und wollten die Mutter ständig bei sich habe, auch nacthts. Aber charakterlich zeigten die Mädchen doch unterschiede. Annie vermittelte ein heftiges, verzweifeltes Gefühl. Sie fürchtete sich, wenn ihre Mutter nicht in der Nähe war, aber ihre Ängste verbreiteten sich auf Krankheitserreger und Einbrecher. Sie konnte ihren Neffen schlagen, wenn sie zornig war. Hayley hatte eine lieblichere, sanftere Art. Ihr einziges Problem war ihre übermäßige Anhänglichkeit. Hayley erinnerte uns an ein anderes Kind, dessen Mutter es als "Klett-Kind" bezeichnete, weil es schier an der Mutter klebte. Nur auf Mutters Schoß zu sitzen reichte Hayley nicht; sie wickelte sich regelrecht um ihre Mutter herum. Ihre Mutter liebte sie, aber so viel Nähe wurde ihr zuviel. Hayleys Vater, der die Nabelschnüre der drei Geschwister selbst durchgetrennt hatte, witzelte, daß dem Arzt, der Hayleys Nabelschnur durchgetrennt hatte, der richtige Kniff wohl fehlte.

Das erste Mittel, das wir Hayley gaben, *Pulsatilla*, wirkte zur teilweise auf ihre Anhänglichkeit. Bei einem Mittel, das nicht optimal zum Patienten paßt, gibt es in der Regel nur eine schwache Reaktion oder gar keine. Wir schauten uns den Fall noch mal an und kamen auf ein relativ selten verwendetes Mittel, *Bismuth*. Anhänglichkeit ist stark vertreten im Symptomenbild dieses Mittels; oft will ein Kind die Hand der Mutter gar nicht loslassen. Für solche Kinder ist Einsamkeit unerträglich.

Hayley sprach so gut auf das *Bismuth* an, daß ihre Mutter sie erst nach einem Jahr wieder zurückbrachte. Hayleys Symptome tauchten wieder auf, weil sie kürzlich ein Stück Mokkatorte gegessen hatte, was die Mittelwirkung störte. Bis dahin hatte Hayley gut allein spielen können. Sie fragte ihre Mutter nicht mehr ständig, wo sie hinging und lief ihrem Auto nicht mehr weinend nach. Hayley brauchte auch keine drei Umarmungen und drei Küsse von ihrer Mutter, bevor die Mutter wegging. Hayley verlangte auch nicht mehr, herumgetragen zu werden, wenn große Hunde in der Nähe waren. Das Bettnässen war auch deutlich besser geworden, bis Hayley das Stück Torte aß. Wir wiederholten das *Bismuth* nach diesem Gespräch. Ihre Mutter rief eine Woche später an und berichtete, daß Hayleys Symptome schon besser wurden.

***Bismuthum subnitucum* (Wismuth)**

Dieses Mittel paßt zu Kindern, die die Hand der Mutter oder des Vaters verzweifelt festhalten, weil sie Angst vor Einsamkeit haben. Manchmal begleiten sie ihre Eltern sogar auf die Toilette, damit sie nie allein sein müssen. Wir haben gehört, wie man diese Kinder als "Klett-Kinder" bezeichnet. Einsamkeit ist unerträglich für sie. Wismuth hilft bei akuten Magenschmerzen, wenn sogar Wasser erbrochen wird, sobald es den Magen erreicht. Patienten, die dieses Mittel brauchen, haben oft viel Durst auf kaltes Wasser.

## "Jede Nacht habe ich Angst, daß ich entführt werde oder daß das Haus Feuer fängt"

Jillian, 10 Jahre, war Hayleys ältere Schwester. Sie hatte ihre eigenen Ängste. Sie vertraute uns an: "Nachts bekomme ich Angst. Erst in letzter Zeit kann ich in meinem eigenen Bett schlafen. Am meisten befürchte ich, daß einer von uns entführt werden könnte oder daß bei uns ein Feuer ausbricht. Mit geht es jede Nacht so. Als kleines Mädchen ging ich zu meinen Eltern, wenn ich nicht schlafen konnte. Alles wurde besser, bis ich mit vier Jahren eine Fernsehsendung über Feuer sah." Ihre Angst hatte sich kürzlich verstärkt, nachdem Kinder ein Feuer in der Nähe von Jillians Haus angezündet hatten.

Wenn Jillian und ihre Familie zum Einkaufszentrum gingen, blieb Jillian in der Nähe ihrer Eltern, damit niemand sie entführen konnte. Sie kam sich auch ohne ihre Mutter verloren vor.

Jillians Mutter beschrieb ihre Tochter als "hysterisches kleines Mädchen". Jillian wachte gewöhnlich zwischen Mitternacht und zwei Uhr morgens mit einem unsicheren Gefühl. Wenn ihre Eltern sie nicht neben deren Bett schlafen ließen, konnte sie die ganze Nacht nicht schlafen. Jillian mußte Krimis mit Vorsicht genießen, weil ihr die Bücher manchmal zu gruselig waren.

Jillian lernte sehr leicht, konnte schnell lesen und hatte ein hervorragendes Gedächtnis. Ihre Stimmung war positiv. Sie war eigentlich immer fröhlich, außer nachts, wenn ihre Ängste auftauchten.

Sie war hilfsbereit und sehr gesprächig. Wie ihre Schwester Hayley und ihr Vater, konnte sie unaufhörlich Fragen stellen. Sie wurde sehr frustriert, wenn sie nicht aussprechen konnte, was sie sagen wollte. Wenn sie etwas zu sagen hatte und andere nicht zuhören wollten, platzte sie trotzdem damit heraus. "Ich muß es rauslassen, damit ich mich entspannen kann."

Jillian lernte am besten, wenn sie dabei sprechen konnte. Für sie war es eine Herausforderung zu lernen, wenn sie nicht reden durfte, besonders wenn sie von etwas begeistert war. Sie erzählte gern bis ins Detail, während die anderen Familienmitglieder oft warteten, bis sie zur Sache kam. Sie konnte Necken nicht gut ertragen. Sie war körperlich aktiv und spielte Fußball und tanzte. Häkeln war eines ihrer Hobbys. Körperliche Symptome hatte sie nur wenig: Niednägel und eine Warze am linken Fuß.

Wir fanden Jillians Ängste auffällig. Aus unserer Erfahrung ist es sehr ungewöhnlich, daß ein Kind so viel Angst hat, daß es nachts nicht schlafen kann. Wie bei Hayley lagen wir mit unserem ersten Mittel für Jillian nicht richtig. Wir probierten *Arsenicum album*, das Mittel, das Annie geholfen hatte, sowie *Calcarea carbonica* (Kalziumcarbonat), ein weiteres Mittel für Menschen, die um ihre Sicherheit besorgt sind. Keines von beiden Mitteln hatte die erhoffte tiefgreifende Wirkung auf Jillians Ängste.

Dann, aufgrund ihrer Angst vor einem Hausbrand – diese war die ungewöhnlichste ihrer Ängste – gaben wir Jillian *Cuprum aceticum* (Kupferacetat). Wie bei Hayley wirkte dieses Mittel wunderbar für Jillian, bis sie ein Stück von der gleichen Mokkatorte aß. Jillians Mutter berichtete später, daß die zweite Dosis *Cuprum aceticum* sofort wieder wirkte. Jillians Angst vor Feuer ließ nach und sie konnte wieder gut schlafen.

## Wir wußten, daß ihm etwas fehlte, sobald er auf die Welt kam

Damien war eine Herausforderung für seine Eltern, seine Betreuer, seinen Homöopathen (der neun verschiedene Mittel über ein Jahr hinweg probiert hatte, ohne Erfolg) – und natürlich für uns. Vielleicht war neun die magische Zahl für Damien, weil wir neun Versuche über

1 ½ Jahre brauchten, bis wir das richtige Mittel für ihn fanden. Sie fragen sich womöglich, warum eine Mutter der Homöopathie so lange treu bleibt, mit zwei verschieden Ärzten. Es gibt eine einfache Antwort: Sie hatte keine andere Hoffnung, Damien war außer Kontrolle und nichts anderes hatte geholfen. Es ehrt die Geduld und Entschlossenheit Damiens Mutter Joyce, daß wir Damien endlich helfen konnten. Hier ist seine Geschichte:

"Unmittelbar nach seiner Geburt wußten wir, daß ihm etwas fehlte, aber niemand hörte auf uns. Damien weinte unaufhörlich. Es war nicht wie *viel* er weinte, sondern *wie* er weinte. Als hätte er Schmerzen. Er schlief nie mehr als 15 Minuten am Stück, dann wachte er schreiend auf. Stillen war schwierig, weil sein Körper steif wurde, er Berührung nicht mochte und er ständig erbrach. Beim Stillen kratzte er mich auch, was mir weh tat." Als Damiens Mutter von ihren Probleme mit ihm erzählte, lief er in unserer Praxis herum, plapperte pausenlos und nahm alles in die Hand, was er finden konnte.

Joyce erzählte weiter: "Mein Mann und ich zogen während der Schwangerschaft in einen anderen Bundesstaat. Ich freute mich auf das Baby. Bei der Geburt hatte ich Schwangerschaftsdiabetes; er wurde gleich zur Beobachtung für 24 Stunden auf die Intensivstation gebracht und bekam Flaschennahrung. Während der Wehen bekam ich Demerol und Tributalin, um die Wehen unter Kontrolle zu halten. Ich hatte das Gefühl, "Speed" genommen zu haben. Als ich Damien zu Hause hatte, mußte ich ihn zufüttern, weil er so viel erbrach. Er schrie immer weiter. Als er fünf Monate alt war, brachte ich ihn endlich ins Krankenhaus. Man diagnostizierte eine Refluxgastritis und eine spastische Bauhin-Klappe. Er hatte noch nie einen normalen Stuhlgang gehabt – entweder hatte er Verstopfung oder Durchfall. Man gab ihm damals viele Medikamente. Er sprach erst mit 2 ½ Jahren. Ich mußte ihm das Krabbeln und Laufen beibringen. Er erbrach weiter, manchmal war es schwallartiges Erbrechen.

"Unser voriger Homöopath verwies uns an Sie. Wir forschten mögliche Enpfindlichkeiten auf Chemikalien und versuchten eine antigene Diät. Damien ist hyperaktiv; er kann nicht zurückschalten, noch kann er aufhören zu reden. Er zappelt ständig, hat keine Kontrolle über seinen Impulsen, und bekommt häufig Wutanfälle, bei denen er versucht, sich und andere zu verletzen. Damien kann sehr lieb sein, aber er kann blitzartig zum Monster werden. Dann schlägt er auf wen oder was auch immer in seiner Nähe ist, oder er stellt sein Zimmer auf den Kopf. Wenn er einmal aufgedreht ist, kann man ihn nur schwer beruhigen.

"Damien kann plötzlich extrem ängstlich werden. Er verhält sich wie wir uns verhalten würden, wenn jemand eine Waffe auf unseren Kopf richten würde. Er bekommt augenblicklich Panik. Wir sitzen ruhig zusammen und lesen ein Buch, oder er frühstückt gerade, und auf einmal bekommt er Angst und schreit, völlig außer Kontrolle. Wenn Damien einen solchen Panikanfall bekommt und um sich herumschlägt, kann man ihn nicht beruhigen. Alles kann ihn beängstigen – sein Essen, ein Schuh, seine Großmutter. Es ist schade, daß er sie nicht an sich heran läßt, denn sie liebt ihn sehr. Er kann keine Zuneigung von ihr ertragen. Er hat genauso Angst vor seinem Onkel."

Damien bekam Nachtängste etwa zweimal pro Woche. Als er jünger war, kamen die Nachtängste zweimal pro Nacht vor, und seine Mutter mußte viel mit ihm aufstehen. Damien konnte nicht sanft mit Tieren umgehen. Er streichelte sie eine oder zwei Minuten, dann zog er plötzlich an den Ohren, am Schwanz oder am Hals. Seine Mutter fand die Art seiner Ängste seltsam. Ein Stuhl konnte für ihn furchterregend sein, aber er hatte keine Angst vor Dunkelheit, Tieren oder Wasser, wie manche Kinder in dem Alter haben.

Nicht nur seine Ängste und Stimmungsschwankungen waren außergewöhnlich. Er hatte auch ungewöhnliche körperliche Symptome. Als wir fragten, ob er jemals hohes Fieber gehabt hatte, bestätigte seine Mutter, daß er oft 41° Fieber bekam. "Nur Fieber. Keine anderen Symptome. Wir nannten ihn ‚Toaster Boy' im ersten Jahr, weil er immer so heiß war." Damien hatte nur eine leichte Ohrenentzündung gehabt. "Er bekommt immer noch plötzlich Fieber. Er wurde mit fünf Jahren wegen eines doppelten Leistenbruches und eines Wasserbruches operiert."

Damien ließ seine Wut hauptsächlich auf sich und seine Mutter heraus. Er schubste, schlug und umarmte zu fest. "Alles was er tut, ist zu heftig. Er ist gern mit anderen Kindern zusammen, aber wenn ihn irgendeine Kleinigkeit ärgert, wirft er etwas auf jemanden zu und trifft ihn am Kopf. Und er ist beidhändig! Dieses Kind wird wild. Er kann ein Zimmer in Sekunden zerstören. Manchmal muß ich auf ihm sitzen, um ihn unter Kontrolle zu bringen." Damien war hoch empfindllich auf Gerüche und Licht. Er litt oft an Bauchschmerzen. Er mochte Meersfrüchte und Rootbeer (süße Kräuterlimonade).

Wir probierten einige Mittel, u.a. *Belladonna, Stramonium, Tuberculinum* und *Veratrum album.* Einige brachten etwa 40 Prozent Verbesserung seiner Symptome, aber wir waren nicht zufrieden. Vor einem Jahr wechselten wir zu *Aconitum* (Eisenhut), ein Mittel für panische Angst und Todesangst, sowie plötzlich auftretendes hohes Fieber.

Neun Monate vergingen, bis wir wieder von Damiens Mutter hörten. "Das letzte Mittel machte ein anderes Kind aus ihm. Damien hörte auf einmal auf mich, wenn ich ihm ansprach. Er war nicht mehr hyperaktiv und geschwätzig und zappelig. Er konnte jeden Tag aufs Klo gehen, hatte keine Bauchschmerzen mehr und konnte viel besser essen. Sogar seine Haut war gesünder. Ihm ging es phänomenal gut, bis er seine DPT (Diphtherie-Pertussis-Tetanus) Auffrischimpfung Ende November bekam. Kurz nach der Impfung bekam er einen Wutanfall, wie früher. Jetzt tauchen seine alten Symptome wieder auf. Er wirft Sachen wieder herum, seine Noten sind abgesunken und er verhält sich aggressiv in der Schule. Er plappert wieder ständig. Die Lehrer und der Schulpsychologe wollen wissen, was mit ihm los ist."

"Ich schwöre, er war 90 Prozent besser. Fast normal. Ein anderes Kind. Ich konnte mir die Haare waschen und ihn in seinem Zimmer lassen, ohne befürchten zu müssen, daß er das Haus auf den Kopf stellt. Er kam viel besser mit anderen Kindern aus. Jetzt ist er frech und kommt nach Hause mit roten Flecken an seiner Stirn, weil er sich an die Wand oder an Schreibtischen hinschlägt. In letzter Zeit macht er sich vor dem Einschlafen alle möglichen Sorgen über den kommenden Tag. Erst wenn ich ihm genau sage, was am kommenden Tag stattfinden wird, kann er sich beruhigen und einschlafen. Erst muß er mich aber daran erinnern, alle Lampen auszuschalten und alle Türen zuzuschließen. Seine Bauchschmerzen sind wieder schlimm."

Wir wiederholten das *Aconitum* in der gleichen Potenz, aber dies brachte insgesamt nur 75 Prozent Verbesserung. Die Lehrerin und der Schulpsychologe bemerkten eine deutliche Verbesserung. Die meisten seiner Symptome waren wesentlich besser, aber nicht so gut wie nach der ersten Dosis. Wir wechselten auf eine höhere Potenz, und er hat sich wieder dramatisch verbessert.

## Furcht, Negativität und Wut als Depression verkleidet

Wir haben in beinahe allen Fällen von gewalttätigen Kindern und Jugendlichen beobachtet, daß sich hinter dem Draufgängertum Furcht bis panische Angst verbirgt. Der Homöopath versucht, jedes Kind bis in seinen Kern zu erfassen. Er interessiert sich für die zugrundeliegenden Probleme und Wahrnehmungen, nicht nur die oberflächlichen Reaktionen. Wenn ein Kind schreit, beißt, tritt, schlägt und andere beleidigt, steht dieses aggressive Verhalten natürlich im Vordergrund. Um das homöopathische Mittel jedoch zu finden, das das Leben eines Kindes buchstäblich verwandeln kann, muß man oft tiefer forschen. Oft braucht man ein oder mehrere offene Gespräche mit einem Kind oder Jugendlichen, um seine wahre Gefühle und Beweggründe ans Licht zu bringen.

Der folgende Fall beschreibt ein Kind, das typischerweise mit Oppositionellem Trotzverhalten und Depression diagnostiziert worden wäre. Wenn man sich mit dem Fall jedoch näher beschäftigt, stellt man Angst als Kern der Probleme fest.

Jeannie war zehn Jahre alt. Ihre Mutter war eine langjährige Patientin von uns und wußte, daß ihre Tochter Hilfe brauchte. Die Familie war vor einigen Jahren vor Seattle nach Idaho gezogen. Jeannies Mutter fragte, ob wir Jeannie telefonisch behandeln könnten; wir waren dazu bereit. Jeannie war ein hübsches Kind mit blonden Haaren und blauen Augen, aber sie war mit ihrem Aussehen überhaupt nicht zufrieden.

Neulich klagte Jeannie, daß sie ihr Leben haßte. Nichts gefiel ihr. Sie sagte, sie wolle sterben und sprach von Selbstmord. Sie drohte: "Ich bringe mich um. Ich nehme ein Messer und bringe mich um." Wenn ihre verzweifelte Mutter versuchte, mit ihr darüber zu reden, lehnte es Jeannie ab.

Jeannie weigerte sich zu tun, was ihre Mutter und ihr Lehrer von ihr wollten. Sie war ständig zornig, unzufrieden und sehr streitsüchtig. Wenn jemand sich ihren Wünschen widersetzte, fing sie an, mit demjenigen zu streiten. Jeannies Mutter beschrieb ihre Tochter als Perfektionist. Wenn sie etwas nicht genau richtig tun konnte, wollte sie es gar nicht tun. Ihr Bett faltenfrei zu machen trieb sie schier zum Wahnsinn.

Während ihrer Wutausbrüche knallte Jeannie Türen zu, daß das Haus bebte. Sie warf Gegenstände und schlug um sich und schrie, "Ich hasse euch. Ich will weg von hier." Diese Vorfälle konnten ganz plötzlich auftreten. Selbst die kleinsten Enttäuschungen konnten sie in Rage bringen.

"Ich mag das Leben einfach nicht," sagte uns Jeannie. "Alles ist schlecht. Ich mag unseren Wohnort nicht. Ich mag meinen Lehrer nicht. Ich mag unsere Schule nicht." Sie mochte sich selbst nicht, war eifersüchtig auf ihre Schwester und klagte, daß ihre Mutter ihre Schwester mehr liebte. Jeannie fühlte sich ständig ungerecht behandelt.

Jeannie war sehr unglücklich über den Umzug nach Idaho gewesen. Sie tat sich schwer mit Freundschaften. Freunde waren ihr sehr wichtig, aber ihr fiel es nicht leicht, Kontakte zu knüpfen. Ihre Schulkameraden sagten, sie sei weinerlich und ein Spielverderber. Jeannie war hoch sensibel und fühlte sich über Kleinigkeiten leicht gekränkt. Sie schnauzte ihre Schulkameraden an, wenn sie sie kritisierten, und sagte, sie wolle mit ihnen nichts zu tun haben. Sie machte sich ständig Sorgen, daß andere sie nicht mögen würden, aber weil sie oft griesgrämig zu anderen war, war sie nicht besonders beliebt. Die Warzen an ihren Knien waren ihr sehr peinlich; sie deckte sie mit Wundpflastern zu.

Homöopathen stellen oft einen Zusammenhang zwischen dem geistig-seelischen Zustand der Mutter während der Schwangerschaft und dem späteren Zustand des Kindes fest. Als wir nach der Schwangerschaft fragten, erzählte uns Jeannies Mutter, daß ihr Mann sie damals verlassen hatte. Sie war sehr traurig darüber. Das Gefühl, ungestützt zu sein, war überwältigend. Dazu verlor sie ihr Haus und ihre Besitztümer.

Jeannie hatte Angst vor Außerirdischen, Ungeheuern, Dunkelheit, toten Menschen, Höhen und Friedhöfen. Sie fürchtete die Dunkelheit, weil Ungeheuer dort wohnten. Sie hatte auch Angst vor tiefen Schwimmbädern, weil ein Haifisch oder eine Krake unten lauern könnte. Wenn sie einen fürchterlichen Gedanken in ihren Kopf bekam, konnte sie ihn nicht loswerden. Sie hatte Höhenangst und klammerte sich an ihrer Mutter, wenn sie in den Gergen wanderten. Jeannie hatte auch Alpträume von Menschen, die sie jagten und umbringen wollten.

Als wir Jeannies Mutter fragten, wann diese Ängste aufgetaucht waren, erinnerte sie sich, daß Jeannie einmal während eines Fiebertraums schrie: "Sie werden mich holen!" Sie war völlig außer sich. Sie klammerte sich fest an ihrer Mutter während des Fiebers und wollte sich nicht umdrehen, denn das Ungeheuer war hinter ihr. Jeannies einzige körperliche Symptome zur Zeit waren Kopfschmerzen, Ausschläge am Hals und eine Überempfindlichkeit gegen heißes Wetter.

Jeannies Wut und Ängste beeindruckten uns mit deren Heftigkeit. Jeannies Ausbrüche waren recht gewalttätig und sie wurde ohne Vorwarnung wütend, als wäre sie von außen gesteuert. Wie bei Peter und Kevin im Kapitel über Gewalt und Wut (Kapitel 16), gaben wir Jeannie eine Dosis *Stramonium*. Dieses Mittel ist auch angezeigt bei Furcht nach einem Fieber oder einem traumatischen Ereignis.

Fünf Wochen später telefonierten wir mit ihrer Mutter. Schon nach zehn Tagen ging es Jeannie besser. Sie konnte ihre Emotionen besser beherrschen und konnte jetzt über ihre Gefühle sprechen, was früher schier unmöglich war. Sie war deutlich weniger zornig, gelangweilt und unzufrieden. Sie war nicht mehr eifersüchtig auf ihre Schwester, und sie hatte nicht mehr von Selbstmord gesprochen.

Jeannies Empfindlichkeit auf Kritik und ihr Selbstwertgefühl hatten sich verbessert, aber sie glaubte immer noch nicht, daß sie hübsch oder intelligent war. Ihre Fröhlichkeit kehrte allmählich wieder zurück. Am Tag vor diesem Folgegespräch sagte sie ihrer Mutter, daß sie sich erst seit langer Zeit wieder glücklich fühlte. Ihre Höhenangst war noch nicht verschwunden, aber sie konnte jetzt in den Keller gehen, was früher ein unerreichbares Ziel gewesen wäre. Fast ein Jahr ist seitdem vergangen und Jeannie geht es immer noch blendend.

# 20

## "Ich mag mich nicht. Ich habe keine Freunde."

### Depressive Kinder

Die Verbreitung von kindheitlicher Depression unterscheidet sich von einer Studie zur anderen und liegt zwischen 1,9 und 13,9 Prozent aller Kinder. Depression scheint in bestimmten Gruppen eher vorzukommen, wie z.B. bei Kindern mit Lernschwächen.[85] Etwa 200.000 Rezepte für Fluoxetin und Sertralin (Antidepressiva) wurden in 1994 an Kinder zwischen 5 und 10 Jahren abgegeben, eine vierfache Steigerung in nur zwei Jahren.[86] Von 1991 bis 1995 stieg die Zahl von Kindern zwischen 3 und 6 Jahren, die Antidepressiva einnahmen, um 200 Prozent.[87] Wie wir schon in diesem Buch erläutert haben, ist die Zahl von Kindern - sogar Kleinkindern - und Jugendlichen, die Fluoxetin und andere für die Altersgruppe nicht zugelassene Antidepressiva bekommen, so bedenklich hoch, daß die amerikanische Bundesregierung neulich eine Studie darüber veranlaßt hat.[88] Wir haben auch im Kapitel 5 erwähnt, daß eine medizinische Fachzeitschrift die Umsatzstatistik für das Jahr 1994 zusammenstellte und 2.000 Fluoxetin-Verschreibungen für Kinder unter einem Jahr zählte. Verschreibungen von anderen Antidepressiva wurden nicht mitgezählt.[89]

Ist das Leben heutzutage überwältigender und deprimierender für Kinder im Alter von drei bis vier Jahren geworden? Ist unser Gespür für "Symptome" so ausgeprägt, daß wir die Diagnosekriterien für Depression in Kindern geändert haben? Ist unsere Gesellschaft so negativ, bösartig und abfällig geworden, daß sogar Kleinkinder davon schwermütig werden? Und, ohne Rücksicht auf die Gründe für diese Tendenz: Was für Alternativen gibt es für Eltern, die ihren Kindern keine Psychopharmaka verabreichen wollen? Als Eltern wollen Sie, daß Ihr Kind glücklich und selbstbewußt ist und gesellschaftlich angenommen wird. Sie wollen natürlich, daß es Freundschaften mit Gleichaltrigen innerhalb und außerhalb der Schule genießt. Ein Kind mit ADHS oder mit anderen Verhaltens- und Lernstörungen kann es als herausfordernd und frustrierend empfinden, Freundschaften zu schließen und pflegen, Einladungen zu Geburtstagsfeiern und Übernachtungen zu bekommen und Tischkameraden in der Schulkantine zu finden. Viele der Kinder, die wir behandeln, fühlen sich von ihren Schulkameraden herabgesetzt, ausgeschlossen oder geächtet. Wenn ein Kind über längere Zeit hinweg von Gleichaltrigen so behandelt wird, kann es als Jugendlicher schwer depressiv werden. Sein Mangel an Selbstwertgefühl und an der Fähigkeit, gesunde und liebevolle Beziehungen einzugehen kann bis ins Erwachsenenalter weiter bestehen.

Aus den folgenden Fällen von Kindern und Jugendlichen, die an Depression und mangelndem Selbstwertgefühl leiden, können Sie sich selbst überzeugen, wie tiefgreifend eine homöopathische Behandlung helfen kann.

## “Ich habe das Gefühl, als wäre jemand ständig hinter mir”

Natalie, 9 Jahre, konnte mit ihren Leistungen nicht mit ihren Klassenkameraden in der Schule mithalten. Sie wurde bei Gruppenarbeiten leicht abgelenkt, hatte Konzentrationsschwierigkeiten und konnte einen Text nicht mitverfolgen, wenn die anderen Kinder zu schnell vorlasen. “Ein langes Wort bekämpft mich,” erklärte sie. Natalie tat sich schwer, die Anweisungen ihrer Lehrerin zu verstehen, wollte aber auf keinen Fall, daß jemand es erfährt. Stattdessen wurde sie einfach frustriert und zornig.

Natalie tat sich auch schwer, mit ihren Klassenkameraden auszukommen. Die Kinder sagten Ausdrücke zu ihr, und sie zog Grimassen als Antwort darauf. Natalies Tics im Gesicht machte sie zum Ziel deren Spott. Sie fühlte sich verletzt und ärgerlich und beschuldigte die anderen Kinder für ihre Probleme.

Natalie hatte das Gefühl, daß jemand hinter ihr war und sie ständig beobachtete. Sie fühlte sich sogar im Schlaf beobachtet; deswegen wachte sie häufig auf. Dieses unheimliche Gefühl, beobachtet zu werden, ließ Natalie nicht los. “Ich habe das Gefühl, ich muß rennen, weil jemand mich verfolgt.” Nur wenn ihre Mutter hinter ihr stand oder mit ihrer Tochter kuschelte, fühlte sich Natalie sicher. Natalie wurde besonders gestört von einem Spiel, das sie neulich gespielt hatte: eine Frau Namens Mary Worth war hinter ihr und Natalie mußte sie erstechen.

Wenn sich Natalies Eltern stritten, fühlte sich Natalie dafür verantwortlich. Ihre Eltern hatten sich scheiden lassen, als sie drei Jahre alt war. Natalie war gesprächig und neigte dazu, ausführlich über Banalitäten zu reden. Natalie war bewußt, daß ihr Verhalten sie daran hinderte, mit anderen Kindern auszukommen, aber sie wußte nicht, wie sie ihr Verhalten ändern konnte.

Natalie fuhr gern mit ihrem Fahrrad und mit Inlinern. Sie zeichnete auch gern. Sie haßte Rauchen und konnte es nicht ertragen. Sie hatte auch eine Abneigung gegen Waffen, Tabak und Alkoholkonsum. Sie träumte von Pferden und hatte Angst vor Klapperschlangen, weil sie einen beißen und vergiften können.

Natalie war warmblütig; ihr Hauptproblem auf der körperlichen Ebene war Nasenblutungen. Sie waren ziemlich stark, mit Blutgerinnseln, und dauerten oft bis zu 15 Minuten. Sie hatte auch einen leichten wiederkehrenden Nesselausschlag.

Natalie war das erste Kind, das wir kennengelernt hatte, mit einem derartig starken Gefühl von jemandem, der hinter ihr im wachen Zustand sowie in ihren Träumen war. Dieser Fall gibt ein Beispiel, wie wichtig es ist, die Erfahrung und die Gefühle eines Kindes genau zu verstehen. Leider können sich viele Kinder nicht an ihre Träume erinnern, noch teilen sie ihre Ängste so offen mit, wie es Natalie tat. Ihre unverblümte Art, uns alles zu erzählen, erleichterte unsere Suche nach einem passenden Mittel.

Wir gaben Natalie *Crotalus cascavella* (Nordamerikanische Klapperschlange). Kinder, die Schlangenmittel brauchen, tun sich mit zwischenmenschlichen Beziehungen oft schwer. Sie fühlen sich von anderen verraten, mißhandelt oder angegriffen und schlagen oft auf einer gehässigen Art zurück. Dies zeigte sich subtil, als Natalie von ihrer Wut auf die Kinder erzählte, "die mich in Schwierigkeiten bringen". Wilde Tiere sind ständig von Feinden und Umweltgefahren bedroht und müssen immer wachsam sein. Natalie zeigte diese Art von Wachsamkeit. Sie schaute ständig, ob jemand hinter ihr war, und sie fühlte sich dauernd beobachtet. Nur wenn ihre Mutter dabei war, fühlte sie sich sicher. Nachts hatte sie Schlafstörungen, weil sie sich verfolgt fühlte. Sie fürchtete sich vor Klapperschlangen, “weil sie dich beißen und vergiften können”. Menschen, die dieses Mittel brauchen, können zuschlagen, oft mit Gewalt, wenn sie sich bedroht fühlen.

Sechs Wochen später berichtete Natalie beim Folgegespräch: “Das Mittel hat gut gewirkt. Ich beschimpfe die anderen nicht mehr. Ich rege mich nicht mehr auf. Ich bin nicht nervös.” Sie hatte nicht mehr das Gefühl, daß jemand hinter ihr war und konnte jetzt friedlich schlafen. Ihre Lesefähigkeit, ihr Verhalten in der Schule und ihre gesamte Leistung hatten sich deutlich verbessert. Natalies Lehrer freuten sich zu berichten, daß sie kooperativer mit ihren Klassenkameraden sei und eifrig dabei sei, sich anzustrengen. Sie zeigte einen stärkeren Wunsch, Freunde zu haben. Ihre Nasenblutungen, Fieberbläschen und Nesselausschlag waren verschwunden.

Als Natalie zwei Monate später wieder zu uns kam, waren ihre körperlichen Symptome immer noch weg. Sie hatte weniger Probleme in der Schule. Das Gefühl, daß jemand hinter ihr war, war neulich wieder zurückgekehrt. Sie träumte einmal von einer Meerhexe, die Natalies Bruder von ihrer Mutter wegnehmen wollte. Im Traum hatte ihre Mutter ein Glas mit Gift, das sie an die Hexe hinwarf. Dann verwandelte sich ihr Bruder auch in eine Meerhexe. Die erste Hexe hatte einen Trank, der Leute töten konnte, wenn er ihre Haare berührte. Natalie rettete ihre Mutter und ihren Bruder und der Traum endete. Das Thema von Gift tauchte sogar unbewußt in Natalies Träume auf. Wir verabreichten ihr eine zweite Dosis *Crotalus cascavella*, weil sie wieder das Gefühl hatte, beobachtet zu werden.

Beim nächsten Gespräch sieben Monate nach Beginn der Behandlung hatte Natalie keine Probleme mehr mit ihren Schulkameraden. Sie hatte keine Angst mehr, daß jemand hinter ihr war. Ihre Mutter beschrieb sie als “viel sanfter”. Lernen in der Schule war kein Kampf mehr seit der Behandlung. Sie war immer noch kooperativ und ihre Träume waren nicht mehr furchterregend. Ein Jahr nach Beginn der homöopathischen Behandlung ging es Natalie in all diesen Bereichen immer noch gut.

## *Crotalus cascavella* (Klapperschlange)

Dieses Mittel wird aus dem Gift der nordamerikanischen Klapperschlange gewonnen. Kinder, die es brauchen, haben das Gefühl, daß jemand hinter ihnen steht oder daß sie Schritte hinter sich hören. Typische Ängste sind Einsamkeit, Gespenster, Geister und Schlangen. Sie können auch von haarigen Spinnen träumen. Sie sind heftig, lebhaft, hastig, ruhelos und gesprächig und können vor Wut zuschlagen. Nesselausschlag ist ein charakteristisches körperliches Symptom, meistens auf einem Körperteil. Körperliche Symptome treten eher rechtsseitig auf.

### "Alle hassen mich!"

Kimberly, 6 Jahre, war nicht glücklich mit ihrem Leben. Die Familie lebte in Colorado und wir hatten Kimberlys Bruder schon erfolgreich telefonisch wegen seiner schrecklichen Wut behandelt. Kimberlys Mutter hoffte, daß wir dabei helfen konnten, das Leben ihrer Tochter auch zum Positiven zu wenden.

Kimberlys Mutter beschrieb ihre Tochter als "verwelkte Blume". Sie war früher fröhlich und süß, aber ihr Charakter hatte sich dramatisch verändert. Sie konnte auf der Stelle ärgerlich werden und drohte, wegzulaufen oder sich umzubringen. Sie sagte, sie wünschte, sie wäre nie geboren. Sie klagte ständig, daß alle Leute sie haßten. Sie vergötterte ihre ältere Schwester, Mandy, die sie oft mißhandelte. Wenn Mandy darauf bestand, ein eigenes Schlafzimmer zu haben anstatt mit Kimberly zu teilen, machte Kimberly ein Bett für sich im Schrank.

Kimberlys Mutter beschrieb sie auch als gehemmt. Sie hatte immer Angst, daß andere sie auslachen würden. Sie genierte sich bei den Cheerleadern mitzumachen, weil sie Angst hatte, beim ersten Mal nicht alles richtig zu machen. Sie liebte Turnen, aber wenn die Lehrerin sie dabei korrigierte, mochte sie die Lehrerin nicht mehr. Sie haßte es, etwas falsch zu tun. Wenn jemand sie verbesserte, steckte sie ihre Finger in den Mund und zog sich zurück. Sie weinte, wenn ihr etwas vorgeworfen wurde oder wenn jemand ihre Gefühle verletzte. Wenn jemand sie ablehnte oder ihre Mutter sie ermahnte, sagte Kimberly, sie wolle sich umbringen.

Kimberly war tolpatschig. Wenn sie den Flur entlang lief und ihren kleinen Bruder in den Armen trug, drehte sie sich manchmal so schnell um, daß sein Kopf an die Wand prallte. Danach war sie reumütig. Sie war auch unflätig und taktlos. Sie verstand nicht, was dabei sein sollte, als sie das behinderte Mädchen nebenan fragte, warum sie so komisch lief, oder wenn sie Leuten sagte, sie seien zu dick. Sie machte abwertende Bemerkungen über ihren Bruder und sagte nachher, alles sei "nur als Witz" gemeint.

Als Säugling war Kimberly in den Worten ihrer Mutter ein "Hydrant-Baby". Sie erbrach ihre Flaschennahrung durch Mund und Nase. Sie war als Baby und Kleinkind fröhlich, süß und lebendig, ein sehr geselliges Wesen. Jetzt war sie genau das Gegenteil.

Kimberly hatte panische Angst vor Dunkelheit und wachte nachts oft auf, besonders nach Alpträumen von Menschen, die sich gegenseitig verletzten oder von schrecklichen Wesen und Ungeheuern. Gruselige Fernsehsendungen störten sie auch, und bei Gewittern wollte sie in der Nähe ihrer Eltern sein.

Was uns seltsam vorkam war Kimberlys Charakterwandel. Aus einem kontaktfreudigen, lebenslustigen Kleinkind wurde ein unglückliches Mädchen, das sich sogar Gedanken machte, ob es weiter leben wollte. Ein Homöopath versucht immer herauszubekommen, was im Leben des Patienten zu einem solchen Wandel führen konnte.

Kimberlys Mutter konnte sich tatsächlich an ein Ereignis erinnern, das diesem Charakterwandel vorausging. Kimberly, damals 5 Jahre, war auf dem Spielplatz, als ein kleiner Junge sie mit einem Stein am Kopf traf. Ihre Mutter bemerkte, daß Kimberly ab dem Zeitpunkt anders war. Kimberly erzählte uns: "Ich dachte, ich war eingeschlafen, als er den Stein an mich hinwarf. Früher konnte ich Zahlen schreiben, aber nachdem er mich am Kopf traf, vergaß ich manchmal. Seitdem er mich mit dem Stein traf, bleiben meine Gedanken manchmal stehen und ich kann nicht klar denken. Seitdem das passierte bin ich nicht mehr so nett zu anderen Leuten. Früher war ich nicht gemein. Wenn andere gemein zu mir sind, fühle ich mich wie ein Haufen Abfall. Als der Stein mich traf, wurden meine Gedanken anders. Wenn mein Bruder oder meine Schwester etwas Böses zu mir sagen, sage ich ihnen, ich bringe mich um. Ich mag das Leben hier nicht."

Es gibt eine Gruppe von homöopathischen Mitteln, die nach einer Kopfverletzung sehr hilfreich sind. Eines davon paßt zu Menschen, die Selbstmordgedanken nach einer Kopfverletzung bekommen: *Natrum sulphuricum* (Natriumsulfat). Dieses Mittel hilft auch, wenn man sich kritisiert oder verachtet von Freunden und Familienmitgliedern fühlt. Menschen, die dieses Mittel brauchen, sind sehr sensibel und können sehr verschlossen und mutlos werden, wenn sie sich verletzt oder abgelehnt fühlen. Sie nehmen Beleidigungen oder vermeinte Kritik dermaßen zu Herzen, daß sie lebensmüde werden können. Kimberly hatte ein sehr negatives Selbstbild; sie betrachtete sich als "Abfall" und war überzeugt, daß alle sie haßten. Es ist schockierend, daß ein Mensch, der früher so fröhlich und kontaktfreudig war, so depressiv werden kann. Wir haben dies jedoch häufig als Folge von Kopfverletzungen erlebt.

Wir waren erleichtert, als wir fünf Wochen später von Kimberlys Mutter hörten, daß es ihrer Tochter viel besser ging. Sie war nicht mehr so tolpatschig. Ihre Fähigkeit, bei der Sache zu bleiben und sich zu konzentrieren, hatte sich wesentlich verbessert. Sie war nicht mehr gemein zu anderen und sprach nicht mehr davon, sterben zu wollen. Sie war nicht mehr so sensibel. Kimberly erzählte: "Ich kann mir Sachen besser merken als vorher, wie was ich als nächstes tun muß. Ich bin besser gelaunt. Ich werde nicht mehr so wütend und ich weine jetzt nur selten."

Ihre Mutter rief zwei Monate später an und berichtete, daß Kimberly sich weiter positiv entwickelte. Sie konnte mehr Verantwortung übernehmen und konnte Projekte durchziehen, was früher nicht möglich war. Sie konnte eine Reihe von Aufgaben erledigen, ohne ständig auf einer Liste nachzuschauen und konnte Anweisungen folgen, ohne abgelenkt zu werden. Kimberly erzählte ihrer Mutter, daß sie andere wieder zum Lachen bringen konnte, wie früher. Ihre Mutter beschrieb sie als "insgesamt angenehm", und viel eifriger beim Lernen. Kimberly war nicht mehr depressiv und nahm abfällige Bemerkungen nicht mehr so zu Herzen. Von sterben wollen war keine Rede mehr. Ihre Mutter bemerkte, daß Kimberly wieder munter wirkte und daß ihre Emotionen seit der Behandlung dramatisch zum Positiven gewendet hatten.

## *Natrum sulphuricum* (Natriumsulfat)

Dieses Mittel ist nützlich für Depression und andere Beschwerden, die als Folge einer Kopfverletzung auftreten. Man fühlt sich oft verachtet in Beziehungen und insgesamt unglücklich im Leben. Ein Kind fühlt sich als schlechter Mensch, zieht sich zurück und bekommt eventuell Selbstmordgedanken. Die Traurigkeit wird durch Musik verschlimmert. Kinder, die *Natrum sulphuricum* brauchen, können sich ruhig oder unbändig verhalten. Als Jugendliche haben sie einen Hang zum Drogenmißbrauch. Körperliche Symptome sind u.a. Asthma und Warzen.

---

**"Ich bin seltsam. Etwas stimmt nicht mit mir."**

Candy war ein eigensinniges Kind, aber sehr sensibel und lieb. Sie war sieben Jahre alt und hatte viele Gefühle mit Kimberly gemeinsam. Sie war normalerweise sehr gehorsam in der Schule, aber neulich hatte sie Probleme, auf die Anweisungen ihrer Lehrerin zu hören und sich an die Regeln zu halten. Candys Mutter fand dies uncharakteristisch von ihrem sonst artigen Kind. Candy fing an, Probleme mit Anweisungen auch zu Hause zu bekommen. Sie erzählte ihrer Mutter, daß niemand sie mochte und daß sie wünschte, sie wäre tot. "Ich habe das Gefühl, alle um mich herum sind gegen mich, auch wenn sie meine besten Freundinnen sind. Ich kann anderen nicht vertrauen, weil sie mich verletzen könnten. Ich habe das Gefühl, niemand mag mich - ich bin anderen egal."

Candys Mutter fielen auch die Wutanfälle ihrer Tochter auf. Candy sagte uns: "Manchmal gehe ich in mein Zimmer und knalle die Tür zu, oder ich rege mich einfach auf. Ich fühle mich so einsam innen drin. Ich könnte vor Wut platzen. Es fühlt sich an, wie wenn dich jemand schlägt, oder du lädst deine Freunde zum Pizzaessen ein, und niemand kommt. Die Jungen hänseln mich, und das tut weh...wie wenn du hinfällst und niemand da ist, um dich aufzufangen. Du fliegst dann auf die Schnauze. Ich habe das Gefühl, alle lachen mich aus, auch meine besten Freunde. Das macht mich wirklich traurig. Ich habe das Gefühl, niemand mag mich." Candys Lehrerin sagte ihrer Mutter allerdings, daß Candy viele Freunde in der Schule hatte.

Candy hatte einen besonders schlechten Valentinstag. Sie weinte, daß sie nicht in die Schule wollte, und dann bekam sie - mit anderen Mädchen zusammen - Ärger, weil sie beleidigende Valentinsbriefe an mehrere Jungen schrieb. Ihre Mutter entdeckte auch ein Familienfoto mit Bärten an den Gesichtern eingezeichnet. Als ihre Mutter versuchte, mit ihr über diese Vorfälle zu reden, sagte Candy: "Mama, ich kann es dir nicht sagen." Ihre Mutter fragte geduldig weiter und zeigte, daß sie ein offenes Ohr für Probleme hatte. Candy erzählte schließlich, daß ein Junge an der Schule Sand auf sie hingeworfen hatte und sie als Feigling beschimpfte. Am meisten fürchtete sie sich vor seiner Drohung, sie "umzunieten". Manchmal träumte sie von Jungen, die hinter ihr her waren, und wie sie versuchte, ihnen zu entkommen.

In der darauffolgenden Woche verschlechterte sich die Lage in der Schule. Candys Mutter bekam viele verzweifelte Anrufe von der Schule, daß Candy sehr aufgeregt sei und mit ihren Lehrern nicht auskomme. Sie fühlte sich traurig und depressiv und weinte sich in den Schlaf. Sie klagte ihrer Mutter: "Meine Lehrerin mag mich nicht und hört mir nicht zu. Meine Lehrerin sagte, wenn ich noch mal eine schlechte Note schreibe, gibt es ein Elterngespräch. Mama, ich bin ein schlechter Mensch. Mama, die Sonne scheint, aber eine große Wolke schwebt davor. Ich kann die Wolke nicht wegblasen." Falls die Homöopathie nicht schnell wirkte, wollte Candys Mutter einen Kinderpsychiater oder -Psychologen aufsuchen.

Candy wurde immer trotziger und weinte unaufhörlich, wenn sie auch nur wegen Kleinigkeiten zurechtgewiesen wurde. Sie weigerte sich hartnäckig, in die Schule zu gehen. "Ich bleibe im Bett und schlafe. Niemand kann mir weh tun, wenn ich schlafe." Sie sagte ihren Eltern, daß sie sie haßte und sie drohte, nie wieder mit ihnen zu reden. Wenn sie aufgeregt war, schluchzte sie und warf ihre Stofftiere auf den Boden. Sie wurde viel frecher. Ihre Eltern trauten sich kaum, ihr irgendwas zu sagen, weil sie mit einer explosiven Reaktion rechnen mußten. Candys einziges körperliches Symptom war eine Neigung zu Rötung und Juckreiz im Genitalbereich und am After.

Was genau war Candys Problem? Warum tat sie sich so schwer, mit ihrer Lehrerin, ihren Klassenkameraden und sogar ihren lieben Eltern auszukommen? Wir glaubten, daß sie an extremer Überempfindlichkeit litt. Sie fühlte sich leicht gedemütigt und der kleinste Tadel gab ihr das Gefühl, ein sehr schlechter Mensch zu sein. Sie war viel zu sensibel und launisch. Wir gaben Candy *Colocynthis* (bittere Gurke), ein Mittel, das überempfindlichen, launischen Menschen oft hilft. Sie werden aufgebracht über Demütigung oder Verletzung und bevorzugen Einsamkeit. Sie reagieren mit Wut und Empörung und können alles in den falschen Hals bekommen. Sie werden typischerweise trotzig, eingeschnappt und sind insgesamt nicht ganz auf der Höhe.

Wir telefonierten sechs Wochen später mit Candys Mutter. Sie berichtete, daß Candy weniger empfindlich war und Kritik leichter vertragen konnte. Ihre Eltern merkten einen dramatischen Wandel in Candys Stimmung. Vorher hatte sie über jede Kleinigkeit geweint und konnte tagelang über etwas grübeln. Jetzt legten sich ihre Probleme schnell wieder. Die Rötung im Genitalbereich war weg. Sie hatte keine Probleme mehr in der Schule. Sie war nicht mehr trotzig, aber noch eigenwillig. Ihre Mutter sagte: "Sie tut, was sie vorhat. Sie glaubt, sie sei erwachsen." Wir fanden diese Einstellung ziemlich normal.

*Colocynthis* hat Candy viel geholfen in den letzten vier Jahren. Sie hat es insgesamt viermal bekommen.

***Colocynthis* (bittere Gurke)**

Wut und Empörung sind die Hauptgefühle bei Menschen, die *Colocynthis* brauchen. Diese Kinder werden leicht gekränkt, besonders durch Beleidigungen, Demütigung oder Geringschätzung. Sie sind hoch sensibel. Krampfartige Schmerzen, besonders im Bauch, oder Ischiasschmerzen in den Beinen sind die häufigsten körperlichen Probleme. Lindern kann man die Schmerzen durch festen Druck auf die schmerzende Stelle oder indem man sich nach vorne beugt.

**"Das Leben ist wie ein Klo. Einfach Scheiße."**

Brians Mutter brachte ihn zu uns, als er 16 war. Beim ersten Gespräch verleugnete Brian zunächst, daß er Probleme hatte. "Mir fehlt gar nichts. Ich habe kein Leben. Ich habe keine Freiheit. Ich habe gar nichts. Das Leben ist wie ein Klo - einfach Scheiße. Ich habe keine Freunde. Es gibt nichts, was ich gerne tue und niemanden, mit dem ich was anfangen kann." Seine Mutter bat uns dringend um Hilfe, weil er neulich bei einem Wutanfall versucht hatte, sie zu erwürgen.

Brian klagte, seine Mutter sei zu beherrschend und beschuldige ihn für alles. Er spürte Impulse, seine Mutter und andere Menschen zu verletzen. Er fand alles in seinem Leben deprimierend und wertlos und zweifelte daran, ob er jemals glücklich sein könnte. Brians Lehrer klagten, daß er nicht aufpaßte, aber wenn sie ihn aufriefen, wußte er immer die richtige Antwort. Seine Lehrer fügten hinzu, daß seine Leistungen hinter den Erwartungen zurückblieben.

Brians Mutter beschrieb ihren Sohn als zornig, depressiv und anderen gegenüber sehr kritisch. Seine barsche Worte und Art bauten mit Erfolg eine Mauer zwischen Brian und der Welt, um andere auf sicherer Distanz zu halten. Brian war ein sensibler Junge und war früher humorvoll, fröhlich und hatte es genossen, Witze zu erzählen. Jetzt war er furchtbar unglücklich. Es war, als hätte er etwas gegen die ganze Welt.

Brian erzählte: "Die meisten Leute hassen mich. Ich sehe keinen Grund, warum ich sie lieben sollte. Da verbrennt man sich die Finger. Ich habe schon vor langem damit aufgehört. Ich habe eigentlich nichts gemeinsam mit den Leuten, die ich kenne. Wenn ich versuche, nett zu sein, behandeln sie mich schlecht."

Brian fiel auf einen Gehweg hin, als er zwei Jahre alt war und wurde einmal mit einer Flasche am Kopf geschlagen. Seine Eltern ließen sich scheiden, als er vier war. Ihm fiel es nie leicht, mit anderen Kindern auszukommen. Auf ihm wurde immer herumgehackt. Er hatte manchmal noch das Gefühl, daß andere auf ihm herumhackten. Wenn er sehr wütend wurde, beschimpfte er die nächste Person in seiner Nähe. In der dritten Klasse drohte er, sich vor ein Auto zu stürzen. In der siebten Klasse stand er an einem Fenster und drohte zu springen. Er erzählte uns, daß er oft Selbstmordgedanken hatte. Er fühlte sich gefangen in seinem Leben, ohne Perspektive.

Wir machten uns große Sorgen um Brian. Er war offensichtlich depressiv und hatte viel Wut auf seine Mutter. Wir gaben ihr Anweisungen, uns sofort zu benachrichtigen, falls er wieder gewalttätig wurde. Wir gaben Brian *Natrum sulphuricum*, das gleiche Mittel, das wir Kimberly verabreichten. Dieses Mittel kann vielen Menschen helfen, die eine nihilistische Lebenseinstellung und schwere Depression haben, oft mit Selbstmordgedanken. Sie haben oft die Verachtung und Kritik anderer erlebt, und weil sie sensibel sind, bauen sie eine Mauer um sich herum, um ihre verletzlichen Gefühle zu schützen. Diese Menschen haben häufig eine Kopfverletzung in ihrer Vorgeschichte.

Wir waren erleichtert, als wir zwei Monate später hörten, daß es Brian viel besser ging. Er hatte keine gewalttätigen Ausbrüche mehr gehabt, obwohl er manchmal noch wütend wurde und schrie. Er hatte keine Streitkämpfe mehr in der Schule. Er hatte auch keine Impulse mehr, seine Mutter oder andere Menschen zu verletzen. Er war immer noch überzeugt, daß andere ihn haßten und daß nichts in seinem Leben Freude bereiten konnte. Als wir Brian fragten, ob er seine depressiven Gefühle loswerden möchte, glaubte er nicht, daß dies möglich wäre. Er klagte, daß sein Tennisspiel jetzt schlechter war, weil er nicht mehr so wütend war. Brians Mutter beobachtete, daß sein Humor allmählich wieder zum Vorschein kam.

Fünf Monate nach Beginn der Behandlung hatte Brian einen Teilzeitjob in einem Supermarkt und sparte sein Geld auf ein Motorrad. Er gab zu, daß er sich besser fühlte, aber er war nicht bereit, diesen Wandel auf die Homöopathie - die er als "Schwindel" bezeichnete - zurückzuführen. Er schien ein Interesse daran zu haben, nichts anzunehmen, woran seine Mutter glaubte. Er gab aber zu, daß er keine Selbstmordgedanken mehr hatte. Die Homöopathie half ihm weiter, auch wenn er es nicht glauben wollte. Leider hat er gegen den Wunsch seiner Mutter die weitere Behandlung abgebrochen, vermutlich wegen seines Nihilismus und seiner Wut auf seine Mutter. Sie haben aber eine Familientherapie begonnen und wir hoffen, daß diese Therapie Brian weiter auf seinem Weg helfen wird. Wir haben viele Fälle gehabt, in denen Jugendliche die Behandlung leider abbrechen, obwohl die Homöopathie geholfen hat.

# TEIL FÜNF

## Wie Sie Ihr Wissen über die Klassische Homöopathie erweitern können

# 21

## Die häufigsten Fragen zur homöopathische Behandlung von ADHS

**Kann die Homöopathie mir oder meinem Kind mit ADHS helfen?**
Die meisten Kinder und Erwachsenen mit ADHS können von einer homöopathischen Behandlung profitieren, aber jeder Fall muß individuell betrachtet werden. Die Fälle in diesem Buch erfassen eine breite Palette von Verhaltensmustern und Problemen und bieten einen guten Einblick in die Vorgehensweise der Klassischen Homöopathie. Wenn Sie spezielle Fragen haben oder wenn der Fall sehr kompliziert ist, rufen Sie den Homöopathen zunächst an und erkundigen Sie sich nach den Aussichten einer homöopathischen Behandlung. Je komplizierter der Fall, desto wichtiger ist es, einen erfahrenen Homöopathen zu finden.

**Kann die Homöopathie meinem Kind mit anderen Problemen helfen?**
Die Klassische Homöopathie behandelt das ganze Kind. Ob Ihr Kind ADHS, Lernschwächen, Asthma, Allergien oder wiederkehrende Halsschmerzen hat, die Chancen stehen gut, daß die Homöopathie seine Gesundheit und Wohlbefinden steigern kann.

**Der Psychiater meines Kindes sagt, daß ADHS durch eine biochemische Störung verursacht wird. Kann die Homöopathie meinem Kind helfen?**
Die Homöopathie ist der Ansicht, daß eine biochemische Störung die *Folge* einer zentralen Störung im Patienten ist, nicht die *Ursache* von ADHS. Wenn Sie Ihr Kind ganzheitlich ins Gleichgewicht bringen, haben Sie die besten Chancen, auf seine Verhaltens-, Lern- und Stimmungsprobleme dauerhaft einzuwirken. Das Ziel der Homöopathie ist nicht, Serotonin, Dopamin und andere Botenstoffe im Gehirn zu regulieren, sondern eine Verbesserung in allen Lebensbereichen des Patienten herbeizuführen.

**Ritalin hilft meinem Sohn, ein paar Stunden aufmerksamer zu sein, aber anschließend wird er noch aufgedrehter als vorher. Kann die Homöopathie helfen?**
Das, was Sie beschreiben, heißt Absetzphänomen, und viele Eltern beschweren sich darüber. Homöopathische Mittel wirken monate- statt nur stundenlang. Ihr Kind könnte eine Erstverschlimmerung nach einem homöopathischen Mittel erleben. Diese Reaktion dauert ein paar Tage oder manchmal zwei bis drei Wochen, aber anschließend sollen sich sein Verhalten und seine Leistungen ständig bessern. Weil homöopathische Mittel in der Regel nur selten verabreicht werden müssen, stellt diese Erstverschlimmerung kein großes Problem dar.

**Stimulanzien helfen meinem Kind, besser aufzupassen, aber sie tragen nichts Positives zu seinem Selbstwertgefühl bei. Wird es mit der Homöopathie ähnlich aussehen?**
Auf keinen Fall. Nach erfolgreicher homöopathischer Behandlung sollten Sie mindestens 70 Prozent Verbesserung in Schulleistungen, Verhalten und Selbstbewußtsein feststellen können. Sie sollten auch beobachten können, daß Ihr Kind sich im sozialen Bereich leichter tut, sein tägliches Leben besser bewältigt und glücklicher und gesünder ist.

**Wie lange müssen wir die Behandlung fortsetzen?**
Die meisten Kinder sollten mindestens zwei Jahre in Behandlung bleiben. Man kann oft innerhalb der ersten Monate deutliche Fortschritte feststellen, wie in vielen der in diesem Buch aufgezeichneten Fälle. Viele Familien, die mit den Ergebnissen der homöopathischen Behandlung zufrieden sind, lassen sich ein Leben lang homöopathisch behandeln.

**Wie oft muß ich zum Homöopathen?**
Am Anfang werden Termine alle sechs bis acht Wochen vereinbart. Wenn Ihr Kind gut auf das Mittel reagiert, reichen zwei bis drei Termine im Jahr, damit der Homöopath sicherstellen kann, das das Kind sich weiter gut und gesund entwickelt.

**Wie oft wird das homöopathische Mittel verabreicht?**
Homöopathische Mittel werden einzeln verabreicht. Eine Dosis wird erst wiederholt, wenn Symptome wieder zurückkehren. Wenn andere Symptome auftauchen, wird eventuell auf ein anderes Mittel gewechselt. So lange Ihr Kind gute Fortschritte macht, braucht man die Dosis nicht

wiederholen. Wenn die Verbesserung stagniert oder wenn die alten Symptome wieder zurückkehren, wird Ihr Homöopath das Mittel wahrscheinlich wieder verabreichen. Homöopathische Mittel werden auch manchmal täglich oder wöchentlich verschrieben. Falls Ihr Kind eine tägliche Dosis einnimmt, muß es das Mittel eventuell einige Wochen oder Monate einnehmen.

**Was ist der Unterschied zwischen den Mitteln, die man einzeln bekommt, und den Komplexmitteln, die ich in der Apotheke oder im Reformhaus gesehen habe?**

Es gibt nur ein Mittel, das zu einem bestimmten Zeitpunkt auf Ihre Gesundheit wirken wird. Ein qualifizierter und erfahrener Homöopath versucht, das Mittel herauszufinden, das Ihren Symptomen am besten entspricht. Wenn das Mittel gut paßt, erlebt man eine tiefgreifende und dauerhafte Heilung. Komplexmittel beinhalten eine Vielzahl von homöopathischen Mitteln, die sich z.B. bei Erkältungen, Grippe oder Halsweh bewährt haben. Wenn Ihr passendes Mittel dabei ist, werden Ihre Symptome sich bessern. Wenn Ihr passendes Mittel nicht dabei ist, werden Sie gar nicht oder nur teilweise auf das Komplexpräparat ansprechen.

Komplexmittel sollten nur für akute Krankheiten verwendet werden, wenn kein qualifizierter Homöopath erreichbar ist. Sie sollten aber nie bei chronischen oder wiederkehrenden Zuständen eingesetzt werden, wie z.B. ADHS und anderen Störungen, die wir in diesem Buch geschildert haben. Das gleiche gilt für chronische körperliche Störungen wie Asthma, Kopfschmerzen, Ekzem und Rheuma. Suchen Sie bei solchen Beschwerden einen qualifizierten, erfahrenen Homöopathen, und Ihnen oder Ihrem Kind wird wesentlich besser geholfen.

**Haben homöopathische Mittel Nebenwirkungen?**

Homöopathische Mittel wirken sanft und ungefährlich; sie können jedoch dramatische Veränderungen hervorrufen. Es gibt keine Liste von Nebenwirkungen im herkömmlichen Sinn, wie z.B. in der Roten Liste. Ein Patient kann aber bestimmte Symptome als Teil des Heilungsprozeß bekommen. Diese Symptome - falls welche auftreten - fallen in zwei Kategorien. Die erste Kategorie ist die Erstverschlimmerung, wobei sich existierende Symptome in den ersten Tagen nach Mittelgabe kurz verschlimmern. Zu der zweiten Kategorie gehören Symptome, die früher im Leben des Patienten vorhanden waren und nach der Mittelgabe kurz wieder auftauchen. Symptome von beiden Kategorien sind meistens ein Zeichen dafür, daß das Mittel gut paßt, und daß Sie bald mit einer deutlichen Besserung rechnen können. In seltenen Fällen bekommt man ein neues Symptom nach der Mittelgabe. In einem solchen Fall sollte man den Homöopathen darüber informieren.

**Mein Kind nimmt Ritalin ein. Müssen wir es absetzen, bevor wir mit der homöopathischen Behandlung anfangen können?**
Nein. Viele Kinder, die wir behandeln, nehmen herkömmliche Medikamente ein. Wir sind der Ansicht, daß man nach einem passenden Mittel suchen soll, bevor man das herkömmliche Medikament absetzt. Wenn es Ihrem Kind dann offensichtlich besser geht, können Sie mit seinem Arzt über eine verringerte Dosis oder das Absetzen des Medikaments beraten. Es ist jedoch erforderlich, dem Homöopathen möglichst ausführlich zu erklären, wie Ihr Kind sich ohne Medikamente verhält.

**Wie lange muß ich die Substanzen und Einflüsse vermeiden, die die homöopathische Behandlung beeinträchtigen können?**
Es ist ratsam, diese Einflüsse zu vermeiden, so lange Sie sich in Behandlung befinden. Wir haben von Fällen gehört, in denen Symptome zwei Jahre nach der Behandlung wieder zurückkehrten, weil die Mittelwirkung durch solche Einflüsse gestört wurde. Einige Patienten, Kinder genauso wie Erwachsene, stellen fest, daß ihre Behandlungen *nicht* durch Kaffee und andere Substanzen beeinträchtigt werden. Man sollte allerdings wenigstens warten, bis das passende Mittel gefunden wurde. Falls es nach Aussetzung einer störenden Substanz oder Einfluß nicht mehr wirkt, kann der Homöopath Ihnen das Mittel wieder verabreichen.

**Was ist, wenn mein Kind oder ich Lebensmittel- oder Umweltallergien habe?**
Die Homöopathie behandelt den ganzen Menschen. Wenn man ein homöopathisches Mittel nimmt, das den Symptomen und dem Zustand entspricht, spürt man danach gesteigerte Energie und Vitalität, und das Immunsystem wird gestärkt. Kinder, die gut auf die Homöopathie ansprechen, können oft wieder Lebensmittel essen oder Umwelteinflüssen ausgesetzt werden, die sie vorher störten.

**Ich bringe es nicht fertig, meinen Sohn von „Junkfood" abzuhalten. Wird die Homöopathie bei ihm trotzdem wirken?**
Obwohl es für Kinder viel gesünder ist, frische, vollwertige Lebensmittel zu essen und die leeren Kalorien zu vermeiden, die sich in süßen, fetten und zubereiteten Lebensmitteln befinden, wird das richtige homöopathische Mittel auch bei „Junkfood"-Süchtigen wirken.

**Ihre Fälle hören sich extrem an. Kann die Homöopathie bei „normaleren" Kindern auch wirken?**
Die Homöopathie kann vielen Menschen helfen. Diejenige mit extremen, heftigen Symptomen brauchen in der Regel Mittel, die aus heftigen natürlichen Substanzen gewonnen werden, wie z.B. Klapperschlange, Skorpion, Tollwut und Tarantel. Sanftere, ausgeglichenere Menschen brauchen eventuell sanftere Mittel, z.B. aus Blumen.

**Wie finde ich einen Homöopathen in meiner Nähe?**
Siehe Anhang für Verbände, die klassisch homöopathisch arbeiten und die Ihnen auf Anfrage eine Therapeutenliste zuschicken.

**Was ist, wenn es keinen erfahrenen Homöopathen in meiner Nähe gibt?**
Einige Homöopathen - wie auch wir - sind bereit, Patienten telefonisch zu behandeln oder zumindest telefonisch nach einem persönlichen Gespräch. Telefonische Gespräche werden genau wie persönliche Gespräche geführt. Wir haben bis jetzt gute Erfahrungen damit gemacht. Ein Arzt vor Ort kann die nötigen Untersuchungen durchführen, besonders bei akuten Krankheiten.

**Wie kann ich feststellen, ob ein Homöopath „klassisch" vorgeht, wie Sie es in Ihrem Buch schildern?**
Fragen Sie den Therapeuten, ob er Klassische Homöopathie praktiziert, ob er nur ein Mittel auf einmal verabreicht und ob er bei dem ersten Gespräch mindestens eine Stunde mit dem Patienten verbringt. Er sollte diese Fragen mit „Ja" beantworten. Fragen Sie, wo der Therapeut seine Ausbildung gemacht hat. Die Ausbildung sollte mindestens 500 Stunden betragen und mindestens zwei Jahre dauern. Dazu kommen Seminare, Konferenzen und Fortbildungen. Erkundigen Sie sich, wie lang der Therapeut schon praktiziert und welchen Anteil seiner Praxis er der Homöopathie widmet. Bevorzugen Sie einen Therapeuten, der seine

Ausbildung an einem angesehenen Institut abgeschlossen hat, und der der Homöopathie mindestens 75 Prozent seiner Praxis widmet. Stellen Sie auch sicher, daß der Therapeut das Mittel durch ausführliche Gespräche auswählt, anstatt durch den Gebrauch von Geräten, Pendeln und/oder Muskeltests.

**Können Patienten von Mitteln vergiftet werden, die aus toxischen Substanzen stammen?**

Niemals. Homöopathische Mittel werden im Verhältnis 1:9 oder 1:99 von sechs- bis 100.000-mal verdünnt und geschüttelt. Die Mittel übertragen das Muster der Ausgangsubstanz, beinhalten aber nie genug von der Substanz, um giftig oder gefährlich zu wirken. Arsen, Schlangengifte, Strychnin und Tollwuterreger werden zu homöopathischen Mitteln verarbeitet, aber sie sind als solche vollkommen ungiftig.

**Wie teuer ist eine homöopathische Behandlung?**

Die wesentlichen Kosten fallen bei den Gesprächen an. Das erste Gespräch kann ein bis zwei Stunden dauern; Folgegespräche etwa 30 Minuten. Die Kosten hängen von der Erfahrung, Qualifizierung und Ausbildung des Therapeuten ab. Die Kosten der homöopathische Mittel sind geringfügig. Der Jahresbedarf an einem homöopathischen Mittel kostet meistens weniger als ein einziges Rezept eines herkömmlichen Medikaments.

**Gibt es Krankenversicherungen, die eine homöopathische Behandlung bezahlen?**

Einige Krankenkassen bezahlen die homöopathische Behandlung oder einen Anteil davon, wenn die Behandlung von einem Kassenarzt durchgeführt wird. Behandlungen durch Heilpraktiker werden von privaten Krankenversicherungen in der Regel übernommen.

# 22

## Unsere Gesellschaft braucht die Klassische Homöopathie jetzt

Wir sind fest davon überzeugt, daß die medikamentöse Behandlung von Millionen von Kindern in den USA völlig übertrieben ist. Wir sind damit nicht allein. In den letzten Monaten machten Berichte über die steigende Zahl von gestörten Kindern und den übermäßigen Gebrauch von Ritalin und anderen Medikamenten Schlagzeilen. Einflußreiche Leute in hohen Positionen fangen endlich an, darauf zu reagieren. Das American Academy of Pediatrics (Ärzteverband für Kinderheilkunde) hat gerade die ersten Diagnostizierungsrichtlinien für ADHS veröffentlicht, "um zu verhindern, daß Kinder, die lediglich lebhaft sind, gleich auf Medikamente gesetzt werden und um sicherzustellen, daß wirklich bedürftige Kinder die Hilfe bekommen, die sie benötigen."[90] Vielleicht kommt es Ihnen als Überraschung, daß man erst jetzt solche Richtlinien aufstellt - Ritalin wird schließlich seit 1955 für hyperaktive Kinder eingesetzt!

Behörden in der Clinton-Regierung verkündeten, daß die amerikanische Regierung intensivere Forschung über Medikamente betreiben wird, die für verhaltensgestörte Kleinkinder derzeit verschrieben werden. Diese Verkündung kam in Erwiderung der Sorgen über die wachsende Zahl der Kinder, die Psychopharmaka wie Ritalin und Fluoxetin einnehmen. Ein fünfjähriges Projekt wird von der U. S.-Regierung mit $5 Millionen finanziert, um die Entwicklung von Kindern, die Ritalin einnehmen, zu verfolgen. Ein Teil dieser Gelder wird auch verwendet, um die Etikettierung und Dosierung von Psychopharmaka für Kinder zu kontrollieren. Eine Konferenz über das Thema sollte auch demnächst stattfinden.

Das Kultusministerium im Bundesstaat Colorado hat eine Resolution verabschiedet, um Lehrer davon abzuhalten, Empfehlungen für ADHS-Untersuchungen und anschließenden Ritalin-Einsatz zu erteilen. Lehrer werden ermuntert, in Zukunft mehr auf Disziplin- und Unterrichtsmaßnahmen bei Verhaltensstörungen zurückzugreifen.[91] Wir finden, daß dieser Schritt ein Zeichen setzt, indem die Diagnose und

Behandlung von ADHS in die Hände der Ärzteschaft zurückgelegt werden, wo sie hingehören. Eltern und Kinder werden auch dadurch unterstützt.

Wir sind der Meinung, daß wir einen wesentlich besseren Weg gefunden haben, ADHS zu behandeln, als Millionen von Kindern Stimulanzien zu verabreichen. Unser Ziel ist es, diesen Kindern zu ihrem Potential zu verhelfen, damit sie die besten Voraussetzungen haben, zu kreativen, liebenden, ausgeglichenen, produktiven, verantwortungsvollen, glücklichen Erwachsenen zu werden. Die Homöopathie wirkt, wie man von den vielen Fällen in diesem Buch herauslesen kann. Diese Heilkunst kann vielen Kindern und Erwachsenen mit ADHS helfen. Es ist an der Zeit, daß die Klassische Homöopathie eine breitere Akzeptanz von Medizinern, Regierungsbehörden und Lehrkräften bekommt. Unser Buch zeigt auf, wie umfangreich die Heilungsmöglichkeiten der Homöopathie sind. Von diesem Buch können viele Kinder und Erwachsene über diese Naturmedizin lernen und davon profitieren.

Die Herausforderungen und Möglichkeiten, die uns unsere Gesellschaft und unsere Erde stellen, sind großartig. Unsere Welt ändert und entwickelt sich rapide. Wir alle suchen Glück und Wohlbefinden, aber wir wissen nicht immer wie oder wo wir sie finden können. Die folgenden Worte stammen angeblich von einem Schüler der Columbine High School in Littleton, Colorado:

"Das Paradoxe unserer Zeit in der Geschichte ist, wir haben höhere Gebäude aber kürzere Geduldsfäden; wir haben breitere Autobahnen aber engere Ansichten; wir geben mehr Geld aus aber genießen es weniger. Wir haben größere Häuser und kleinere Familien; mehr Zeitersparnisse aber weniger Zeit, mehr Diplome aber weniger Menschenverstand; mehr Wissen aber weniger Urteilsvermögen; mehr Experten, aber mehr Probleme; mehr Medizin aber weniger Gesundheit. Wir haben unsere Besitztümer angehäuft aber unsere Werte herabgesetzt. Wir reden zu viel, lieben zu selten und hassen zu oft. Wir können unseren Lebensunterhalt verdienen, aber oft mit zu wenig Lebensinhalt...Heutzutage hat man zwei Einkommen aber mehr Scheidungen, schönere Häuser aber der Haussegen hängt schief. In dieser Zeit haben wir viel im Schaufenster und nichts im Lager, wir können in Sekunden einen Brief wie diesen befördern...und wir können etwas Positives bewirken, oder einfach auf die "Lösch"-Taste drücken."[92]

Die Homöopathie bietet in der Tat einen Weg, mit weniger Medizin mehr Gesundheit zu erreichen - ein Weg, der vieles ändern kann. Mögen immer mehr Eltern, Schulbehörden, Mediziner, Seelsorger, Regierungsbehörden und andere möglichst viel über die Vorteile erfahren, die die Homöopathie bietet. Und möge Millionen von Kindern dadurch geholfen werden.

# Quellen

[1]Thomas Phelan, Ph.D., Lecture, Tukwila, WA, 1/26/96.

[2] Thomas Armstrong, Ph.D., *The Myth of the ADD Child* (New York: Dutton, 1995).

[3] Peter R. Breggin, M.D., *Talking Back to Ritalin: What Doctors Aren't Telling You About Stimulants for Children* (Common Courage Press, 1998) and *Toxic Psychiatry* (New York: St. Martin's, 1994).

[4] The Merrow Report: *ADD - A Dubious Diagnosis,* Public Broadcasting System. October 20, 1994.

[5]Stanley Greenspan, Ph.D., *The Challenging Child* (Reading, MA: Addison-Wesley, 1995).

[6] Thom Hartmann, *Attention Deficit Disorder: A Different Perception* (Grass Valley, CA: Underwood Books, 1995) and *ADD Success Stories* (Grass Valley, CA: Underwood Books, 1995).

[7] Richard DeGrandpre, *Ritalin Nation: Rapid-Fire Culture* (New York: W.W. Norton, 1999) and *The Transformation of Human Consciousness* (New York: W. W. Norton, 1999).

[8] C.A. Ricco *et al.*, "Neurological Basis of Attention Deficit Hyperactivity Disorder," *Exceptional Children* 60: 118-124 (1993).

[9] Lawrence Diller, *Running on Ritalin: A Physician Reflects on Children, Society and Performance in a Pill* (New York: Bantam, 1998).

[10] "Study Links Gene Abnormality to Hyperactive Children," *Seattle Times*, May 1, 1996.

[11] Larry Goldman, Myron Genel, Rebecca Bezman, and Priscilla Slanetz, "Diagnosis and Treatment of Attention-Deficit/Hyperactivity Disorder in Children and Adults," *Journal of the American Medical Association* 279(14): 1106 (1998).

[12] *Journal of Pediatrics*, February, 1996 cited in *Well Being Journal,* May/ June 1996.

[13] E.H. Wender, "The Food Additive-Free Diet in the Treatment of Behavior Disorders: A Review," *Developmental and Behavioral Pediatrics* 7: 35-42 (1986).

[14] James T. Webb and Diane Latimer, "ADHD and Children Who Are Gifted," *ERIC Digest*, #E522 (1993).

[15] The Merrow Report, op. cit.

[16] Laurence Greenhill, Jeffrey Halperin, and Howard Abikoff, "Stimulant Medications," *Journal of the American Academy of Child and Adolescent Psychiatry* 38(5): 504 (1999).

[17] Lawrence Diller, op. cit., p. 34.

[18] Julio Zito, Daniel Safer, Susan dosReis, James Gardner, Myde Boles, and Frances Lynch, "Trends in the Prescribing of Psychotropic Medications to Preschoolers," *Journal of the American Medical Association* 283(8): 1025-1030 (2000).

[19] Zito *et al.,* op. cit., p. 1028.

[20] Claudia Kalb, "Drugged-Out Toddlers," *Newsweek*, March 6, 2000, 53.

[21] Timothy E. Wilens, *Straight Talk About Psychiatric Medications for Kids*

[22] A.R. Adesman and E.H. Wender, "Helping the Hyperactive Child," *Patient Care*, March 30, 1992, 96-116.

[23] Paul H. Wender, *Attention Deficit Hyperactivity Disorder in Adults* (New York/Oxford: Oxford University Press, 1995), 166.

[24] Adesman and Wender, op. cit., 105.

[25] J.M. Swanson *et al.*, "Effect of Stimulant Medication on Children with Attention Deficit Disorder: A Review of Reviews," *Exceptional Children* 60: 154-162 (1993).

[26] Wilens, op. cit. 195.

[27] J. Elia, P.J. Ambrosini, and J. Rapoport, "Treatment of Attention Deficit Hyperactivity Disorder," *New England Journal of Medicine* 340:10, 783 (1999).

[28] Swanson *et al.,* op. cit., 156.

[29] Wilens, op. cit., 196.

[30] Ibid., 156.

[31] Ibid., 157.

[32] R.A. Barkley and J.V. Murphy, "Treating Attention-Deficit Hyperactivity Disorder: Medication and Behavior Management Training," *Pediatric Animals* 20:256-266 (1991).

[33] "Ritalin Finding Ist Way Into the Schoolyard," *Seattle Times*, February 9, 1996.

[34] "A Risky Rx for Fun," *Newsweek*, October 30, 1995, 74.

[35] "Misuse of Ritalin by Schoolchildren Prompts Warning," *Seattle Times*, March 7, 1996.

[36] G.J. Emslie, J.T. Walkup, S.R. Pliszka, and M. Ernst, "Non-tricyclic Antidepressants: Current Trends in Children and Adolescents," *Journal of the American Academy of Child and Adolescent Psychiatry* 38(5): 517-528 (1999).

[37] Mary Crowley, "Do Kids Need Prozac?" *Newsweek*, October 20, 1997: 73-74.

[38] Wilens, op. cit., 209.

[39] B. Geller, D. Reising, H.L. Leonard, M.A. Riddle, and B.T. Walsh, "Critical Review of Tricyclic Antidepressant Use in Children and Adolescents," *Journal of the American Academy of Child and Adolescent Psychiatry* 38(5): 513-516 (1999).

[40] Wilens, op. cit., 209-210.
[41] Crowley, op. cit., 74.

[42] Emslie *et al.*, op. cit., 517.

[43] Wilens, op. cit., 212.

[44] N.D. Ryan, V.S. Bhatara, and J. M. Perel, "Mood Stabilizers in Children and Adolescents," *Journal of the American Academy of Child and Adolescent Psychiatry* 38(5): 529-536 (1999).

[45] Wilens, op. cit., 219.

[46] Ryan *et al.,* op. cit., 533.

[47] Ryan *et al.,* op. cit., 535.

[48] M.A. Riddle, G.A. Bernstein, E.H. Cook, H.L. Leonard, J.S. March, and J.M. Swanson, "Anxiolytics, Adrenergic Agents and Naltrexone," *Journal of the American Academy of Child and Adolescent Psychiatry* 38(5): 546-556 (1999).

[49] Wilens, op. cit., 228-231.

[50] Wilens, op. cit., 236.

[51] Wilens, op. cit., 346.

[52] J. Lamont, "Homeopathic Treatment of Attention Deficit Hyperactivity Disorder," *British Homeopathic Journal* 86:10, 196-200 (1997).

[53] The Merrow Report, op.cit.

[54] Ester Sleator, Rina Ullmann und Alice von Neumann, "How Do Hyperactive Children Feel About Taking Stimulants and Will They Tell the Doctor?" *Clinical Pediatrics* 21: 474-479 (1982).

[55] Jennifer Bowen, Terrace Fenton und Leonar Rappaport, "Stimulant Medication and Attention-Deficit Hyperactivity Disorder: The Child's Perspective," *American Journal of Diseases in Children* 145: 291-295 (1991).

[56] Lawrence Diller, op. cit., 260.
[57] Paolo Bellavite and Andrea Signorini, *Homeopathy: A Frontier in Medical Science* (Berkeley: North Atlantic, 1995).

[58] K. Linde, N. Clausius, G. Ramirez, *et al.*, "Are the Clinical Effects of Homoeopathy Placebo Effects? A Meta-analysis of Placebo-Controlled Trials," *The Lancet* 350: 834-843 (1997).

[59] J. Kleijnan, P. Knipschild, and G. ter Riet, "Clinical Trials of Homeopathy," *British Medical Journal* 302: 316-323 (1991).

[60] L. Jacobs, M. Jimenez, S. Gloyd, and D. Crothers, "Treatment of Acute Childhood Diarrhea with Homeopathic Medicine: A Randomized Clinical Trial in Nicaragua," *Pediatrics* 94(5): 719-725 (1994).

[61] David Reilly, Morag Taylor, Neil Beattie, *et al.*, "Is Evidence for Homeopathy Reproducible?" *The Lancet* 344: 1601-1606 (1994).

[62] John Lamont, "Homeopathic Treatment of Attention Deficit Hyperactivity Disorder," *British Homeopathic Journal* 86(10): 196-200 (1997).

[63] David M. Eisenberg, Ronald C. Kessler, Cindy Foster, *et al.*, "Unconventional Medicine in the United States," *New England Journal of Medicine* 328(4): 146-252 (1993).

[64] Richard Wharton and George Lewith, "Complementary Medicine and the General Practitioner," *British Medical Journal* 292: 1498-1500 (1986).

[65] Dana Ullman, *Discovering Homeopathy – Medicine for the 21st Century* (Berkeley: North Atlantic Books, 1988), 48.

[66] Dana Ullman, *The Consumer's Guide to Homeopathy* (New York: Tarcher/ Putnam, 1996), 36.

[67] Ibid., 39.

[68] "Mother's Little Helper," *Newsweek*, March 18, 1996, 50-56.

[69] Rajan Sankaran, *The Substance of Homeopathy* (Berkeley, CA: Homeopathic Educational Services).

[70] Richard Carlson, *Don't Sweat the Small Stuff...and It's all Small Stuff* (New York: Hyperion, 1997).

[71] M. Pelt, "Spiders in Nature and Homeopathy: Mangialovore in Wageningen, Autumn 1993 und 1994," *Homeopathic Links* 8(3): 45-46 (1995).

[72] Carolyn S. Schroeder and Betty N. Gordon, *Assessment and Treatment of Childhood Problems* (New York: The Guilford Press, 1991), 273.

[73] Judyth Reichenberg-Ullman and Robert Ullman, *Rage-Free Kids,* Rocklin, CA: Prima, 1999.

[74] *Seattle Times*, September 11, 1995, p. A5.

[75] Schroeder and Gordon, op. cit., 280.

[76] Ibid., 280.

[77] Paul H. Wender, *Attention Deficit Hyperactivity Disorder in Adults* (New York/Oxford: Oxford University Press, 1995).

[78] Edward Hallowell and John Ratey, *Driven to Distraction: Recognizing and Coping with Attention Deficit Disorder from Childhood Through Adulthood* (New York: Pantheon Books, 1994).

[79] J.D. Hill and E.P. Schoener, "Age-dependent Decline of Attention-deficit Hyperactivity Disorder," *American Journal of Psychiatry* 153: 1143-1146 (1996).

[80] S. Mannuaaz, R.G. Klein, A. Bessler, P. Malloy, and M. LaPadula, "Adult Psychiatric Status of Hyperactive Boys Grown Up," *American Journal of Psychiatry* 155: 493-498 (1998).

[81] G. Weiss and L.T. Hechtman, *Hyperactive Children Grown Up: ADHD in Children, Adolescents, and Adults* (New York: Guildford Press, 1993).

[82] Sylvia Farnham-Diggory, *The Learning-Disabled Child*

[83] Schroeder and Gordon, op. cit., 315.

[84] Ibid., 323.

[85] Philip C. Kendall, ed., *Child and Adolescent Therapy, Cognitive-Behavioral Procedures* (New York: The Guilford Press, 1991), 171-172.

[86] G. J. Emslie, J. T. Walkup, S. R. Pliszka, and M. Ernst, "Non-tricyclic Antidepressants: Current Trends in Children and Adolscents," *Journal of the American Academy of Child and Adolescent Psychiatry* 38(5): 517 (1999).

[87] Karen Peterson and Kathy Kiely, "White House Seeks Study on Drugging of the Young," *The News Tribune*, March 21, 2000, A8.

[88] Ibid., A8.

[89] Julio Zito, Daniel Safer, Susan dosReis, James Gardner, Myde Boles, and Frances Lynch, "Trends in the Prescribing of Psychotropic Medications to Preschoolers," *Journal of the American Medical Association* 283(8): 1025 (2000).

[90] Lindsey Tanner, op. cit., A1.

[91] Michael Janofsky, "Behavior Drugs for the Young Debated Anew," *New York Times,* November 25, 1999, 1.

[92] Von einer Email, die uns durch das Internet weitergeleitet wurde: "Starke Worte eines Schülers der Columbine High School," May 25, 2000.

# Literatur


Barkley, Russell. (1990). Attention Deficit Hyperactivity Disorder: A Handbook for Diagnosis and Treatment. New York: Guilford.

Biddulph, Steve. (2. Auflage, 1998). Das Geheimnis glücklicher Kinder. München: Beust Verlag.

Breggin, Peter R. (1998). Talking Back to Ritalin: What Doctors Aren't Telling You About Stimulants for Children. Monroe, USA: Common Courage Press.

Carroll, Lee und Tober, Jan. (2000). Die Indigo-Kinder. Burgrain: Koha-Verlag.

Coulter, Harris L. (3. Auflage 1993). Impfungen, der Großangriff auf Gehirn und Seele. München: Hirthammer Verlag.

Diller, Lawrence. (1998). Running on Ritalin: A Physician Reflects on Children, Society, and Performance in a Pill. New York: Bantam Doubleday.

Döpfner, Manfred, Schürmann, Stefanie und Lehmkuhl, Gerd. (2000). Wackelpeter & Trotzkopf. Weinheim: Psychologie Verlags Union.

Dong, Paul und Raffill, Thomas. (2000). Indigo-Schulen. Burgrain: Koha-Verlag.

Grätz, Joachim-F. (1999). Klassische Homöopathie für die junge Familie. München: F. Hirthammer Verlag.

- , "Das entwicklungsgestörte Kind in der homöopathischen Praxis" in *Naturheilpraxis*, Heft 2/94. München: Pflaum Verlag.

- "Das ‚Zappelphilipp-Syndrom' – Hyperaktivität – eine ganze Familie" in *Homöopathie Zeitschrift*, Heft 1/94. Gauting: Homöopathie Forum.

- (5. Auflage 1998). Sind Impfungen sinnvoll? – Ein Ratgeber aus der homöopathischen Praxis. München: Hirthammer Verlag.

Graf, F. P. (1994). Die Impfentscheidungen. Plön: Eigenverlag.

- , (1996). Kritik der Arzneiroutine bei Schwangeren und Kindern. Plön: Eigenverlag.

Hahnemann, S. (2. Auflage 1835). Die chronischen Krankheiten. Heidelberg: Haug Verlag.

- , (6. Auflage 1921). Organon der Heilkunst. Heidelberg: Haug Verlag.

Hallowell, Edward M., and John J. Ratey. (1994): Driven to Distraction. New York: Simon and Schuster.

Herscu, Paul. (1993). Die homöopathische Behandlung der Kinder. Groß Wittensee: Kai Kröger Verlag für homöopathische Literatur.

Janetzke, Hartmut R. P. (1993). Stichwort Autismus. München: Wilhelm Heyne Verlag.

Kent, J. T. (1984). Geist und Homöopathie – Aphorismen. Bochum: Verlag Volksheilkunde.

Keup, Prof. Dr. med. Wolfram. "Methylphenidat (Ritalin): Mißbrauchsmuster und Entwicklung des Mißbrauchs in der Bundesrepublik", in: *Frühwarn-System-Bericht*, Nr. 117/1997.

Lauth, Gerhard W., Schlottke, Peter F. und Naumann, Kerstin. (2000). Rastlose Kinder, ratlose Eltern. München: Deutscher Taschenbuch Verlag.

Lensing-Hebben, Dieter und Völler, Johannes, "Kindliche Psychose nach Ritalin- und Captagon-Medikation", in *der Kinderarzt*, Nr. 12/2000.

Mendelsohn, R. S. (2. Auflage 1995). Wie Ihr Kind gesund aufwachsen kann...auch ohne Doktor. Holthausen/ü. Münster: Verlag Mahajiva.

Pfeiffer, H. (1991). Homöotherapie der Bewegungsstörungen im Kindesalter – Infantile Zerebralparesen, zentrale Koordinations- und Tonusstörungen. Wien: Verlag Maudrich.

Reichenberg-Ullman, Judyth and Ullman, Robert. (1999). Prozac Free: Homeopathic Medicine for Depression, Anxiety, and Other Mental and Emotional Problems. Rocklin, USA: Prima Publishing.

- , (1999). Rage-Free Kids. Rocklin, USA: Prima Publishing.

Roy, R. u. C. (1988). Selbstheilung durch Homöopathie. München: Droemer Verlag.

Simonsohn, Barbara. (2001). Hyperaktivität: Warum Ritalin keine Lösung ist. München: Wilhelm Goldmann Verlag.

Vermeulens, Frans. (1992). Kindertypen in der Homöopathie. Regensburg: Sonntag Verlag.

Vithoulkas, George. (1979). Medizin der Zukunft. Kassel: Wenderoth Verlag.

Voegeli, A. (5. Auflage 1989). Homöopathische Therapie der Kinderkrankheiten. Heidelberg: Haug Verlag.

Voß, Reinhard. (1998). Keine Pillen für den Zappelphilip. Hamburg: Rowolt Taschenbuch Verlag.

Wipp, B. (2. Auflage 1984). Homöopathie in Psychiatrie und Neurologie. Heidelberg: Haug Verlag.

# Adressen

Für weitere Information über die Klassische Homöopathie sowie Therapeuten in Ihrer Nähe können Sie sich an die folgenden Adressen wenden:

## Deutschland

Homöopathie Forum
Grobmühlerfeldstraße 14a
82131 Gauting
Tel. 089/893 41 40
http://www.homoeopathieforum.de

Verband klassischer Homöopathen Deutschlands e.V. (VKHD)
Thränstraße 29
89077 Ulm
Tel. 0731/931 40 40
http://www.vkhd.de

Deutsche Gesellschaft für Klassische Homöopathie
Edelweißstraße 11
81541 München
Tel. 089/62 00 13 05, Fax 089/692 97 62
http://www.dgkh-homoeopathie.de

Deutscher Zentralverein homöopathischer Ärzte
am Hofgarten 5
53113 Bonn
Tel. 0228/24 25 330
e-mail: dzvhae@aol.com

## Schweiz

HVS – Homöopathie Verband Schweiz
Poststraße 10
Postfach 114
CH-9410 Heiden
Tel. 071/890 09 30, Fax 071/890 09 31
e-mail: info@hvs.ch
http://www.hvs.ch

SVHA – Schweizer Verein Homöopathischer Ärztinnen und Ärzte
Oberdorfstraße
CH-8914 Äugst
Tel. 01/761 11 28, Fax 01/761 12 07
e-mail: sekretariat@swiss-homeopathy.ch
http://www.swiss-homeopathy.ch

SAHP Schweizerische Ärztegesellschaft für Homöopathie
Kehrsitenstraße 23
CH-6362 Stansstad
Tel. 041 610 96 86, Fax 041 280 30 36
e-mail: info@homoeopathie.aerzte.ch
http://www.homoeopathie-aerzte.ch

SHG/SGKH Schweizerische Homöopathie Gesellschaft
Postfach 1050
CH-8134 Adliswil
Tel. 01/710 90 70, Fax 01/710 90 91
http://www.homoeopathie.org

# Im Internet können Sie sich unter anderem unter folgenden Adressen auch weiter informieren:

http://www.RitalinFreeKids.com
Die amerikanische Website zu diesem Buch.

http://www.mickler.de
Diese Website wurde von einem Klassischen Homöopathen in Mülheim an der Ruhr ausführlich entworfen und geschrieben, damit seine Patienten und andere Interessierte mehr über die Klassische Homöopathie erfahren können.

http://www.homeopathie.com
Ein Forum für die Homöopathie im deutschsprachigen Raum mit vielen Informationen und weiteren "Links".

http://www.groma.ch
Diese Website über die klassische Homöopathie wird vom Schweizer Verlag Groma geführt.

http://www.matrix3000.de
auf diesen Seiten wird ein Magazin vorgestellt das regelmäßig über Themen wie Machtmißbrauch, Außenseiterwissenschaft, Organische Physik, Alternativmedizin, Religiösität, berichtet. Folgende Themen wurden bereits behandelt: Ritalin, die AIDS-Lüge, organisches Germanium, Indigo-Kinder, Homöopathie und und und

http://www.michaelsverlag.de
Diese Webseite beinhaltet eine Auswahl von interessanten Büchern zu den Themen: Außenseiterwissenschaft - Alternativmedizin - Spiritualität- Machtmißbrauch - Nikola Tesla - Ernährung und Gesundheit

# Stichwortverzeichnis

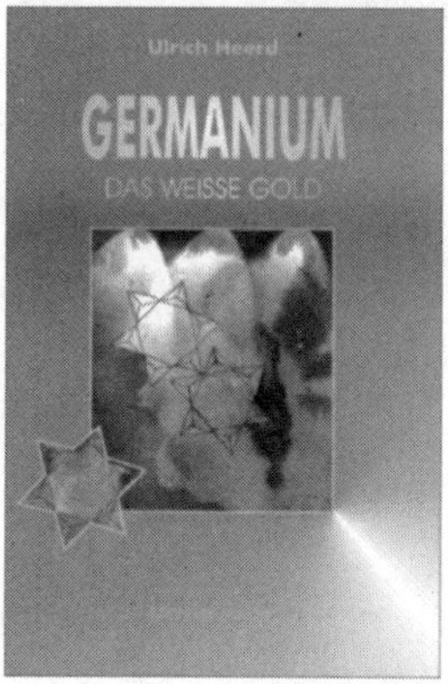


Ulrich Heerd

## Germanium – weißes Gold

EUR 2,50, ISBN: 3-89539-070-4 (Paperback)

Das Einsatzgebiet von Germanium ist nicht nur auf die Elektronik begrenzt. Fast niemand weiß, daß Germanium seit über 30 Jahren zur Behandlung unterschiedlichster Krankheiten eingesetzt wird – mit Forschungsergebnissen, die aufhorchen lassen. Beispielsweise sind Krebs- und AIDS-Kliniken in den Vereinigten Staaten, die Patienten mit organischem Germanium heilen, längst Realität. Das Wissen um die medizinischen Einsatzgebiete wie auch die vielversprechenden Heilungserfolge blieb allerdings auf Insiderkreise begrenzt. In der Europäischen Union hat die Pharmaindustrie den Handel mit organischem Germanium sehr wohl zu verhindern gewußt. Was ist Germanium, wie wirkt es, wo bekomme ich was? Auf diese Fragen versucht das Buch Antworten zu geben.

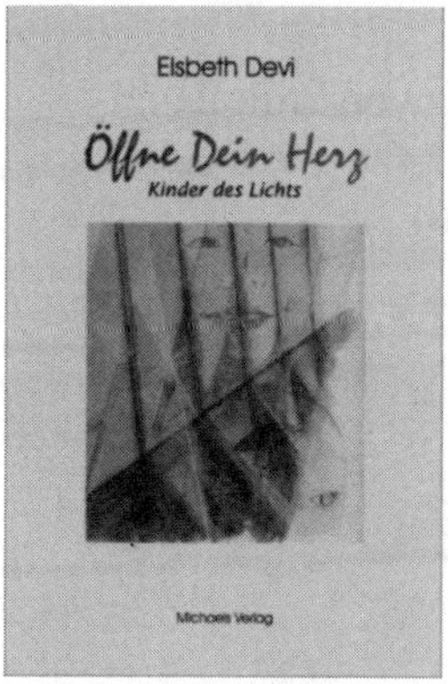


Elsbeth Devi

## Öffne Dein Herz

EUR 21,90 ISBN: 3-89539-072-0 (Hardcover)

Dieses Buch über Indigo-Kinder bringt eine Fülle von erlebten Erfahrungen und praktischen Hinweisen, wie wir mit den Trägern unserer Zukunft umgehen können, wie wir ihre Entwicklung fördern und begleiten können. Ein unverzichtbarer Ratgeber für alle, denen die Zukunft unserer Kinder wichtig ist. Ein Buch aus dem die Liebe zu unseren Kindern spricht.

**MVV** Michaels Vereinigte Verlagsauslieferung GmbH
Ammergauer Str. 80 - 86971 Peiting, Tel.: 08861-59018
Fax: 08861-67091, e-mail: mvv@michaelsverlag.de
Internet: www.michaelsverlag.de

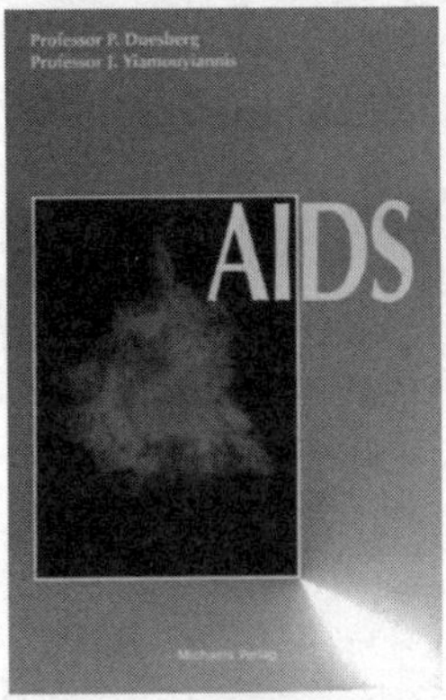


Peter Duesberg
## AIDS
EUR 24,90 ISBN: 3-89539-284-7 (Hardcover)

Es dürfte keinen kompetenteren AIDS-Kritiker als Prof. Duesberg geben. Er beweist, daß AIDS mit HIV nicht zusammenhängen muß, er beleuchtet die fatale Wirkung des Aids-Mittels AZT. Dies und eine ganze Reihe weiterer mutiger Denkansätze und Forschungsergebnisse, was denn nun AIDS eigentlich ist, finden wir in diesem Buch.

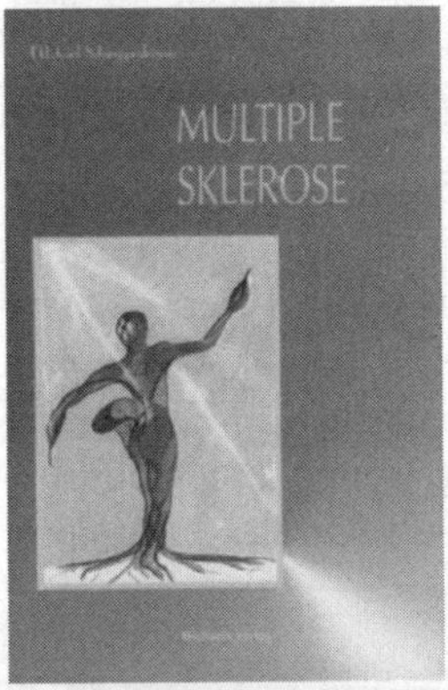


Ekkehard Schweppenhäuser
## Multiple Sklerose
EUR 9,50 ISBN: 3-89539-400-9 (Paperback)

Das Buch schildert das Leben eines MS-Kranken, der einen Weg aus der Krankheit fand. Das Buch hat nicht den Anspruch, die letzten Antworten auf die Krankheit zu geben, doch es ist voll von hilfreichen Tips und Anregungen. Hier kommt ein Betroffener zu Wort, der den Schrecken der Krankheit besiegt hat.

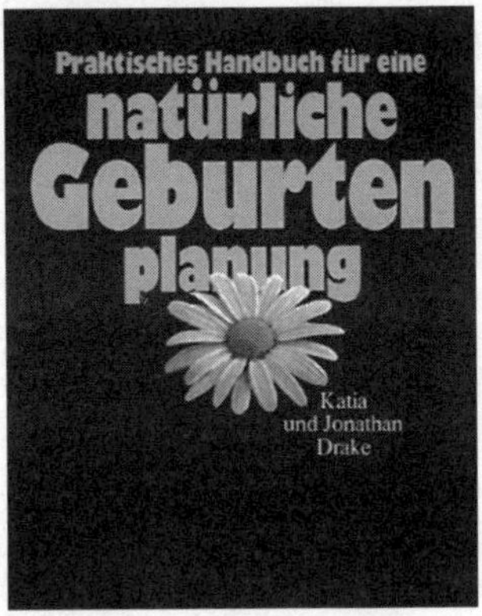


Katia und Jonathan Drake
## Natürliche Geburtenkontrolle
EUR 7,90 ISBN: 3-89539-437-8 (Paperback)

In dem praktischen Handbuch finden die LeserInnen alle bewährten Methoden der natürlichen Geburtenplanung ausführlich dargestellt: Für Paare, die wegen zu geringer Fruchtbarkeit keine Kinder bekommen haben. Für Paare, die eine natürliche, aber genauso erfolgreiche Geburtenkontrolle vorziehen.